JN297545

Next Step
心電図を読んで心エコーを究める

中島 哲
国立がん研究センター中央病院
臨床検査技師長

Read electrocardiogram, Master echocardiography!

はじめに

　本書は，心エコー検査の入門の段階をすすめ，さらに本格的に学びたい方を対象にしている。そのため，基礎知識は詳しく説明していない。本書のコンセプトは，心電図を的確に判読して心エコーにつなげ，その結果，心エコーの精度を高めて，確たる答えをレポートに反映させられるようになることにある。筆者が心エコーを学び始めたばかりの頃，循環器内科医から「この心電図からこの心エコーのレポートはあり得ない！」としかられたことがある。撮り直してみると確かに心電図のとおりであり，自分の未熟さとともに，心電図読解の重要性を認識したことを覚えている。

　循環器疾患の日常診療では，血液・心電図・胸部X線検査がそれぞれ行われた後に，必要に応じて心エコー検査が依頼される。現在では電子カルテ化が進んでいるので，心エコー前にほかの検査結果や患者情報が閲覧可能になっている。心エコーを進めるうえで，心電図を読み解けていれば，症例に合った撮り方ができて時間短縮につながるばかりでなく，精度の高い確たる答えを導き出せ，自信をもってレポートを作成できる。

　わけのわからぬままパターンで覚えただけの心電図・心エコー検査をするのではなく，本書を通じて，心電図検査を心エコー検査に生かすための解釈の仕方を知っていただければ幸いである。

2015 年 10 月
中島　哲
（国立がん研究センター中央病院臨床検査部　臨床検査技師長）

謝辞

　本書のCase studyには，筆者の前勤務施設・国立病院機構水戸医療センターの症例を使用しました。症例の使用をご快諾いただき，深く感謝します。そして，本書の刊行に際して，以下の方々に多大な御協力を賜りました。ここに心より感謝の意を表します。

国立病院機構水戸医療センター内科系診療部長：田口 修一 先生
国立病院機構水戸医療センター循環器内科・救急科：山田 理仁 先生
国立病院機構千葉医療センター臨床検査科：峰岸 正明 臨床検査技師長
国立がん研究センター中央病院臨床検査部：中谷 穏 生理検査主任

目次

はじめに 3
謝辞 4

Introduction　心電図の読み方，心エコーの見方 7

Lecture 01 ●●● 心電図判読と心エコー検査のポイント 8
Lecture 02 ●●● 最も見逃しようのない目を引く所見 20
Lecture 03 ●●● 略語一覧 28

Case study　心電図を読んで心エコーを究める 39

急性疾患

Case 01 ●●● 急性心筋梗塞 40
Important ▶ 心筋梗塞心電図の特徴的所見／対側性変化 (reciprocal change)

Case 02 ●●● 急性肺血栓塞栓症 54
Important ▶ SⅠQⅢTⅢパターン／急性血栓塞栓性肺高血圧症のカスケード／McConnell 徴候の機序／急性肺動脈血栓塞栓症のドプラ評価の考え方／右室流出路血流波形からの推定肺動脈圧

Case 03 ●●● たこつぼ型心筋症 64
Important ▶ たこつぼ型心筋症の心電図の特徴／たこつぼ型心筋症の成因と分類／たこつぼ型心筋症の合併症／たこつぼ型心筋症の僧帽弁逆流

Case 04 ●●● 急性心筋炎 74
Important ▶ 急性心筋梗塞と心膜炎・心筋炎の ST 上昇の違い／劇症型心筋炎の心電図／急性期の壁肥厚／高感度トロポニン

Case 05 ●●● 心タンポナーデ 86
Important ▶ 電気的交互脈と振り子様運動／心膜腔内圧と虚脱部位の関係／圧と呼吸変動／呼吸による左室，右室の容量変化／心嚢液貯留の原因

慢性疾患

Case 06 ●●● 慢性血栓塞栓性肺高血圧症 98
Important ▶ 右室肥大／慢性血栓塞栓性肺高血圧症のカスケード／左室短軸断層像の形態から収縮期右室圧の推定

Case 07 ●●● 陳旧性心筋梗塞 110
Important ▶ 梗塞部位と異常 Q 波の関係

Case 08 ●●● 心室瘤 118
Important ▶ 真性心室瘤における ST 上昇の理由

心筋症

Case 09 ●●● 拡張型心筋症 128
Important ▶ Morris index (P-terminal force)／左室リモデリング／EF 測定の条件／左房圧の評価／発作性夜間呼吸困難

Case 10 ●●● 心尖部肥大型心筋症 140
Important ▶ 心尖部肥厚と巨大陰性 T 波の深さ／Maron らの分類に心尖部肥大型心筋症を加えた分類／右室心尖部肥厚

心筋症

Case 11 ●●● 非対称性中隔肥大型心筋症 150
Important ▶ 僧帽弁収縮期前方運動と大動脈弁収縮期半閉鎖／左室流出路狭窄血流と僧帽弁逆流の鑑別

Case 12 ●●● 心アミロイドーシス 160
Important ▶ 心アミロイドーシスと他の心肥大疾患との心電図鑑別／房室弁肥厚と心房中隔肥厚／左室流入血流速波形所見

Case 13 ●●● 不整脈原性右室心筋症 170

先天性心疾患

Case 14 ●●● 心房中隔欠損症 180
Important ▶ 一次孔欠損型の心電図／心房中隔欠損症の血行動態／手術適応／stretched ASD(stretched foramen ovale)

Case 15 ●●● 心室中隔欠損症　Eisenmenger症候群 192
Important ▶ 心室中隔欠損症とEisenmengerの血行動態

Case 16 ●●● 動脈管開存症 202
Important ▶ 心室興奮時間（ventricular activation time：VAT）／動脈管開存症の血行動態

Case 17 ●●● Ebstein奇形 212
Important ▶ 右脚ブロックの機序／三尖弁の位置異常／Ebstein奇形心エコー診断基準

弁膜症

Case 18 ●●● 大動脈弁狭窄症 220
Important ▶ 左室圧負荷と左室容量負荷／大動脈二尖弁の頻度と器質性変化／大動脈弁狭窄症の血行動態／連続の式の機序／心臓カテーテルと心エコーの圧較差の違い／本症例での大動脈弁置換術（aortic valve replacement：AVR）

Case 19 ●●● 僧帽弁狭窄症 232
Important ▶ 心房細動のf分類／弁，弁下組織の断層像評価／僧帽弁狭窄症血行動態／Wilkinsのエコースコアーインデックス

Case 20 ●●● 大動脈弁閉鎖不全症（大動脈弁逆流）　大動脈弁輪拡張症 244
Important ▶ 初期中隔ベクトル／大動脈弁逆流（AR）の原因／大動脈弁輪拡張症の機序／僧帽弁早期閉鎖の機序／重症度評価：大動脈弁逆流面積比／重症度評価：PHT法／重症度評価：拡張期逆行性血流／定量評価：パルスドプラ法（volumetric法）／大動脈弁逆流の血行動態／大動脈弁逆流の手術適応と術後生存率／心臓カテーテル検査重症度評価：大動脈造影によるSellers分類

Case 21 ●●● 僧帽弁閉鎖不全症（僧帽弁逆流） 258
Important ▶ vena contracta／左室側からみた僧帽弁の解剖図／高度MRの左室流入血流速波形／僧帽弁逆流の血行動態／僧帽弁逆流の手術適応と術後生存率／心臓カテーテル検査重症度評価：MR Sellers分類

索引 272

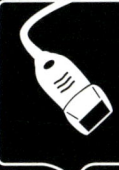

Introduction

心電図の読み方，心エコーの見方

心エコーの理解と知識を高めるトレーニングとして，心電図と心エコー読み方・見方の基礎，特徴的な心電図波形，本書で頻用する各種略語をおさらいしておこう。

Introduction
心電図の読み方,心エコーの見方

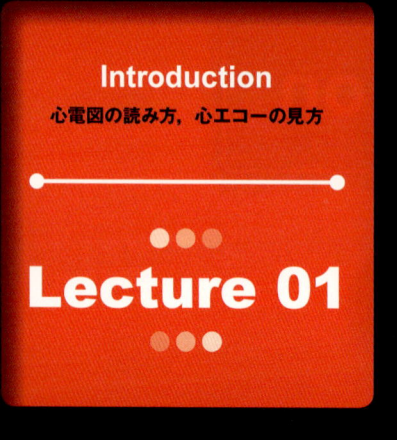

Lecture 01

心電図判読と
心エコー検査のポイント

心電図と心エコーを理解するためには基礎知識の獲得が重要となる。ここで示される「心電図判読と心エコー検査のポイント」を把握しておくことで,後に述べる

Lecture 01
point of electrocardiogram & echocardiography

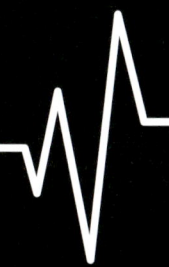

Step 01 → 心電図判読のポイント

Lecture 01

心電図は心疾患の診断のみならず，多くの病態を知るうえで，欠かせない検査である．検査は誰でもが簡単に測定できるが，判読は難しい．自動解析の結果に左右されず，確たる判読をするためのポイントを示す．

心電図波形の名称

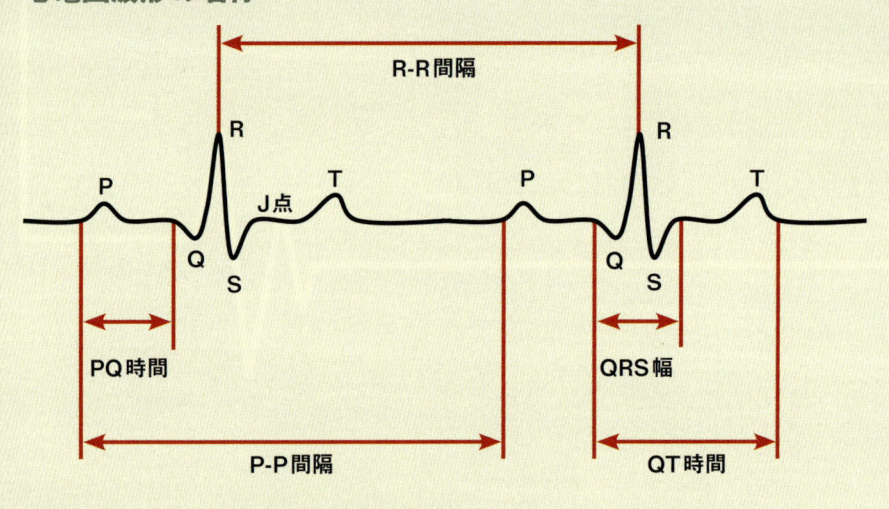

患者の症状から代表的な波形を推測

症状	代表的な波形
動悸 (palpitation)	Af, sinus tachy, PSVT
胸痛 (chest pain)	ST change (AP, AMI など)
息切れ (dyspnea)	Q 波, CLBBB, 心房負荷
失神 (syncope)	SSS, A-V block (Ⅲ°)
浮腫 (edema)	Low voltage
脈が飛ぶ	PVC, PAC

心電図判読の手順

波形（顔）の全体を見てからパーツを！

- 波形をパターンで覚えない。
- 手順を踏んで行うとスムーズに判読ができる。
- 異常がどこにあるのか整理する。
- 慣れれば，リアルタイムに判読ができる。
- 自動解析結果は参考程度。

心電図判読のStep！

① 調律（rhythm）は？	● R-R 間隔は整か不整か：洞調律（sinus），心房細動（Af）
② 心拍数（heart rate）は？	● 頻脈（tachycardia）100bpm 以上 ● 徐脈（bradycardia）50bpm 以下
③ 電気軸は？	● 正常軸：Ⅰ誘導上向き・Ⅲ誘導上向き ● 右軸偏位：Ⅰ誘導下向き・Ⅲ誘導上向き→右室肥大の可能性 ● 左軸偏位：Ⅰ誘導上向き・Ⅲ誘導下向き→左室肥大の可能性
④ QRS に先行する P 波は？	● 心室性期外収縮，心室頻拍，発作性上室性頻拍，心室内変行伝導
⑤ P 波の形，幅，振幅は？	● 右房負荷：P 波の増高と尖鋭化 ● 左房負荷：P 波の幅広と陰性化
⑥ PQ 時間は？ （正常範囲：0.12～0.22 秒）	● PQ 短縮：デルタ波→WPW 症候群 ● PQ 延長：房室伝導路障害→A-V Block
⑦ QRS の形，幅，振幅は？	● wide QRS, narrow QRS, high voltage, low voltage
⑧ ST の変化は？（絶対不応期）	● ST 上昇，ST 低下
⑨ T 波の変化は？（相対不応期）	● T 波増高，T 波平坦化，陰性 T 波
⑩ 異常 Q 波は？	● 陳旧性心筋梗塞の可能性
⑪ 移行帯は？	● 時計方向回転（clock wise） ● 反時計方向回転（counter clock wise）
⑫ QT 時間は？ （QT corrected：0.36～0.44 秒）	● R on T の危険性

虚血性心疾患

虚血性心疾患の心電図はST低下，ST上昇，異常Q波が特徴であり，狭心症や心筋梗塞の診断に不可欠な検査である．どの誘導に特徴が現れるか判断することで，狭窄部位や梗塞部位がわかり，責任血管の同定も行える．

急性心筋梗塞の場合は，高頻度で心室細動，心室頻拍などの致死性不整脈を併発するので，正確な心電図の判読が必要となる．対処も重要であり，処置までバスタオルをかけ安静を保つなど，交感神経を緊張させない配慮が必要となる．

冠動脈の走行

冠動脈の支配領域と壁運動異常の範囲は密接な関係があり，重要な基礎知識となる．左冠動脈(LCA)は左冠動脈主幹部(LMT)より分岐した左前下行枝(LAD)と左回旋枝(LCX)の本幹2本とその分枝からなり，右冠動脈(RCA)は本幹1本とその分枝からなる．それぞれの冠動脈には番号が付けられているので，血管名と併せて覚えることが必要である．

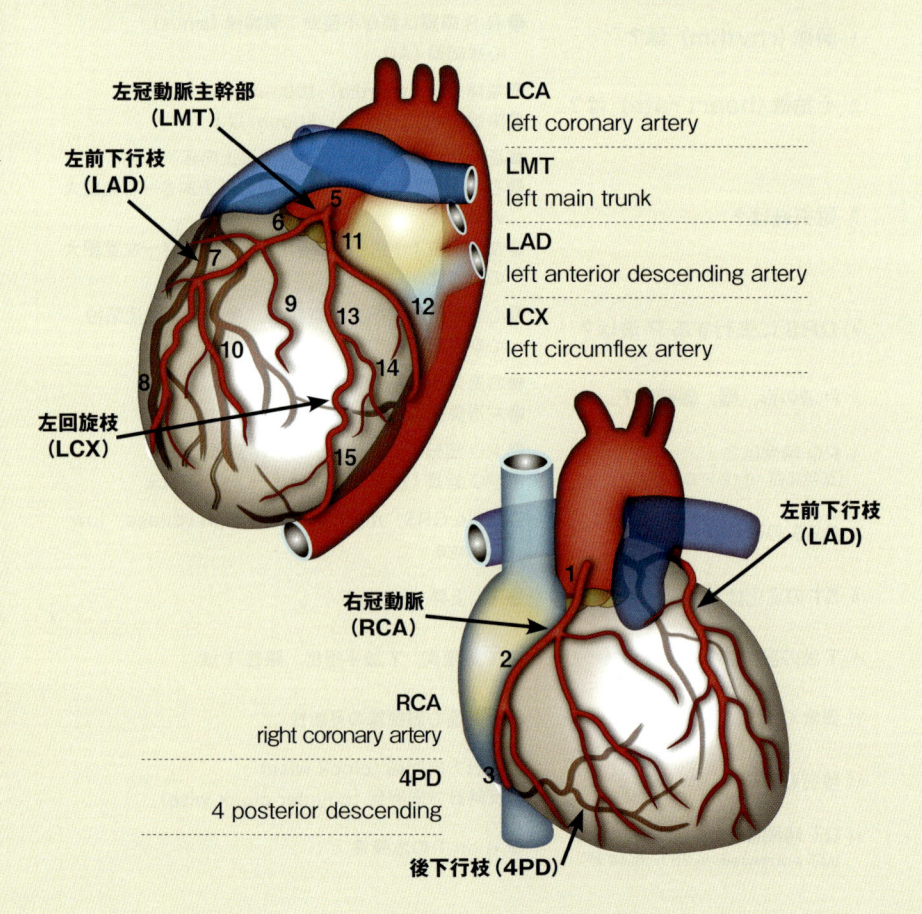

LCA left coronary artery
LMT left main trunk
LAD left anterior descending artery
LCX left circumflex artery
RCA right coronary artery
4PD 4 posterior descending

虚血性心疾患の特徴が読み取れる心電図

▼急性前壁梗塞

責任血管：LAD

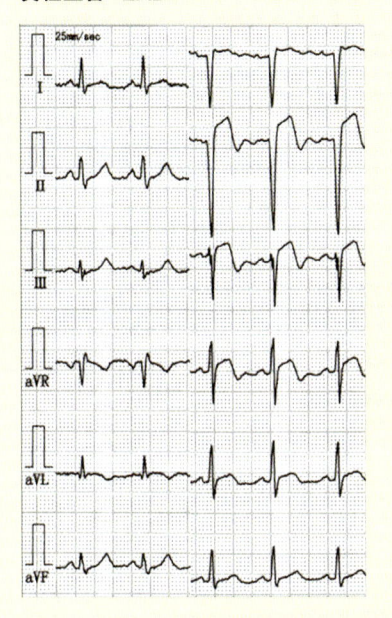

▼急性下壁梗塞

責任血管：RCA

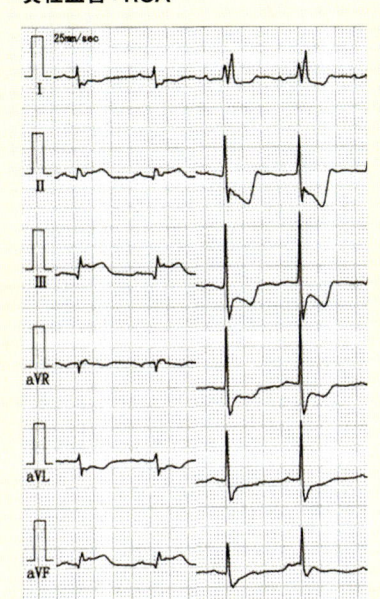

非虚血性心疾患の特徴が読み取れる心電図

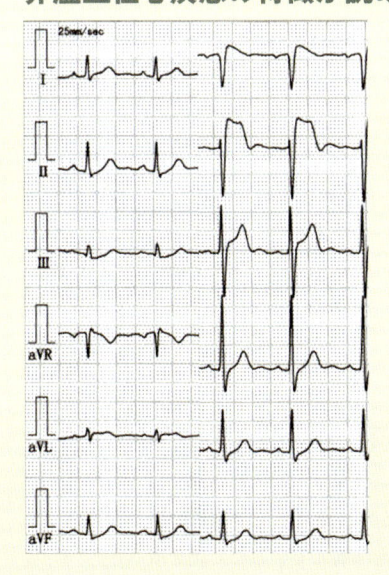

◀Brugada症候群

Brugada症候群は右室の再分極異常により，心室性不整脈を起こし，突然死の原因と考えられている。原因はNa^+チャンネルのSCN5A遺伝子ならびにCa^{2+}チャンネルの変異の関与が報告されている。日本や東南アジアに多く，男女比は9：1と圧倒的に男性が多い。心電図ではV1～V3にかけてcoved型（弓型）またはsaddleback型（馬鞍型）をきたす。本例はV1～V2にcoved型を呈している。症候性ではICDが適応されている。

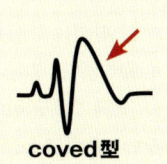

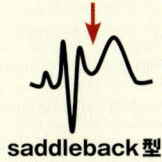

coved型　　saddleback型

Lecture 01 | Step 02 → 心エコー検査のポイント

心エコー検査は胸痛，息切れ，動悸などの精査としての役割を持ち，心疾患には欠くことのできない検査である。血行動態など多くの情報が得られるが，実施者の力量に左右され，結果に相違が出てしまう難点がある。的確な画像とレポートを提供するためには，高い技術と知識が要求される。検査を進めるうえで，必要となるポイントを示す。

心エコー検査の主な依頼目的

依頼には「異常の発見とその程度」「異常のないことの証明」の2つがある。

> 胸痛の原因，息切れ・呼吸苦の精査，心拡大，心電図異常，心雑音の精査，高血圧の精査，浮腫の原因，post PCI，人工弁機能評価，術前心機能評価

検査の進め方

❶ 患者の現病歴，心電図，胸部X線，ラボデータを読む。
❷ 第一印象が重要となる。各腔の大きさとバランスから，正常か異常かの区別を行い，症例に合ったとり方をする。
❸ 描出しやすい部位から評価する。明瞭な画像描出ができなければレポートは書けない。画像の描出が困難の場合は，他のモダリティーに委ねる。
❹ 血行動態，圧，時相を考えながら検査を進め，心機能評価をする。
❺ 曖昧な計測は行わない。不正確な値であっても，数値は独り歩きをする。その結果，診断・治療に大きな影響を及ぼす。
❻ 病変が独立しているとは限らない。
❼ 病変を見つけたならば，各種ドプラ，Mモード，ズーム機能などを駆使し，確たる答えを導き出す。

重要な心得

- 早い見立て：短時間で症例に合った検査を進める。
- 計測するだけで満足しない：計測だけで満足してしまう心理状態に陥りやすい。「心臓を計測する」のではなく，「心臓を診る」の心構え。
- パターンで覚えない：パターン認識では応用が利かず，間違った解釈につながる。
- 1カ所だけから答えを導かない：必ずほかにも答えは潜んでいるので裏を取る。

左室収縮機能に影響する因子

1回拍出量は前負荷，後負荷，収縮性により決定される。前負荷は収縮前に心筋にかかっている負荷，後負荷は収縮後に心筋にかかる負荷をいう。

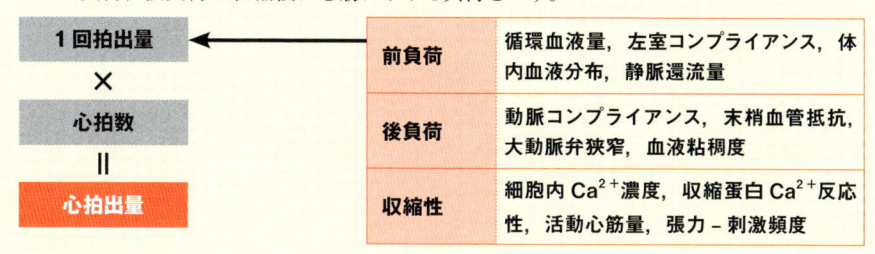

1回拍出量 × 心拍数 ＝ 心拍出量

前負荷	循環血液量，左室コンプライアンス，体内血液分布，静脈還流量
後負荷	動脈コンプライアンス，末梢血管抵抗，大動脈弁狭窄，血液粘稠度
収縮性	細胞内 Ca^{2+} 濃度，収縮蛋白 Ca^{2+} 反応性，活動心筋量，張力 – 刺激頻度

前負荷と後負荷

前負荷（preload）	●左室が収縮を開始する前に蓄えられている血液量。すなわち左室拡張末期容積に相当するものが前負荷である。 ●左室拡張末期容量が多い場合は，拍出される血液量も増える。
後負荷（afterload）	●末梢血管抵抗の増大，大動脈弁狭窄などで，左室駆出時に抵抗が増加した場合，後負荷増大となる。 ●後負荷が長期間続くと，左室拡大によって収縮能は正常化する。 ●拡大による代償が破綻すると左室収縮は低下する。

Frank-Starlingの法則

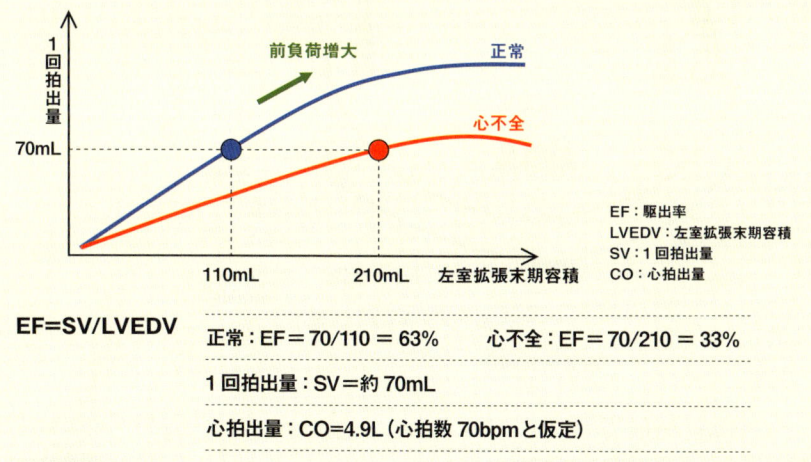

EF：駆出率
LVEDV：左室拡張末期容積
SV：1回拍出量
CO：心拍出量

EF＝SV/LVEDV

正常：EF＝70/110＝63%　　心不全：EF＝70/210＝33%

1回拍出量：SV＝約70mL

心拍出量：CO＝4.9L（心拍数70bpmと仮定）

代償機構

左室収縮能が低下すると心拍出量を維持しようと左室は拡大する。すなわち，代償機構として左室リモデリングが生じる。

有意なMR

左室駆出率がよくとも実際に駆出されている心拍出量は，MR分低下している。

左室流入血流速波形の変化と圧の関係

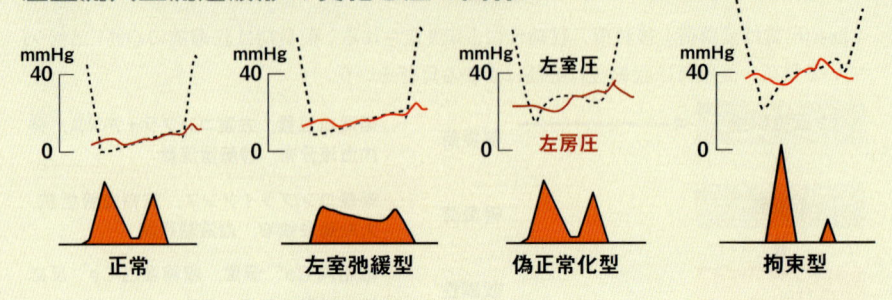

正常 　　　　左室弛緩型 　　　　偽正常化型（左室圧／左房圧） 　　　　拘束型

左室拡張能には弛緩能とコンプライアンスが関与している。弛緩能は，左室心筋が伸展する能力であり，コンプライアンスは，弛緩した心筋の柔軟性（やわらかさ）である。弛緩能とコンプライアンスの評価は，左室拡張末期圧により判断することができる。正常あるいは左室弛緩型であれば左室拡張末期圧の著明な上昇はないが，偽正常化型あるいは拘束型パターンであれば左室拡張末期圧が著明に上昇し，心不全と判断できる。

E/A，左室弛緩，左房圧の関係

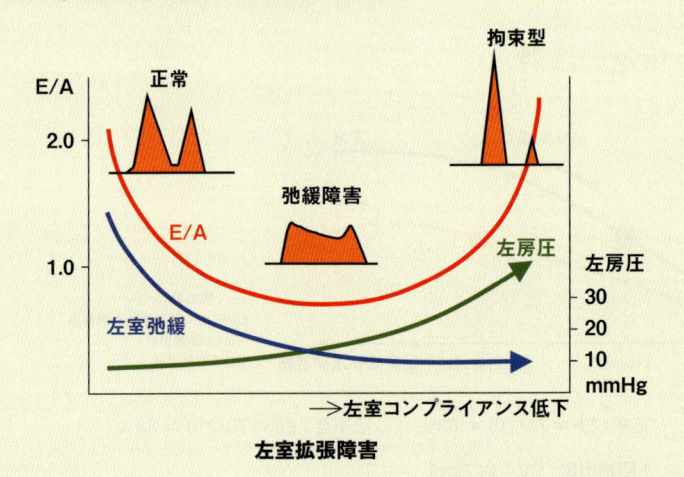

左室拡張障害（→左室コンプライアンス低下）

左房圧は左室弛緩の低下とともに上昇する。E/Aは正常から弛緩障害になるにしたがい低下するが，偽正常化型ならびに拘束型になると再び上昇する。左室流入血流速波形とE/Aのみの判断は危険である。左房圧，左室弛緩を考慮に入れ，判断することが重要である。

左室流入血流速波形：若年者と拘束型の解釈

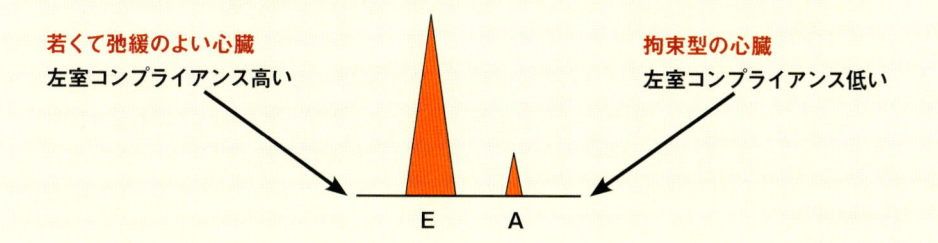

若くて弛緩のよい心臓
左室コンプライアンス高い

拘束型の心臓
左室コンプライアンス低い

E　A

若くて弛緩のよい心臓
弛緩が速く，左室が左房から血液を吸い込む力（suction）がよいため，E波が高い。A波は頑張る必要がないので低い。

拘束型の心臓
弛緩が悪く，コンプライアンスも低いため，高い左房圧で左室に血液を押し込む。左室に血液が入るとコンプライアンスは急速に低下するので，流入は持続しない。拡張末期には左室圧が高いため，左房が頑張って押し込もうとしてもほとんど肺静脈に逆流する。

心不全の分類

状態	概要	症状
左心不全	心拍出量低下，左室充満圧の上昇に伴う肺うっ血を呈す。	頻脈，全身倦怠感，血圧低下，尿量減少，肺水腫
右心不全	静脈系のうっ血が起こり，諸臓器に浮腫を呈する。	下腿浮腫，肝腫大，静脈怒張，腹水貯留
両心不全	左右どちらかの心室不全が持続し，2次的に他の心室も不全に陥る。左心不全が先行することがほとんどである。	全身倦怠感，呼吸困難，肺うっ血，浮腫，肝腫大，咳

Lecture 01 | Step 03 → 時相，圧，心陰影の基礎

心電図と心エコーの関連を知るうえで時相，圧は重要な鍵となる基礎知識である．心電図と対比して関連づけると，心エコー検査の所見が理解しやすくなる．また，胸部X線から心陰影を読み解くことができると，心拡大の有無と拡大部位を判断するのに有効である．

時相

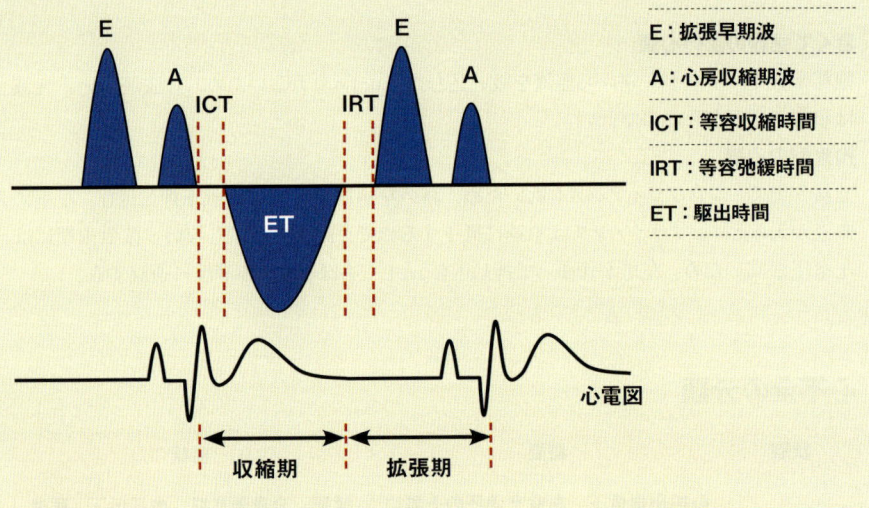

E：拡張早期波
A：心房収縮期波
ICT：等容収縮時間
IRT：等容弛緩時間
ET：駆出時間

収縮期／拡張期
心電図

収縮期	心電図のR波からT波の終わりまで
拡張期	心電図のT波の終わりからR波まで

圧

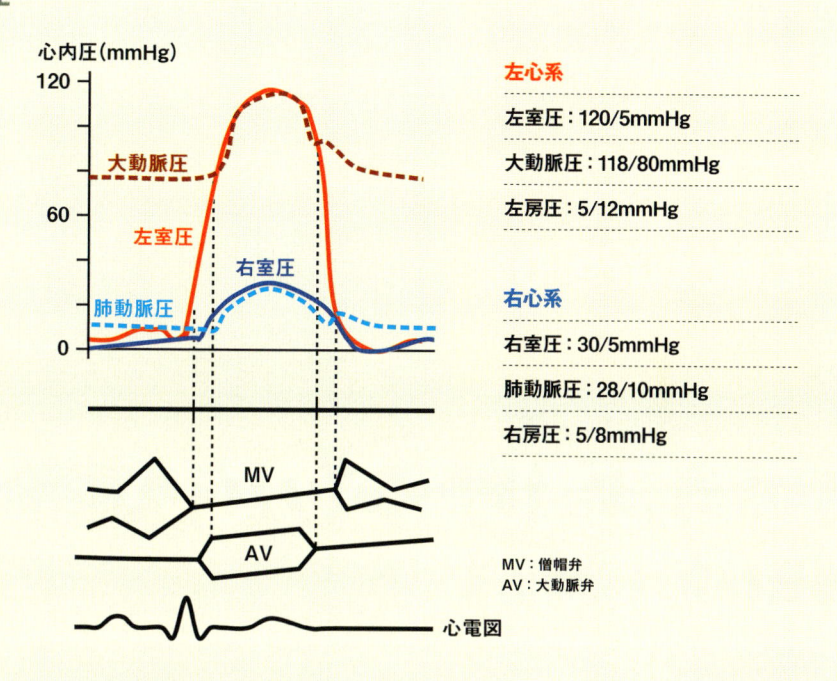

心内圧(mmHg)

- 大動脈圧
- 左室圧
- 右室圧
- 肺動脈圧

MV
AV
心電図

左心系
- 左室圧：120/5mmHg
- 大動脈圧：118/80mmHg
- 左房圧：5/12mmHg

右心系
- 右室圧：30/5mmHg
- 肺動脈圧：28/10mmHg
- 右房圧：5/8mmHg

MV：僧帽弁
AV：大動脈弁

胸部X線（心陰影）

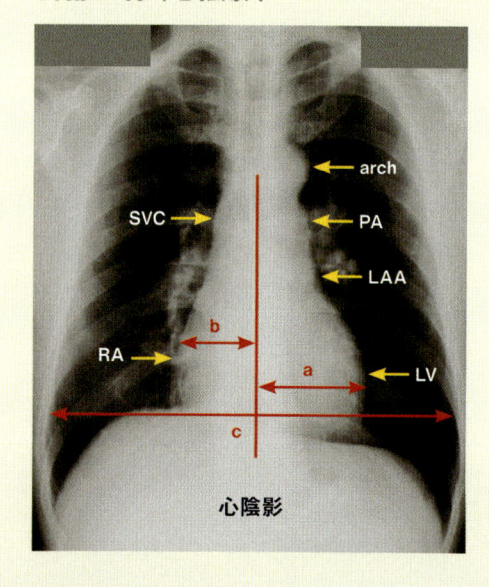

心胸郭比(CTR)＝a＋b/c：正常値 50％以下

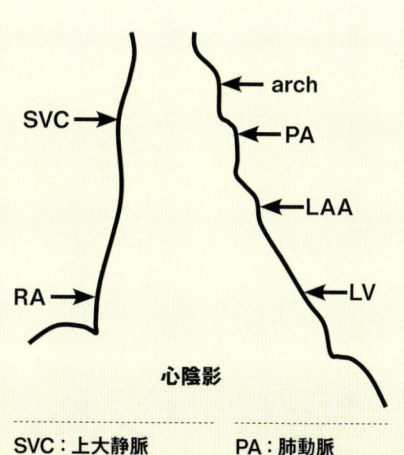

- SVC：上大静脈
- RA：右房
- arch：大動脈弓
- PA：肺動脈
- LAA：左心耳
- LV：左室

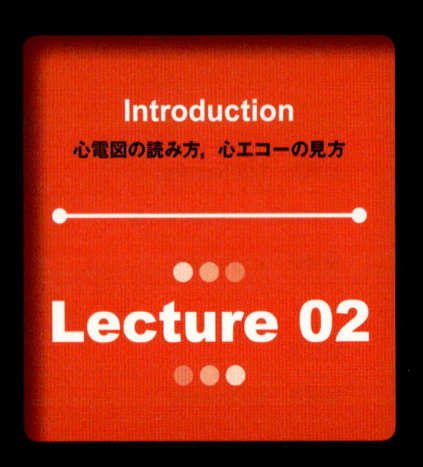

Lecture 02

Introduction
心電図の読み方，心エコーの見方

最も見逃しようのない目を引く所見

本書Case study「心電図を読んで心エコーを究める」が扱う各疾患・症状のうち，「最も見逃しようのない目を引く所見」および「疾患を推定する手がかりとなる所見」を抜粋してまとめた。特徴的な心電図波形の再確認のほか，初出のページ番号も併記してあるので逆引きインデックスとしても活用してほしい。

••• Lecture 02 •••
catch the wave! most notable observation

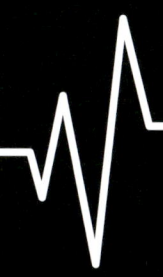

▼異常Q波

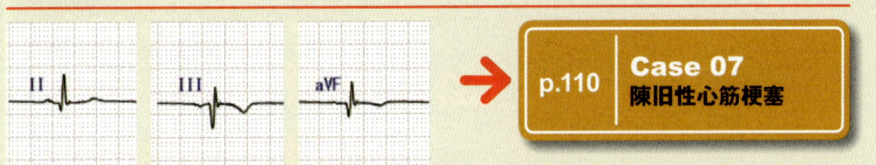

| II | III | aVF |

→ p.110 | Case 07 陳旧性心筋梗塞

▼異常Q波，ST上昇，冠性T波

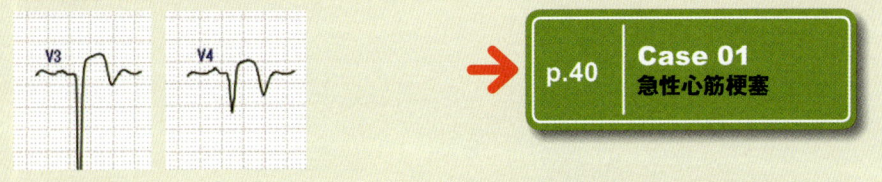

| V3 | V4 |

→ p.40 | Case 01 急性心筋梗塞

▼QSパターン

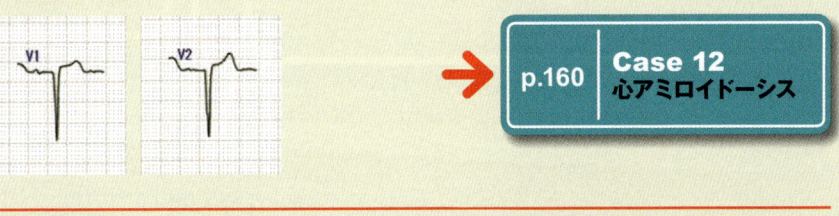

偽前壁心筋梗塞パターン

| V1 | V2 |

→ p.160 | Case 12 心アミロイドーシス

▼R波の増高

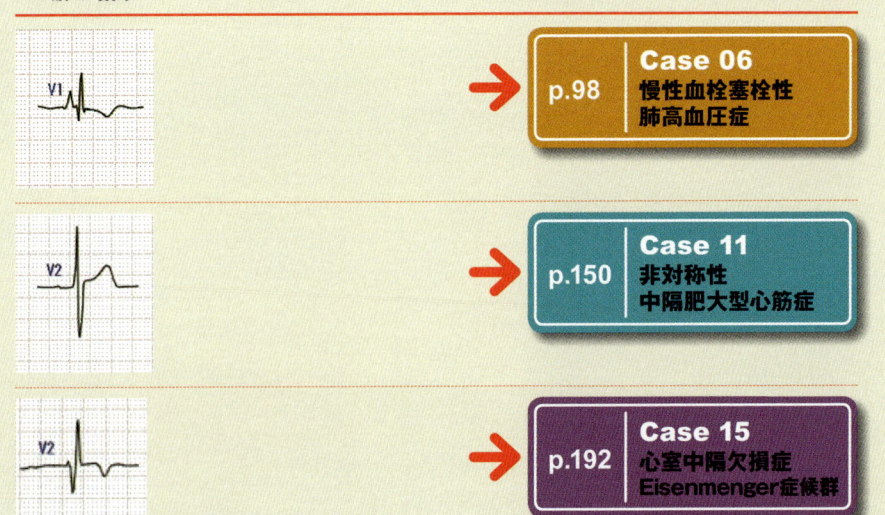

| V1 |

→ p.98 | Case 06 慢性血栓塞栓性肺高血圧症

| V2 |

→ p.150 | Case 11 非対称性中隔肥大型心筋症

| V2 |

→ p.192 | Case 15 心室中隔欠損症 Eisenmenger症候群

Lecture 02 ― 最も見逃しようのない目を引く所見 ― catch the wave! most notable observation

▼R波増高，深いS波，左方移動

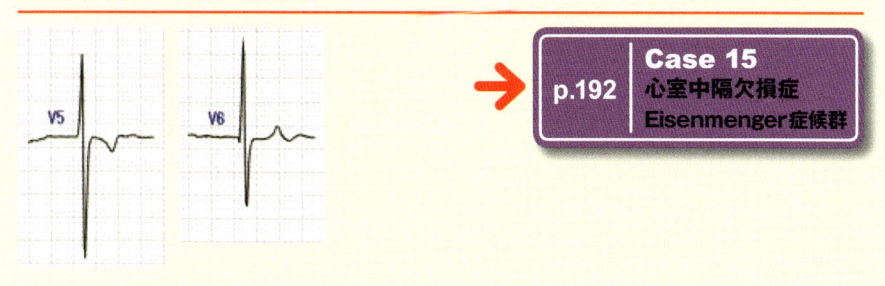

→ p.192 **Case 15** 心室中隔欠損症 Eisenmenger症候群

▼V1の深いS波とV5，V6の高いR波

左室側起電力が大きい

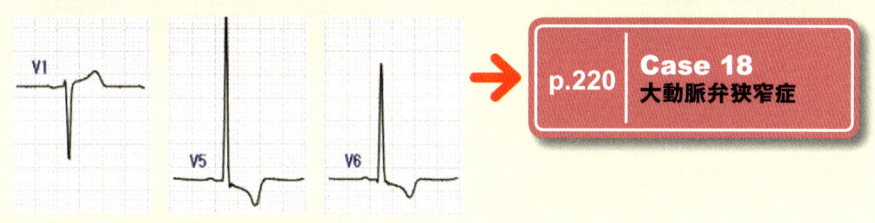

→ p.220 **Case 18** 大動脈弁狭窄症

▼ST上昇

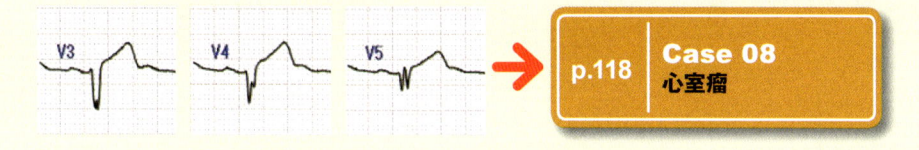

→ p.118 **Case 08** 心室瘤

▼広範囲のST上昇，陰性T波

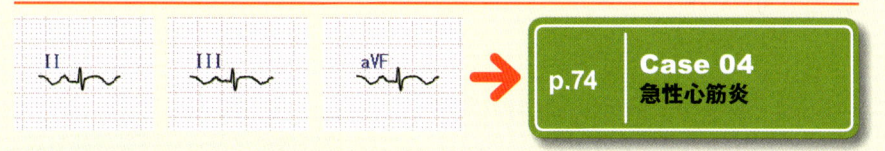

→ p.74 **Case 04** 急性心筋炎

▼ストレイン型ST

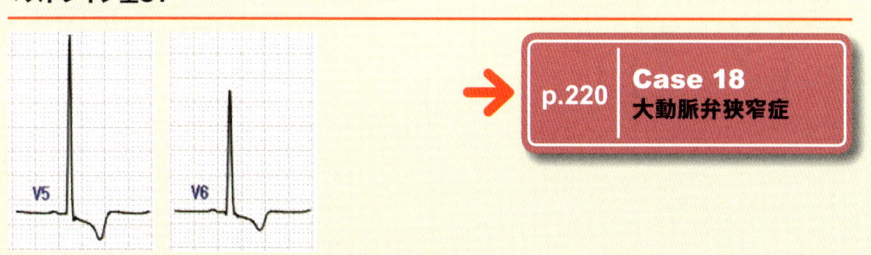

→ p.220 **Case 18** 大動脈弁狭窄症

▼ST-T変化

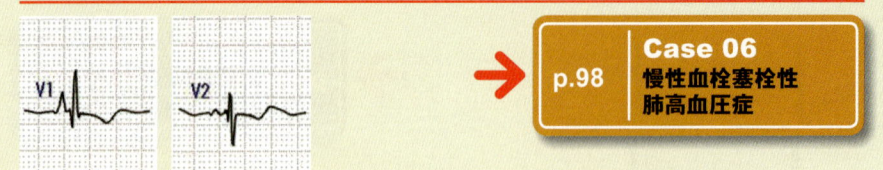

→ p.98 | Case 06 慢性血栓塞栓性肺高血圧症

▼陰性T波

V1〜V3の陰性T波

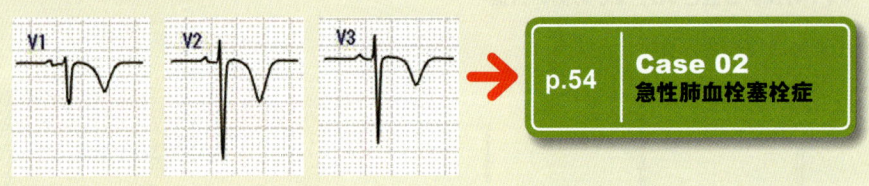

→ p.54 | Case 02 急性肺血栓塞栓症

広範囲な陰性T波

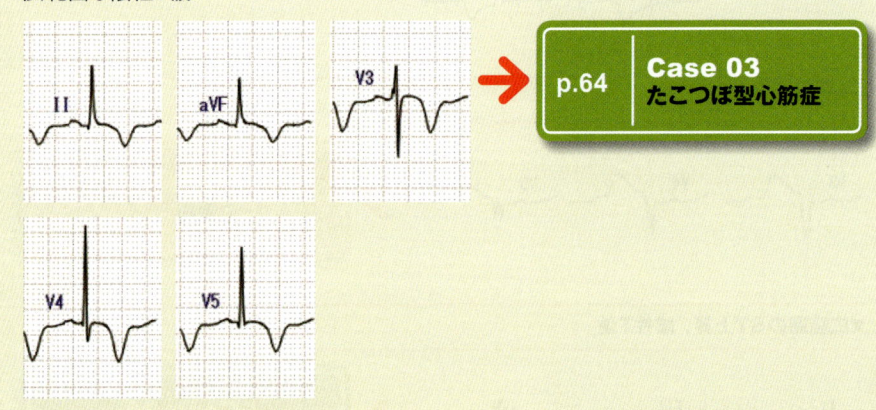

→ p.64 | Case 03 たこつぼ型心筋症

巨大陰性T波（giant negative T wave：GNT）

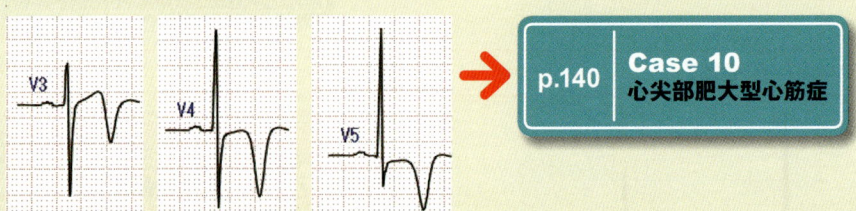

→ p.140 | Case 10 心尖部肥大型心筋症

▼完全左脚ブロック

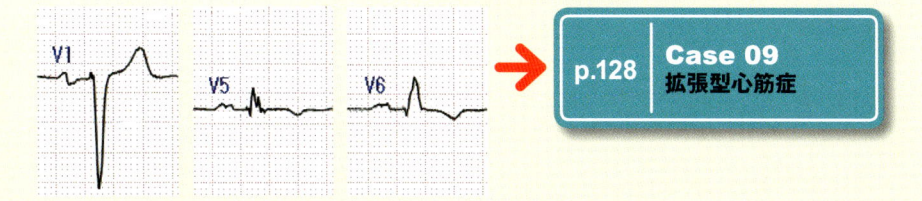

→ p.128 | Case 09
拡張型心筋症

▼不完全右脚ブロック

V1のrSR型

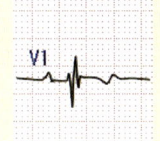

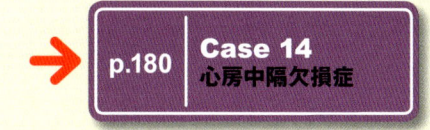

→ p.180 | Case 14
心房中隔欠損症

▼完全右脚ブロック

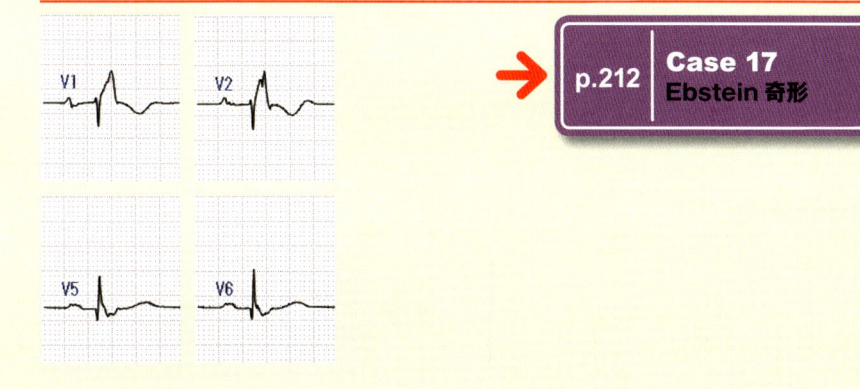

→ p.212 | Case 17
Ebstein奇形

▼電気的交互脈

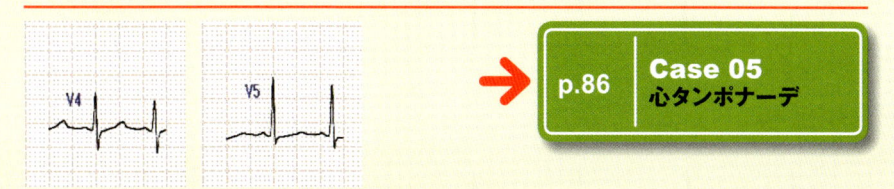

→ p.86 | Case 05
心タンポナーデ

▼イプシロン波

拡大波形

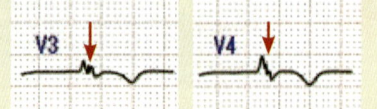

→ p.170 | Case 13 不整脈原性右室心筋症

▼f波

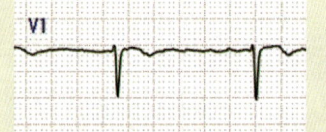

→ p.232 | Case 19 僧帽弁狭窄症

▼低電位

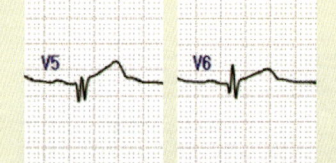

→ p.118 | Case 08 心室瘤

▼全誘導の高電位

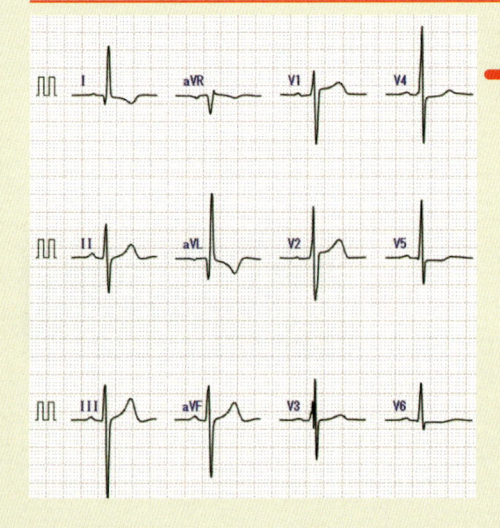

→ p.150 | Case 11 非対称性中隔肥大型心筋症

Lecture 02 ― 最も見逃しようのない目を引く所見 ― catch the wave! most notable observation

▼V1の深いS波とV5，V6の高いR波

左室側起電力が大きい

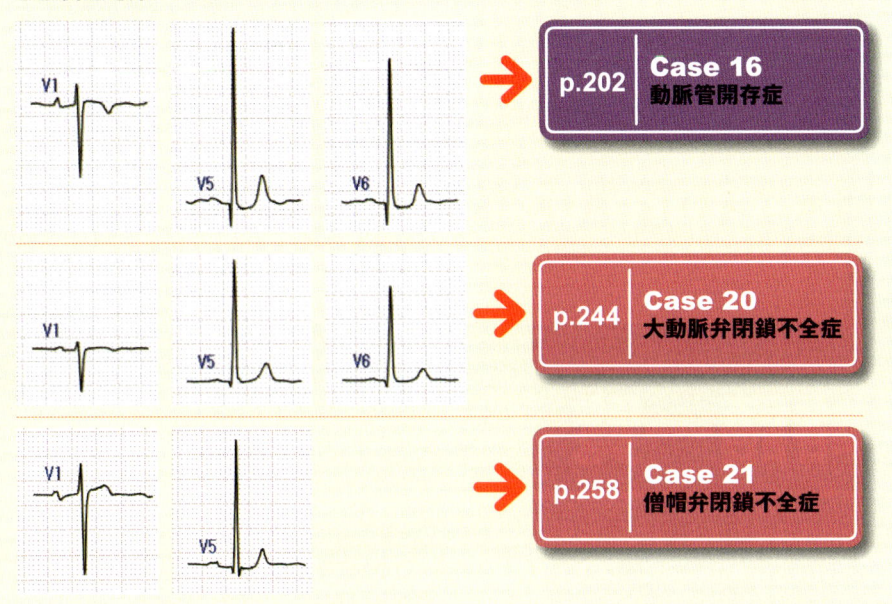

→ p.202 | Case 16 動脈管開存症

→ p.244 | Case 20 大動脈弁閉鎖不全症

→ p.258 | Case 21 僧帽弁閉鎖不全症

▼V4の尖鋭な高いT波およびV5のST低下

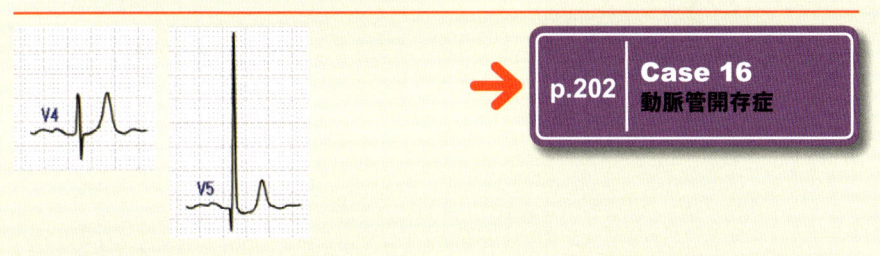

→ p.202 | Case 16 動脈管開存症

▼V5，V6の陽性T波

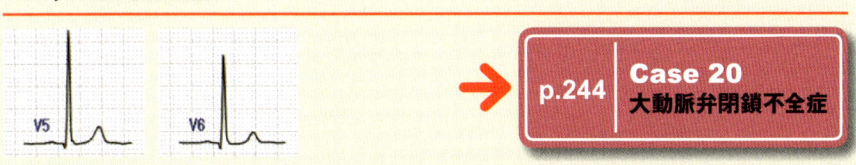

→ p.244 | Case 20 大動脈弁閉鎖不全症

▼低電位

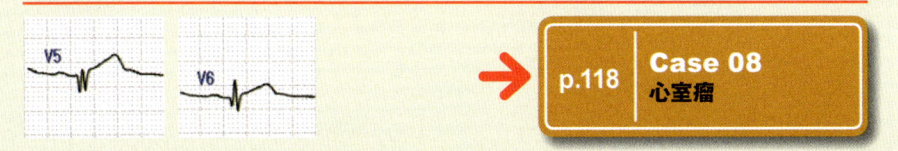

→ p.118 | Case 08 心室瘤

Introduction
心電図の読み方，心エコーの見方

Lecture 03

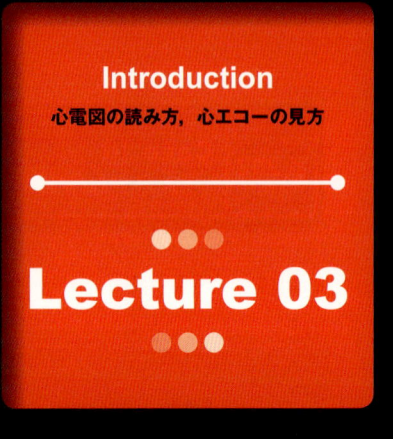

略語一覧

循環器領域の検査，診断，疾患名に用いられている略語を示す。略語は便利だが，慣れすぎてしまうと本来の意味を忘れてしまいがちである。本書を通じて，正式名称の意味が何であるかを理解して，使用してほしい。

••• **Lecture 03** •••
key to abbreviations

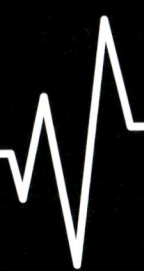

略語	正式名称	和名

●●● A ●●●

略語	正式名称	和名
AAA	abdominal aortic aneurysm	腹部大動脈瘤
AAE	annuloaortic ectasia	大動脈弁輪拡張症
ACS	acute coronary syndrome	急性冠症候群
AcT	acceleration time	加速時間
AF	atrial flutter	心房粗動
Af	atrial fibrillation	心房細動
AMI	acute myocardial infarction	急性心筋梗塞
AML	anterior mitral leaflet	僧帽弁前尖
AoG	aortography	大動脈造影
AP	angina pectoris	狭心症
APH	apical hypertrophic cardiomyopathy	心尖部肥大型心筋症
APM	anterior papillary muscle	前乳頭筋
AR	aortic regurgitation	大動脈弁逆流
ARVC	arrhythmogenic right ventricular cardiomyopathy	不整脈原性右室心筋症
AS	aortic valve stenosis	大動脈弁狭窄症
ASD	atrial septal defect	心房中隔欠損症
ASH	asymmetrical septal hypertrophy	非対称性中隔肥大
ASO	arteriosclerosis obliterans	閉塞性動脈硬化症
AVA	aortic valve area	大動脈弁口面積
AVR	aortic valve replacement	大動脈置換術

略語	正式名称	和名

●●● B ●●●

BP	blood pressure	血圧
BSA	body surface area	体表面積

●●● C ●●●

CAG	coronary angiography	冠動脈造影
CHF	congestive heart failure	うっ血性心不全
CI	cerebral infarction	脳梗塞
CLBBB	complete left bundle branch block	完全左脚ブロック
CO	cardiac output	心拍出量
CP	constrictive pericarditis	収縮性心膜炎
CRBBB	complete right bundle branch block	完全右脚ブロック
CRT	cardiac resynchronization therapy	心臓再同期療法
CS	coronary sinus	冠状静脈洞
CTEPH	chronic thromboembolic pulmonary hypertension	慢性血栓塞栓性肺高血圧症
CTR	cardio thoracic ratio	心胸郭比

●●● D ●●●

DCM	dilated cardiomyopathy	拡張型心筋症
DcT	deceleration time	減速時間
DDR	diastolic descent rate	僧帽弁前尖拡張期後退速度

略語	正式名称	和名
D-HCM	dilated phase of hypertrophic cardiomyopathy	拡張相肥大型心筋症
DVT	deep vein thrombosis	深部静脈血栓

●●● E ●●●

ECD	endocardial cushion defect	心内膜床欠損症
ECG	electrocardiogram	心電図
E/E'	E to E' ratio	E/E'比
EPSS	E-point to septal separation	僧帽弁MモードにおけるE点と中隔の距離

●●● F ●●●

FO	fossa ovalis	卵円窩

●●● G ●●●

GNT	giant negative T waves	巨大陰性T波

●●● H ●●●

HCM	hypertrophic cardiomyopathy	肥大型心筋症
HHD	hypertensive heart disease	高血圧性心疾患

略語	正式名称	和名
HR	heart rate	心拍数
HT	hypertension	高血圧

••• I •••

IABP	intra-aortic balloon pumping	大動脈内バルーンパンピング
IAS	interatrial septum	心房中隔
ICT	isovolumetric contraction time	等容収縮時間
IE	infective endocarditis	感染性心内膜炎
IHD	ischemic heart disease	虚血性心疾患
IRBBB	incomplete right bundle branch block	不完全右脚ブロック
IRT	isovolumetric relaxation time	等容弛緩時間
IVC	inferior vena cava	下大静脈
IVS	inter ventricular septum	心室中隔

••• L •••

LAA	left atrial appendage	左心耳
LAD	left anterior descending artery	左前下行枝
LAP	left atrial pressure	左房圧
LCA	left coronary artery	左冠動脈
LCC	left coronary cusp	左冠尖
LCX	left circumflex artery	左回旋枝

略語	正式名称	和名
LMT	left main trunk	左冠動脈主幹部
LVDd	left ventricular end-diastolic diameter	左室拡張末期径
LVDs	left ventricular end-systolic diameter	左室収縮末期径
LVEDP	left ventricular end-diastolic pressure	左室拡張末期圧
LVEF	left ventricular ejection fraction	左室駆出率
LVG	left ventriculography	左室造影
LVH	left ventricular hypertrophy	左室肥大
LVOT	left ventricular outflow tract	左室流出路

●●● M ●●●

略語	正式名称	和名
MAC	mitral annular calcification	僧帽弁輪部石灰化
MR	mitral regurgitation	僧帽弁逆流
MS	mitral stenosis	僧帽弁狭窄症
MSA	membranous septal aneurysm	膜性中隔瘤
MSR	mitral stenosis and regurgitation	僧帽弁狭窄兼閉鎖不全
MVA	mitral valve area	僧帽弁口面積
MVO	mid-ventricular obstruction	心室中部閉塞
MVP	mitral valve prolapse	僧帽弁逸脱
MVP	mitral valve plasty	僧帽弁形成術
MVR	mitral valve replacement	僧帽弁置換術

略語	正式名称	和名

●●● N ●●●

略語	正式名称	和名
NCC	non coronary cusp	無冠尖
NYHA分類	New York Heart Association	ニューヨーク心臓協会心機能分類

●●● O ●●●

略語	正式名称	和名
OMC	open mitral commissurotomy	僧帽弁交連切開術
OMI	old myocardial infarction	陳旧性心筋梗塞

●●● P ●●●

略語	正式名称	和名
PAC	premature atrial contraction	心房性期外収縮
PAf	paroxysmal atrial fibrillation	発作性心房細動
PAPVC	partial anomalous pulmonary venous connection	部分肺静脈還流異常症
PCI	percutaneous coronary intervention	経皮的冠動脈形成術
PCWP	pulmonary capillary wedge pressure	肺動脈楔入圧
PD	posterior descending branch	後下行枝
PDA	patent ductus arteriosus	動脈管開存
PE	pericardial effusion	心嚢液貯留
PFO	patent foramen ovale	卵円孔開存
PG	pressure gradient	圧較差
PH	pulmonary hypertension	肺高血圧

略語	正式名称	和名
PHT	pressure half-time	圧半減時間
PISA	proximal isovelocity surface area	近位等血流速度表面積
PLSVC	persistent left superior vena cava	左上大静脈遺残
PM	papillary muscles	乳頭筋
PML	posterior mitral leaflet	僧帽弁後尖
PPM	posterior papillary muscle	後乳頭筋
PR	pulmonic regurgitation	肺動脈弁逆流
PS	pulmonary stenosis	肺動脈弁狭窄症
PSVT	paroxysmal supraventricular tachycardia	発作性上室性頻拍症
PTE	pulmonary thromboembolism	肺血栓塞栓症
PTMC	percutaneous transvenous mitral commissurotomy	経皮経静脈的僧帽弁交連裂開術
PTSMA	percutaneous transluminal septal myocardial ablation	経皮的中隔心筋焼灼術
PV	pulmonary vein	肺静脈
PVC	premature ventricular contraction	心室性期外収縮

●●● Q ●●●

Qp/Qs	pulmonary-systemic flow ratio	肺体血流比

●●● R ●●●

RAA	right atrial appendage	右心耳
RCA	right coronary artery	右冠動脈

略語	正式名称	和名
RCC	right coronary cusp	右冠尖
RCM	restrictive cardiomyopathy	拘束型心筋症
RF	regurgitant fraction	逆流率
R/O	rule out	除外
RVEF	right ventricular ejection fraction	右室駆出率
RVET	right ventricular ejection time	右室駆出時間
RVH	right ventricular hypertrophy	右室肥大
RVOT	right ventricular outflow tract	右室流出路

●●● S ●●●

略語	正式名称	和名
SAM	systric anterior motion of the mitral valve	僧帽弁収縮期前方運動
SSS	sick sinus syndrome	洞機能不全症候群
S-T junction	sino-tubular junction	バルサルバ洞-上行大動脈接合部
SV	stroke volume	1回拍出量
SVC	superior vena cave	上大静脈

●●● T ●●●

略語	正式名称	和名
TA	tricuspid atresia	三尖弁閉鎖
TAA	thoracic aortic aneurysm	胸部大動脈瘤
TAP	tricuspid annulo plasty	三尖弁輪形成術
TDI	tissue doppler imaging	組織ドプラ法

略語	正式名称	和名
TEE	trans esophageal echocardiography	経食道心エコー法
THI	tissue harmonic imaging	組織ハーモニックイメージ
TOF	tetralogy of Fallot	ファロー四徴症
TR	tricuspid regurgitation	三尖弁逆流
TS	tricuspid stenosis	三尖弁狭窄症
TTE	trans thoracic echocardiography	経胸壁心エコー法
TVI	time velocity integral	時間速度積分値

●●● U ●●●

略語	正式名称	和名
UAP	unstable angina pectoris	不安定型狭心症

●●● V ●●●

略語	正式名称	和名
VAT	ventricular activation time	心室興奮時間
VF	ventricular flutter	心室粗動
Vf	ventricular fibrillation	心室細動
VSA	vasospastic angina	冠攣縮性狭心症
VSD	ventricular septal defect	心室中隔欠損
VSP	ventricular septal perforation	心室中隔穿孔

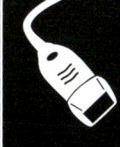

Case study

心電図を読んで心エコーを究める

5類型・21疾患を「心電図を読む」「心電図から心エコーへ」「心エコーで診る」のフェイズ別に解説する。この3ステップを臨床で実践し、心エコーの判読・評価を究めてほしい。

緊急治療を要する急激な心機能障害を起こす疾患	急性疾患
既往のある長期にわたって心機能障害を起こす疾患	慢性疾患
心筋そのものの障害により心機能障害を起こす疾患	心筋症
心臓の先天的な構造不全が心機能障害を起こす疾患	先天性心疾患
弁の機能・構造不全による血流異常が心機能障害を起こす疾患	弁膜症

Case study
心電図を読んで心エコーを究める

急性疾患

Case 01

急性心筋梗塞

急性心筋梗塞とは，心臓の栄養血管である冠動脈が強度狭窄または閉塞を起こして，その灌流領域の心筋が壊死に陥った状態をいう。壊死が広汎に及べば心不全やショックを合併する。また，発症後の急性期には致死的な心室性不整脈を起こす可能性が高くなるため，患者対応は絶対安静が原則である。発症は持続する胸痛，胸部絞扼感，胸部圧迫感の症状を呈し，冷や汗を伴うことが多い。高齢者や糖尿病患者では無痛性を示す場合があるので注意を要する。

••• Case 01 •••
acute myocardial infarction: AMI

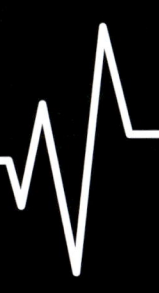

急性疾患

患者	44歳，男性
現病歴	数カ月前より，労作時息切れを自覚していた。数日前より息切れの増悪と胸痛が出現したため，当院外来を受診。心電図検査，心エコー検査後，緊急入院となった。

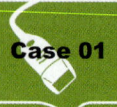

Case 01 | Step 01 → 心電図を読む

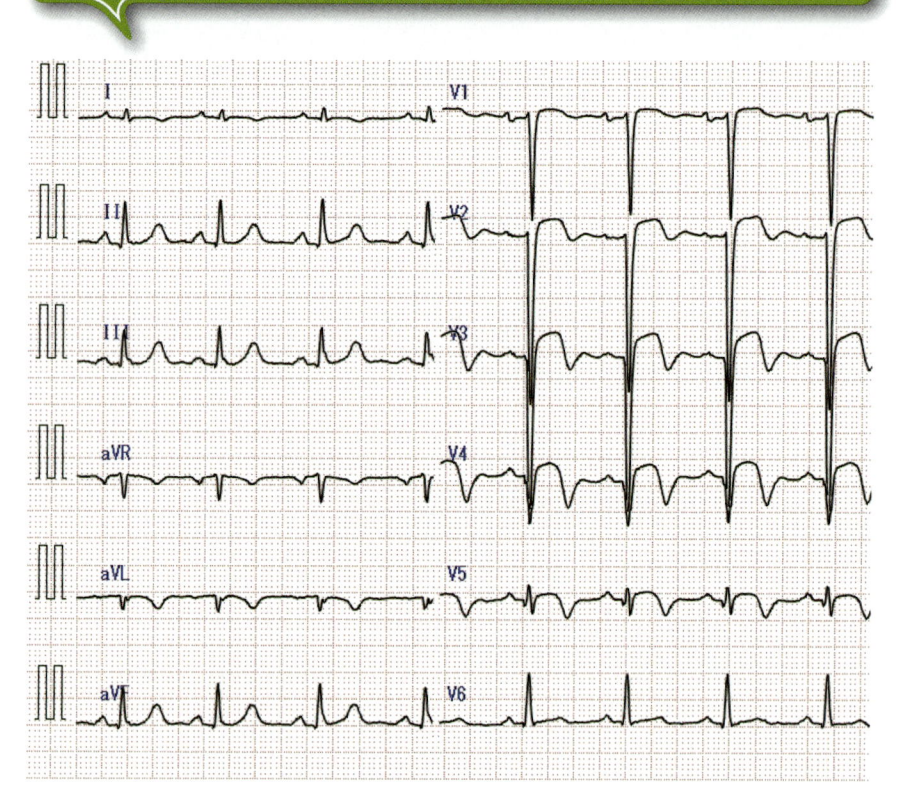

Case 01 | 急性心筋梗塞 | acute myocardial infarction: AMI

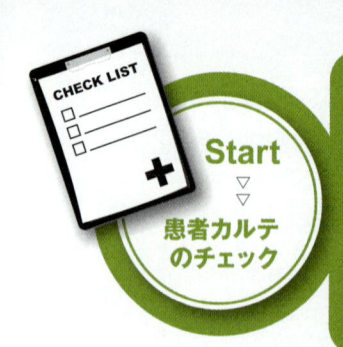

判読ポイント 01 ▶▶▶ 胸部誘導の心電図変化

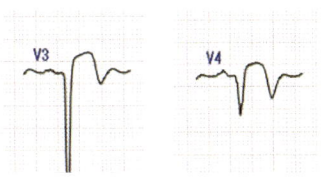

● V3, V4に異常Q波, ST上昇, 冠性T波を認める。

判読ポイント 02 ▶▶▶ 対側性変化(reciprocal change)

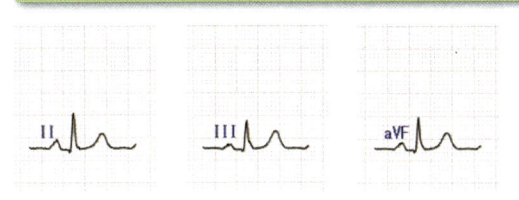

● 前壁の対側に当たる下壁誘導に鏡像(mirror image)は認められない。鏡像は、心筋梗塞急性期の左前下行枝近位部閉塞時に認められ、遠位部閉塞時には認められない。

判読ポイント 03 ▶▶▶ aVRのST変化

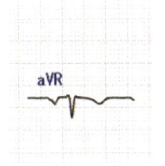

● aVRにST上昇は認められない。aVRのST上昇は左前下行枝近位部閉塞時に認められる。

Important 　　　　　心筋梗塞心電図の特徴的所見

①異常Q波, ②ST上昇, ③冠性T波

ST上昇
異常Q波
冠性T波

> 0.04 秒
> R/4

急性疾患

心筋梗塞におけるST上昇の機序

❶ 冠動脈閉塞により心筋への血流途絶が起こる．
❷ 虚血は心外膜から心内膜側へ向かって起こり，障害心筋全体に及ぶ．
❸ 障害部より正常心筋に障害電流が発生する．
❹ 電極は遠ざかる（−）の電位を受け，基線は障害電流の電位分だけ，下方向に振れる．
❺ ST部分は不応期で障害電流は発生しないので，ST部分の基線位置は変化ない．
❻ 急性期を過ぎると壊死部分と正常心筋が明瞭となり，ST上昇はなくなる．

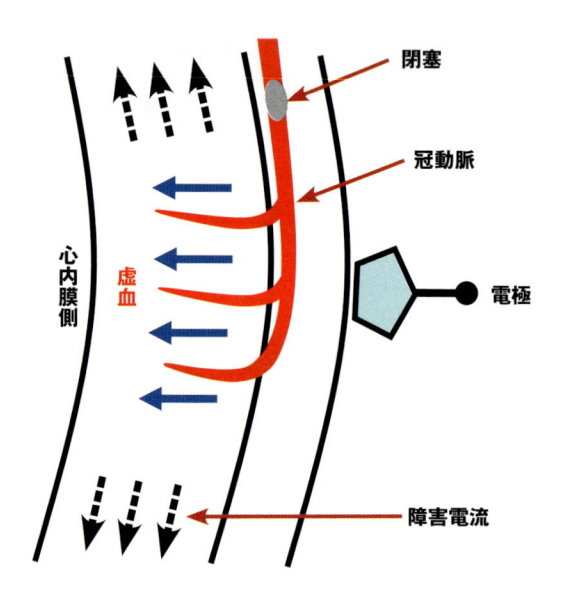

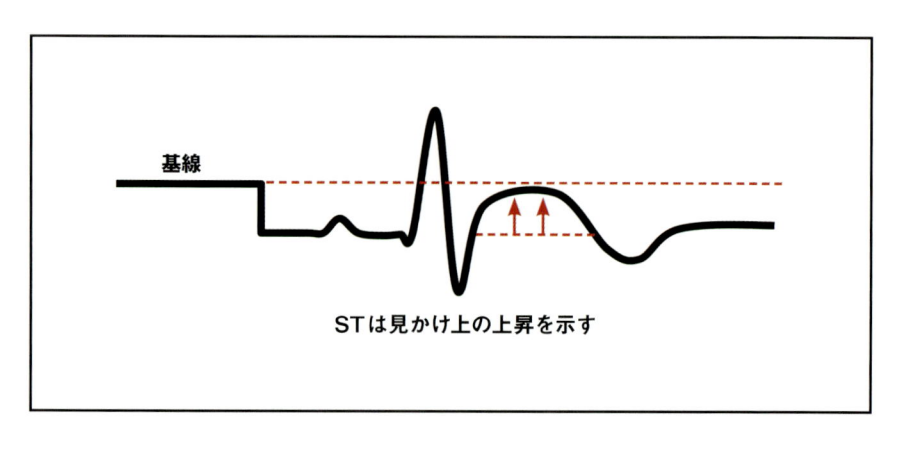

梗塞部位とST上昇誘導

梗塞部位	ST上昇誘導
前壁	V3, V4
前壁中隔	V1, V2, V3, V4
広汎前壁	V1, V2, V3, V4, V5, V6, I, aVL
下壁	II, III, aVF
側壁	I, aVL, V5, V6
右室梗塞	II, III, aVF, V1, V3R, V4R

梗塞部位と心電図変化

梗塞部位：前下行枝 #7

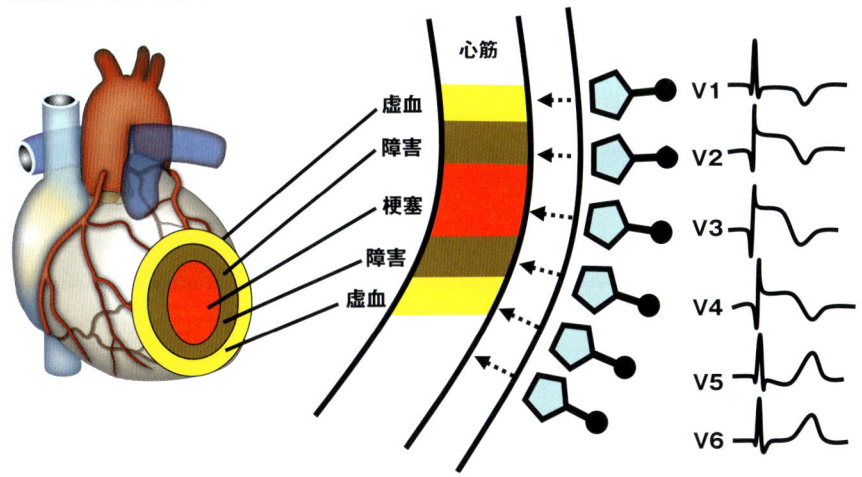

Important　対側性変化 (reciprocal change)

心筋梗塞急性期では，梗塞部誘導でST上昇を認めるが，その対側に位置する誘導ではST低下を認め，対側性変化として知られている。その位置関係は，症例により異なる。
心筋梗塞急性期の閉塞部位を推定する際，ST上昇と鏡像が重要な鍵となる。

Case 01　Step 02 → 心電図から心エコーへ

生かそう心電図の情報！

本症例の最も見逃しようもない目を引く所見はV3, V4に認められる異常Q波, ST上昇, 冠性T波であり, 急性心筋梗塞の特徴的心電図である。しかし, 心筋梗塞急性期に多くみられる鏡像（mirror image）は認められない。

梗塞部位は前壁, 責任血管は前下行枝, 冠動脈病変部は＃7と推測される。なお, 本症例は心電図の経時変化から, 発症後数日経過していると予測される。

心電図の経時変化

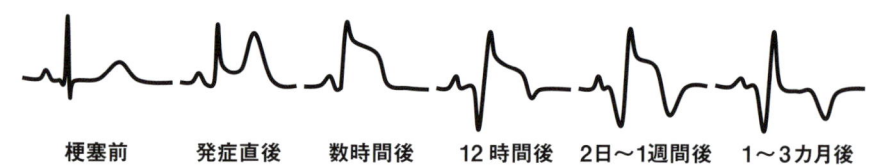

| 梗塞前 | 発症直後 | 数時間後 | 12時間後 | 2日〜1週間後 | 1〜3カ月後 |

心エコーで絶対に確認！

心エコー検査の組み立てはCheck 01の断層像から壁運動異常（asynergy）, 壁の性状ならびに心室瘤, 壁在血栓, 乳頭筋不全などの合併症の有無を評価をする。Check 02のカラードプラ法からシャント血流と僧帽弁逆流を評価する。Check 03で心タンポナーデの有無を確認する。

Check 01　断層像からの判読

- 左室壁運動異常の範囲と重症度評価を行う。境界部位を同定することで冠動脈の責任病変の推測が可能である。
- 急性期は致死的合併症を有することがある。

Check 02　カラードプラ法からの評価

- 心破裂の有無を評価する。健常部が過収縮を生じている場合は要注意。
- 乳頭筋断裂による僧帽弁逆流の有無を評価する。

Check 03　心タンポナーデの評価

- 心嚢液, 下大静脈径, 各腔の虚脱の有無より心タンポナーデを検索する。

心エコー検査時の注意！

- 10分以内に検査を完了する。
- 患者の状態と不整脈に注意して, 急変に備える。
- 病変は1つとは限らない。

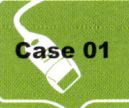

Case 01　Step 03 → 心エコーで診る

Check 01　断層像からの判読

中部から心尖部の前壁に左室壁運動異常を認める。重症度は無収縮で，壁の菲薄化は認められない。また，心室瘤，壁在血栓，乳頭筋不全などの合併症は認められない。

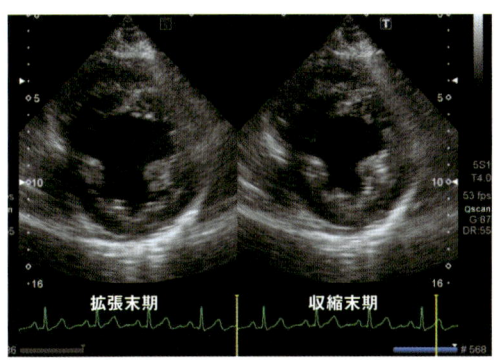

◀ 左室壁運動異常と壁の性状

胸骨左縁短軸断層像
（乳頭筋レベル）

12時から3時方向の前壁に壁運動異常を認める。重症度は無収縮。壁の菲薄化は認められない。

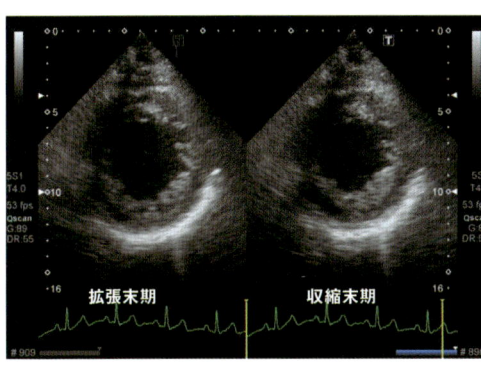

胸骨左縁短軸断層像
（心尖レベル）

11時から3時方向の前壁に壁運動異常を認める。重症度は無収縮。12時方向の心内膜側輝度上昇を認める。

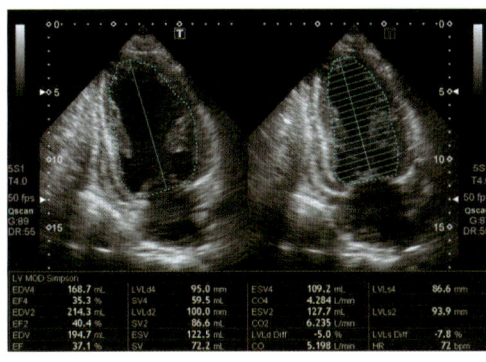

◀ 左室収縮能

心尖部二腔断層像
（modified Simpson法）

前壁の中部から心尖部にかけて壁運動異常を認める。

駆出率（EF）：37％

Check 02　カラードプラ法からの評価

乳頭筋断裂による僧帽弁逆流（MR）は認められない。

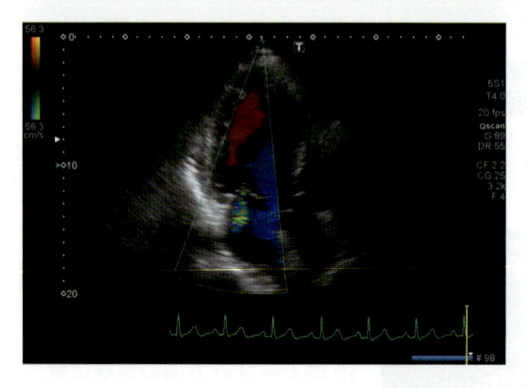

◀僧帽弁逆流

**心尖部左室長軸断層像
（カラードプラ法）**

軽度MRを認める。

Check 03　心タンポナーデの評価

心嚢液貯留，下大静脈拡張なく，心タンポナーデを示唆する所見は認められない。

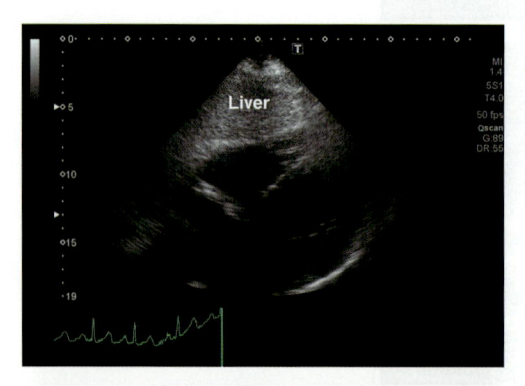

◀心嚢液の評価

心窩部四腔断層像

心嚢液は認められない。

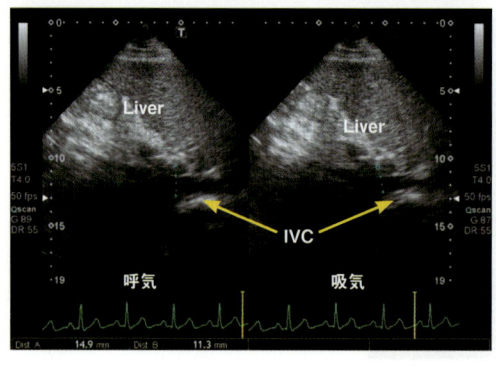

◀下大静脈の評価

肋骨弓下断層像

下大静脈の拡張は認められない。

IVC：下大静脈

心筋虚血の進行過程

心筋虚血の進行過程は①心筋代謝障害，②拡張機能障害，③収縮機能障害，④左室拡張末期圧上昇，⑤心電図変化，⑥胸痛の順に出現する。よって心筋が虚血に陥った場合，心電図変化に先行して左室壁運動異常が発生する。

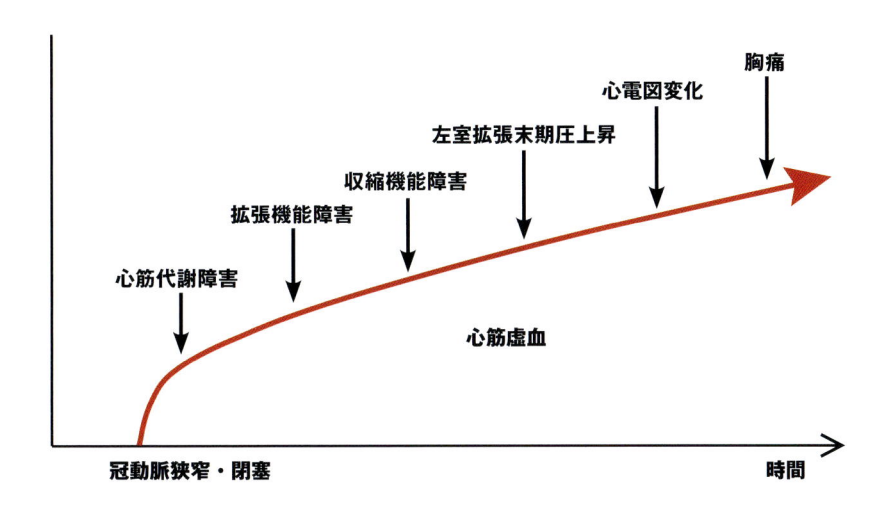

虚血の経過と心筋壊死の範囲

冠動脈の完全閉塞により心筋虚血が長時間に及んだ場合，不可逆的に心筋壊死が生じ，心筋梗塞となる。心筋壊死は心内膜側から起こり，時間経過とともに壊死層が心外膜側に波及し，最終的には貫通性心筋梗塞となる。
壊死に陥った心筋は2週目頃より線維化が始まり，5〜8週でほぼ完了するといわれている。

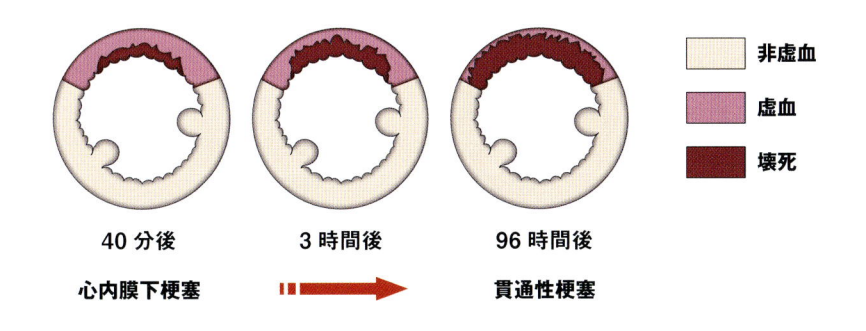

冠動脈の走行

壁運動異常の範囲は冠動脈の支配領域と密接な関係があり，冠動脈の走行が重要となる。冠動脈はValsalva洞より2本起始し，心筋表面を走行して心筋に灌流される。心筋内では小動脈から細動脈へと分岐した後，毛細血管となる。

左冠動脈は左冠動脈主幹部より分岐した左前下行枝(LAD)と左回旋枝(LCX)の本幹2本とその分枝からなり，右冠動脈(RCA)は本幹1本とその分枝からなる。それぞれの冠動脈には番号が付けられている。

なお，冠静脈は冠静脈洞を介して右房に還流する。

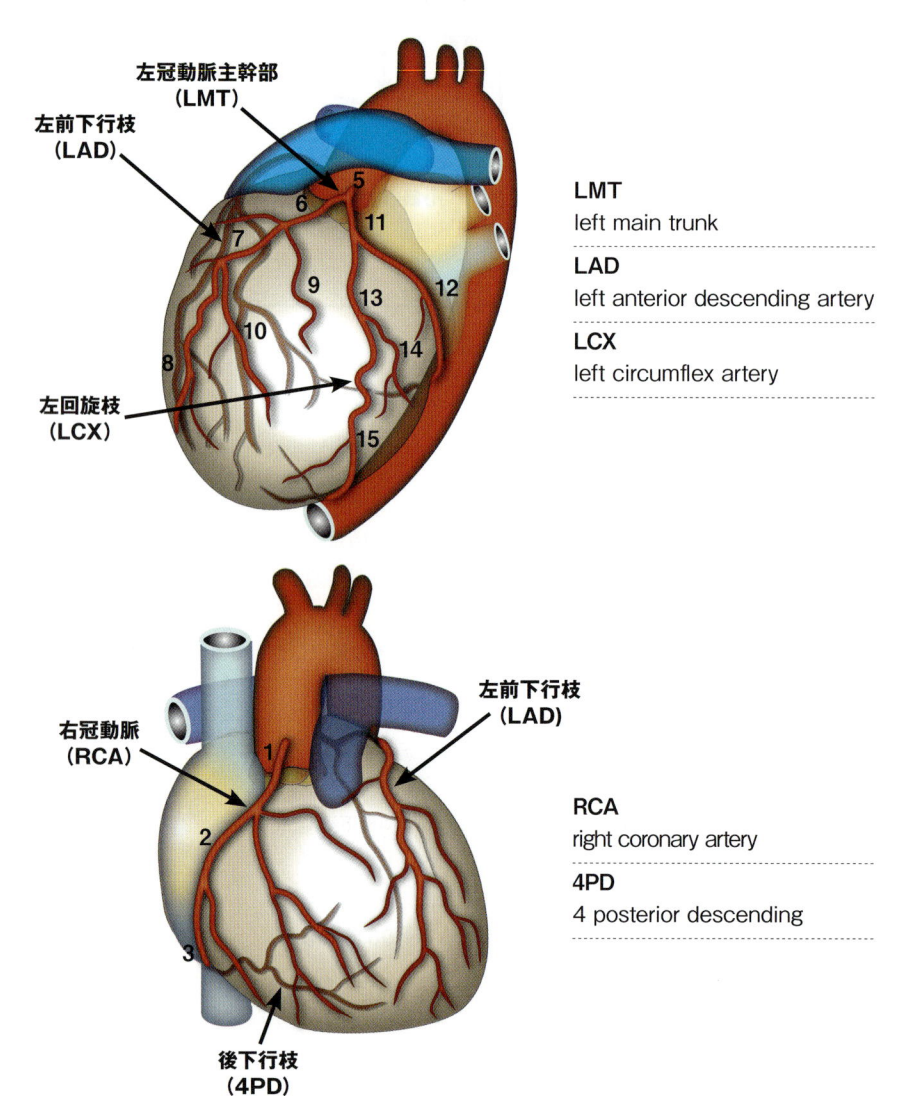

LMT
left main trunk

LAD
left anterior descending artery

LCX
left circumflex artery

RCA
right coronary artery

4PD
4 posterior descending

左室 16 分割

アメリカ心エコー図学会が推奨する左室 16 分割を用い，各セグメントごとの壁運動評価を行う．左室を心基部（base），中間部（mid），心尖部（apical）に分け，各部位を前壁中隔（anteroseptum），前壁（anterior），側壁（lateral），後壁（posterior），下壁（inferior），中隔（septum）に分ける．

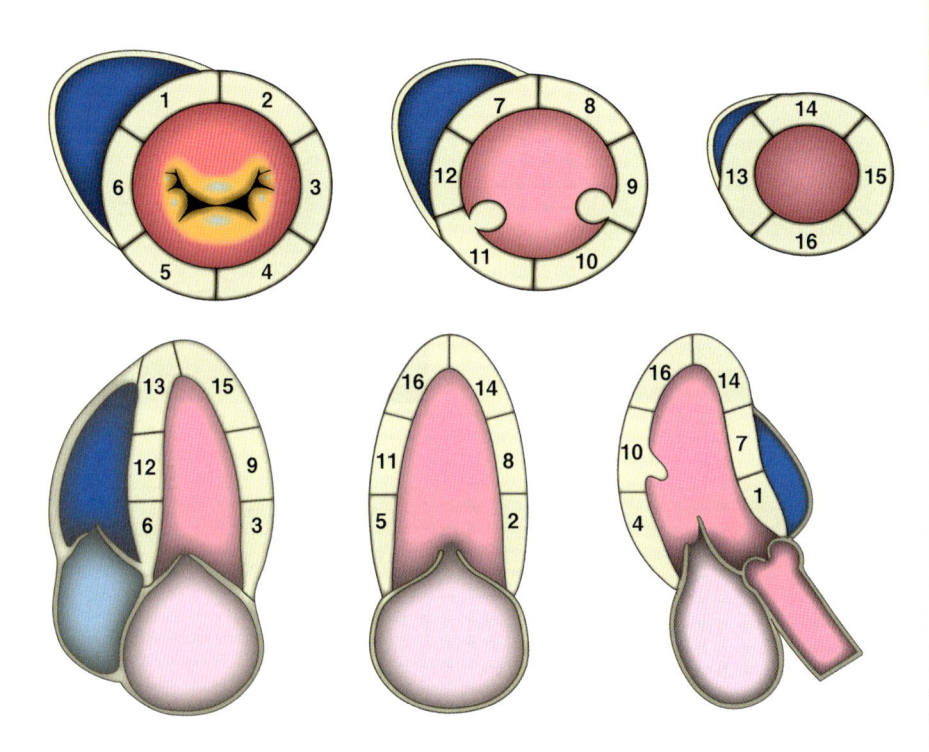

1：基部前壁中隔（base anteroseptum）	9：中部側壁（mid lateral）
2：基部前壁（base anterior）	10：中部後壁（mid posterior）
3：基部側壁（base lateral）	11：中部下壁（mid inferior）
4：基部後壁（base posterior）	12：中部中隔（mid septum）
5：基部下壁（base inferior）	13：心尖部中隔（apical septum）
6：基部中隔（base septum）	14：心尖部前壁（apical anterior）
7：中部前壁中隔（mid anteroseptum）	15：心尖部側壁（apical lateral）
8：中部前壁（mid anterior）	16：心尖部下壁（apical inferior）

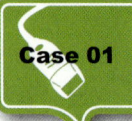

Case 01 Study → 心臓カテーテル・冠動脈造影・心筋マーカー所見

▼ 心臓カテーテル検査：冠動脈造影（CAG）所見

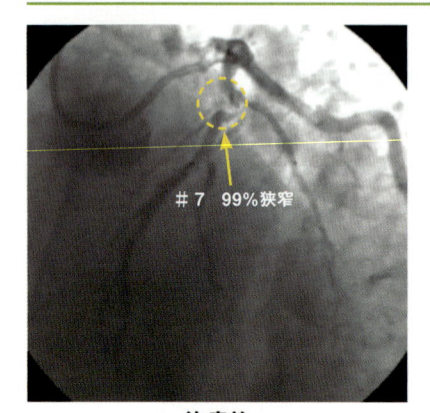

#7　99%狭窄

治療前 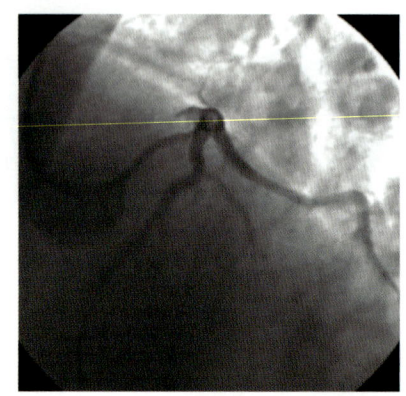　　　　　　　　　　　　　治療後

項目	単位	測定値	基準値
AST	IU/L	59	6～27
ALT	IU/L	61	13～33
LDH	IU/L	237	119～229
CK	IU/L	61	45～163
CK-MB	IU/L	14	＜18
troponin I	ng/mL	0.068	0.03

◀心筋マーカー所見

心筋マーカーはCK，CK-MB以外，軽度上昇を認めた。
データから，心筋障害はわずかで，心筋細胞壊死には至っていないと推測できる。

心筋トロポニン

心筋トロポニン（IおよびT）は，心筋細胞壊死後に血中に放出される逸脱酵素に比べ，心筋特異性が高いため，心筋細胞に損傷を受けた際の血中マーカーとして臨床応用されている。近年，高感度化により，早期心筋梗塞の検出能が著しく向上している。
トロポニンは心筋梗塞，不安定狭心症，心不全，心筋炎，たこつぼ型心筋症，肺血栓塞栓症などの心疾患において上昇すると報告されている。このため，心疾患の診断においてはシングルポイントの値だけでなく，経時変化や心電図，心エコーなど，他の所見と併せて判断することが重要である。

Report Case 01

心臓超音波検査報告書
One Step Up の書き方

急性心筋梗塞報告書の key sentence

- 左室壁運動異常の範囲と重症度評価。
- 心室瘤，壁在血栓，乳頭筋不全など，合併症の有無。
- シャント血流，僧帽弁逆流の有無と程度。
- 心タンポナーデの有無。

アドバイス

- 左室壁運動異常の境界部位を同定し，責任冠動脈と病変部を推定する。

US所見

- LV：LVDd：58mm，軽度拡大（＋）。EF：37%（modified Simpson法）。
- 下図のごとく，左室前壁に壁運動異常を認める。中部から心尖部にかけ無収縮。基部はほぼ正常。壁の菲薄化（－）。心尖部12時方向の心内膜側エコー輝度上昇を認める。心室瘤，壁在血栓，乳頭筋不全などの合併症ならびに心タンポナーデは認められない。
- 右心系：拡大（－）。TR（－）。
- 僧帽弁：軽度逆流。

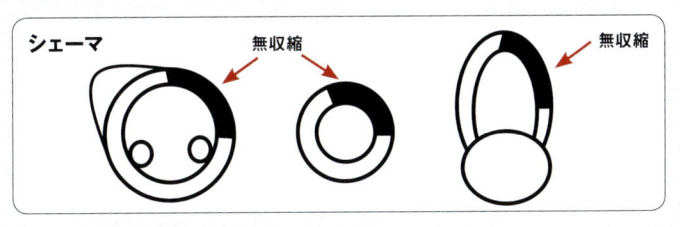

シェーマ　　無収縮　　　　　　　　　　無収縮

USコメント

- 急性前壁梗塞疑い。
責任血管は前下行枝。病変部は＃7を疑います。
LVEF：37%と収縮能低下しています。
心室瘤，壁在血栓，乳頭筋不全，心嚢液は認められません。

Case study
心電図を読んで心エコーを究める

急性疾患

Case 02

急性肺血栓塞栓症

急性肺血栓塞栓症は，血栓が塞栓子となり急激に肺動脈を閉塞することにより生じる。症状は，低酸素血症による急性呼吸不全と，肺高血圧，右心不全，低拍出による急性循環不全である。肺血管床の30%以上が閉塞されると，肺血管抵抗が上昇し肺高血圧が出現する。さらに進行し，肺血管床の閉塞が広範囲に及ぶと，循環血液量が低下しショックや心停止を伴う。

Case 02

acute pulmonary thromboembolism: PTE

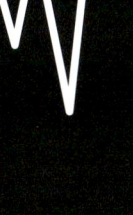

急性疾患

患者	37歳，女性
現病歴	突然に胸痛，動悸，息切れが出現した．徐々に胸痛は改善したものの，体動時の息切れは持続したため，近医を受診した．心電図異常を指摘され，紹介入院となった．

Case 02 | Step 01 → 心電図を読む

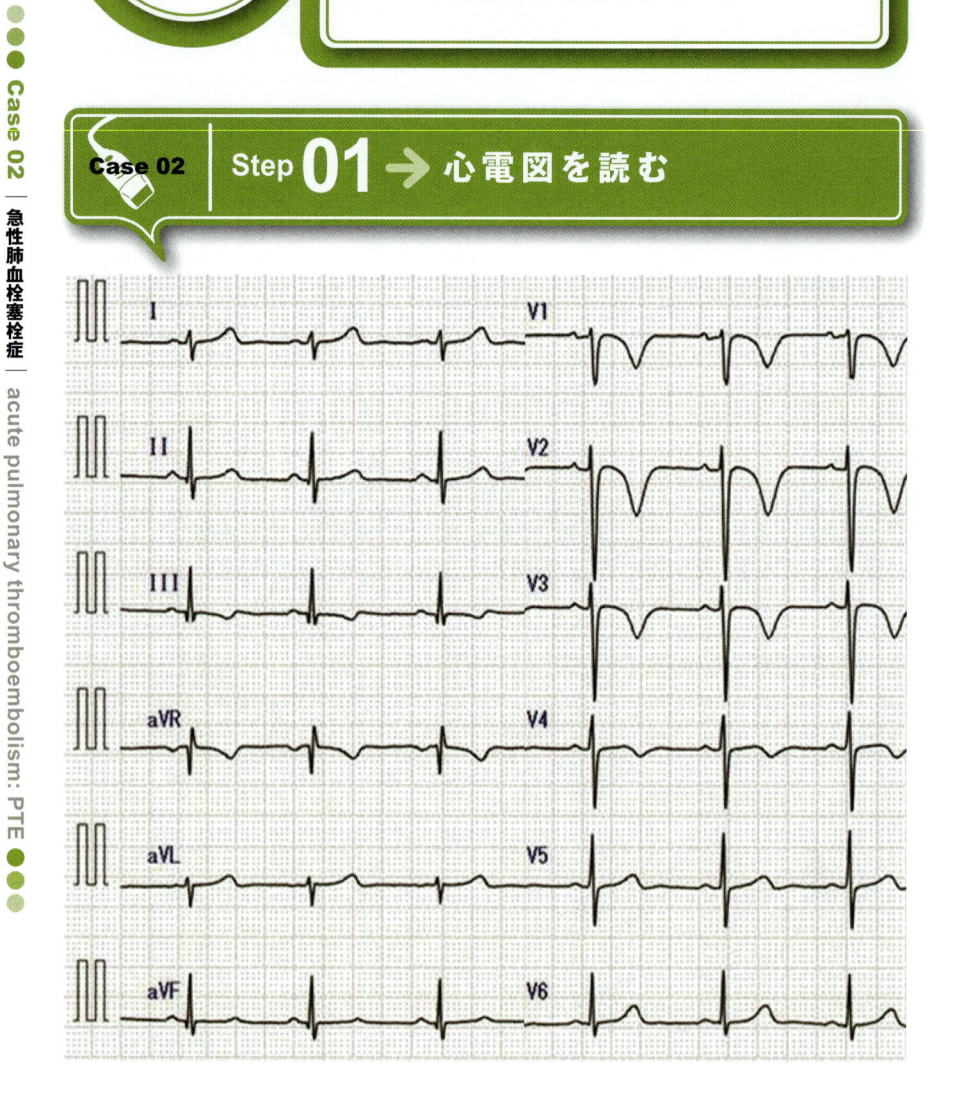

Case 02 | 急性肺血栓塞栓症 | acute pulmonary thromboembolism: PTE

判読ポイント 01 ▶▶▶ 電気軸とSIQⅢTⅢパターン

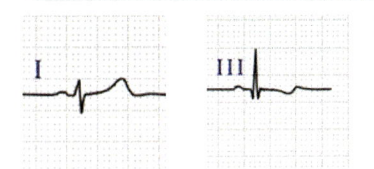

- Ⅰ誘導下向き軸，Ⅲ誘導上向き軸であるのでQRS電気軸は右軸偏位となる。
- Ⅰ誘導にS波，Ⅲ誘導にq波と軽度陰性T波を認める。弱いながらも急性右心負荷を示唆するSIQⅢTⅢパターンを認める。

判読ポイント 02 ▶▶▶ 陰性T波

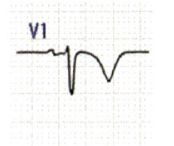

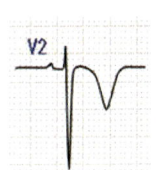

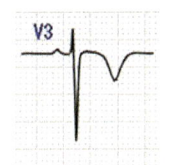

- V1～V3の陰性T波は，急激な右室拡大や右室圧上昇による所見である。
- 陰性T波の出現範囲は，圧負荷の程度に応じて広がる。

判読ポイント 03 ▶▶▶ 移行帯

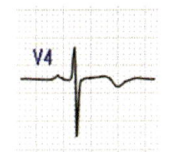

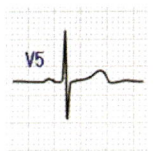

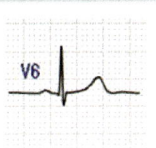

- 右室拡大に伴い，R波≒S波の移行帯がV5に左方移動している。
- 移行帯は心室中隔付近を示し，通常はV3またはV4にある。

Important — SIQⅢTⅢパターン

SIQⅢTⅢパターンは急激な右心負荷を示唆し，急性期のみに現れる変化である。数日のうちに消失してしまう。出現率は必ずしも高いとはいえず，これだけを要点として判断すると肺血栓塞栓症を見逃すことになる。

SⅠ		Ⅰ誘導にS波
QⅢ		Ⅲ誘導にQ波
TⅢ		Ⅲ誘導に陰性T波

急性疾患

Case 02　Step 02 → 心電図から心エコーへ

肺血栓塞栓症の心電図診断基準

❶ 不完全または完全右脚ブロックで，V1のST上昇や陽性T波を伴う．
❷ Ⅰ，aVF誘導に1.5mmを超えるS波がある．
❸ 前胸部誘導における移行帯がV5へ左方移動する．
❹ Ⅲ，aVF誘導におけるQ波，ただしⅡ誘導には見られない．
❺ 90°を超える右軸偏位．
❻ 肢誘導における5mm未満の低電位．
❼ Ⅲ，aVF誘導またはV1～V5誘導における陰性T波．

上記7項目の所見のうち，3項目以上を有する場合に，急性肺血栓塞栓症の可能性が高いといわれている．本症例は❷❸❹❺❼の5項目が該当している．

> **生かそう心電図の情報！**

急性右室圧負荷

本症例は右軸偏位，SⅠQⅢTⅢパターン，V1～V3誘導における陰性T波，移行帯の左方移動が認められる．そのうち，最も見逃しようもない目を引く所見はV1～V3誘導における陰性T波である．急性肺血栓塞栓症の多くに出現し，他の所見が消失後も数日間持続する．陰性T波は発症後1週間以内は増高し，その後減高する．心電図から左室狭小化と右室拡大ならびに圧排による心室中隔扁平化があるだろうと推測がつく．

> **心エコーで絶対に確認！**

心エコー検査の組み立てはCheck 01，Check 02の断層像から急性肺血栓塞栓症の可能性を模索し，Check 03のドプラ評価で重症度を数値化する．

Check 01　胸骨左縁断層像からの判読

各腔の大きさとバランス，心室中隔扁平化・右室肥大の程度を評価する．

Check 02　心尖部四腔断層像からの判読

McConnell徴候（マコネル徴候）．

Check 03　ドプラの評価

急性肺血栓塞栓症の場合，三尖弁逆流からの右室圧評価は困難．右室流出路血流波形より重症度評価をする．

Case 02　Step 03 → 心エコーで診る

Check 01　胸骨左縁断層像からの判読

各腔の大きさとバランスから右室拡大と左室狭小化が判断できる。次に右室拡大の原因を探る。右室拡大の原因には容量負荷と圧負荷がある。容量負荷の場合は拡張期に心室中隔扁平化を呈するが，圧負荷の場合は収縮末期から拡張早期に扁平化を認める。本症例は，収縮末期から拡張早期に扁平化を認めるので，圧負荷である。

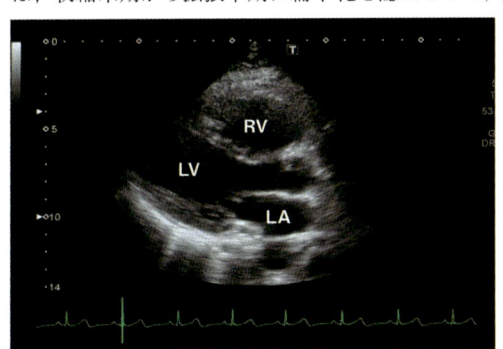

◀各腔の大きさとバランス

胸骨左縁長軸断層像
右室拡大と左室狭小化を認める。左室は過大運動を呈する。

LVDd：36mm
LVEF：75%

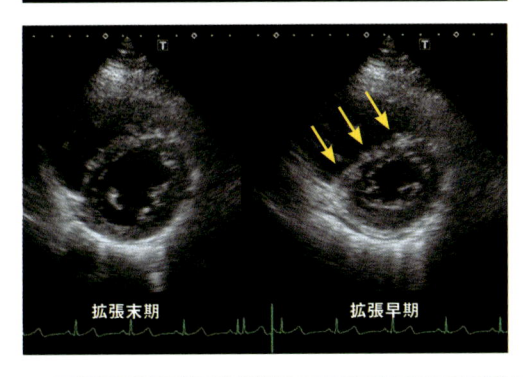

◀心室中隔扁平化と右室肥大の有無

胸骨左縁短軸断層像（乳頭筋レベル）
左室は収縮末期から拡張早期に半円形を呈し，圧排による心室中隔扁平化を認める（矢印）。

右室拡大（＋）
右室壁肥厚（−）

Important　急性血栓塞栓性肺高血圧症のカスケード

急性肺血栓塞栓症では，急激な肺動脈の閉塞による右室圧負荷に対し代償的な壁肥厚を呈する時間がない。このため右室は後負荷不適合となり，収縮力の低下が生じる。代償機構としては右室拡大が起こり，収縮力の低下を最小限に抑える。しかし，広範囲の肺血管床の閉塞が起こると代償機構は破綻し，著明な右室拡大と右室収縮力の低下を生じる。重症例では右室ならびに左室の拍出量低下により血圧は低下する。

Check 02　心尖部四腔断層像からの判読

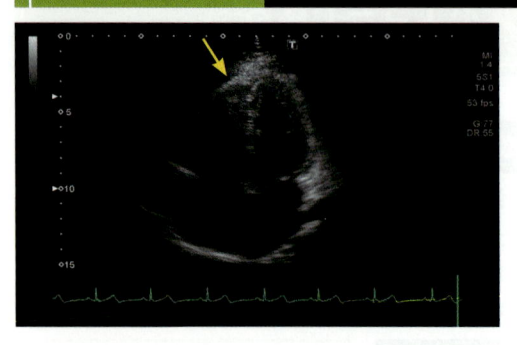

◀McConnell徴候（マコネル徴候）

心尖部四腔断層像
右室壁運動は，急性肺動脈血栓塞栓症に特徴的な心尖部壁運動が保持され，中部壁運動が低下している。McConnell徴候（矢印）を認める。

> **Important**
>
> **McConnell徴候の機序**
>
> 急性肺血栓塞栓症では，左室は過大収縮を呈する。このため右室心尖部は過収縮した左室に牽引され，見かけ上，壁運動異常は軽減される。
> 一方，中部壁運動は急性肺動脈圧上昇に伴う壁ストレス増大のため，虚血が起こり，低下するといわれている。
>
> McConnell徴候（矢印）
> 拡張末期　　収縮末期

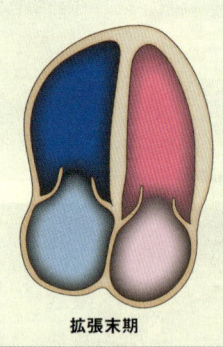

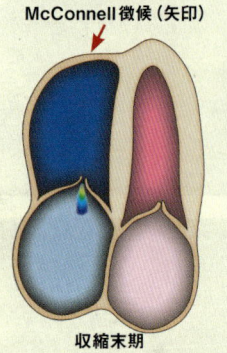

Check 03　ドプラの評価

三尖弁逆流はごくわずかで，圧較差の評価は困難であった。右室流出路血流波形の評価では，ACT/RVET＝0.19であり，肺高血圧を示唆する所見である。

> **Important**
>
> **急性肺動脈血栓塞栓症のドプラ評価の考え方**
>
> 急性肺動脈血栓塞栓症は肺動脈閉塞による急激な右室圧負荷に対して，右室肥大を呈する時間がない。このため圧に対応する収縮力がなく，右室壁運動の低下を示す。三尖弁逆流最高流速は3.5m/secを超えないとされている。右室流出路血流波形の評価では，ACT/RVETが0.3以下であれば，平均肺動脈圧は30mmHg以上あるとされている。

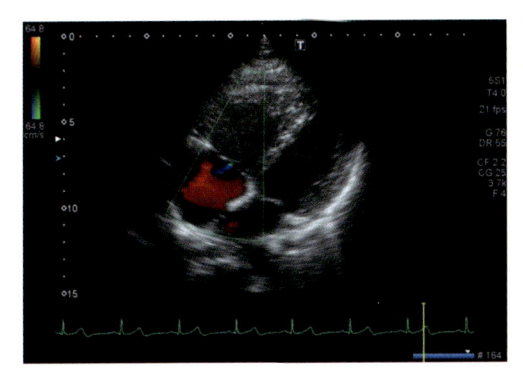

◀ **三尖弁逆流の重症度と圧較差**

**傍胸骨左縁長軸断層像
（カラードプラ法）**

三尖弁逆流をわずかに認める。推定右室圧は右室壁運動低下により評価困難。

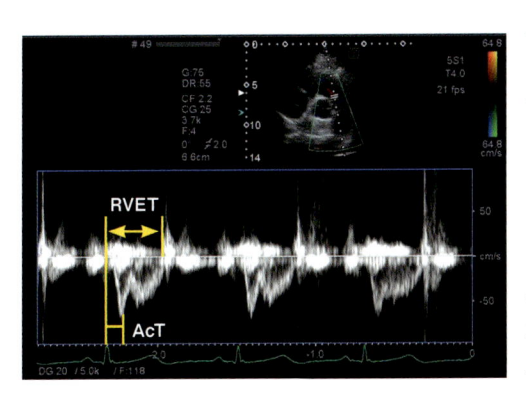

◀ **右室流出路波形からの
　平均肺動脈圧の推定**

右室流出路血流波形

収縮早期にピークを有し収縮中期にnotchを呈する，肺高血圧に特異な血流波形を示す。

ACT/RVET＝68ms/350ms＝0.19
（正常値：0.30以上）

Important　右室流出路血流波形からの推定肺動脈圧

急性肺血栓塞栓症の場合，代償機構の限界から右室収縮力の低下が生じ，三尖弁逆流からの右室圧推定ができない。このような場合はパルスドプラ法による右室流出路波形から平均肺動脈圧を求めることができる。

平均肺動脈圧（mean PA pressure）≒ 80 − 0.5 ×AcT

本症例はAcT：68msであるので，平均肺動脈圧（≒ 80 − 0.5 × 68）＝ 46mmHgと推定できる。

Study → 造影CT所見

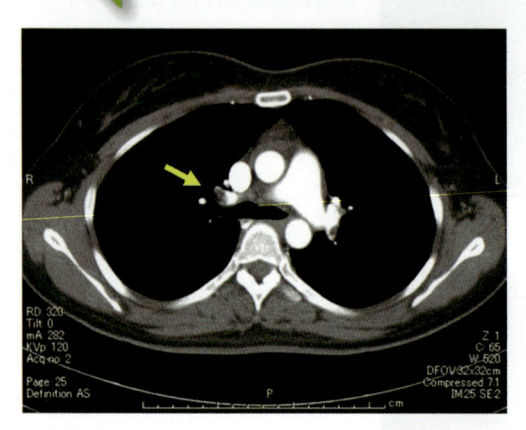

◀肺造影CT所見

右肺動脈内に造影欠損像を認める（矢印）。

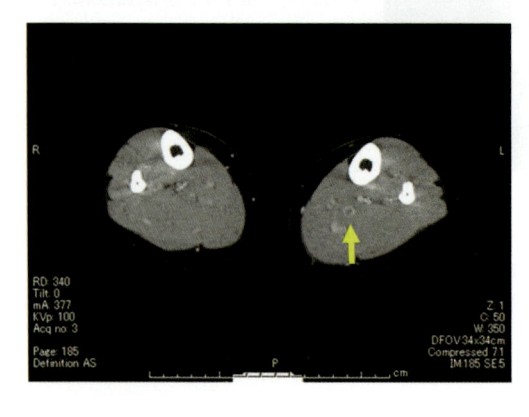

◀下肢造影CT所見

左下肢ひらめ静脈内に造影欠損像を認める（矢印）。

深部静脈血栓症

深部静脈血栓の発生部位はひらめ静脈や腓腹静脈に多い。形成された血栓は遊離して肺循環に入り，肺血栓塞栓症となる。肺血栓塞栓症の重症度は血栓の大きさと頻度に関係する。重症例は大腿静脈に形成された大きな血栓が原因となる。また，発生頻度の高い下腿静脈に形成された血栓は遊離しにくい。

心臓超音波検査報告書 ← Report　One Step Up の書き方　Case 02

急性肺血栓塞栓症報告書の key sentence

- 右室拡大と右室肥大の有無。
- 収縮末期から拡張早期の心室中隔扁平化の程度。
- McConnell徴候(マコネル徴候)の有無。
- TRからの推定右室圧は評価困難。
- 右室流出路血流波形から肺動脈圧を推定。

アドバイス

- ドプラの測定値はすべてに適応できるわけではない。

US所見

- 右心系：右房，右室ともに拡大し，心室中隔は収縮末期から拡張早期に扁平化を認める。明らかな右室肥大はなく，壁運動低下を認める。McConnell徴候(＋)。三尖弁逆流(わずか)。右室壁運動低下のため圧較差評価できず。
右室流出路血流波形ACT/RVET＝68/350ms＝0.19。二峰性PH pattern。
平均肺動脈圧≒80－0.5×AcTの式より，推定平均肺動脈圧：46mmHg。
- 左室：狭小化(＋)，LVDd：36mm。過収縮(EF：75％)。
- 左房：拡大(－)。
- 大動脈弁・僧帽弁：np。

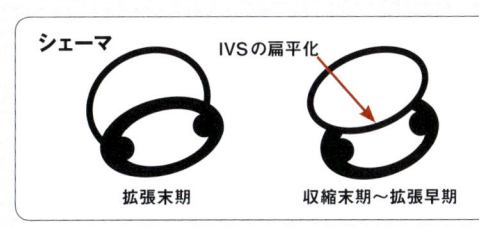

シェーマ

拡張末期　　収縮末期〜拡張早期　　IVSの扁平化

USコメント

- 肺高血圧症(高度)

急性肺血栓塞栓症が疑われます。
他のモダリティにて確認ください。併せて深部静脈血栓症の確認をお願いします。

Case study
心電図を読んで心エコーを究める

急性疾患

Case 03

たこつぼ型心筋症

たこつぼ型心筋症は，前胸部圧迫感，絞扼感，息切れなどを呈し，突然発症する。病因としては，交感神経緊張によるカテコールアミンの関与が考えられている。更年期以降の女性に好発し，情動的ストレスに起因することが知られている。また，くも膜下出血，喘息重積発作などの基礎疾患を背景に発症することがある。

Case 03
takotsubo cardiomyopathy

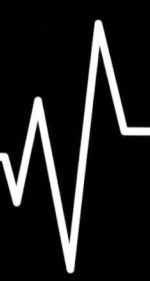

急性疾患

患者	50歳，女性
現病歴	来院3日前より背部違和感を自覚していた。突然，胸痛・背部痛が出現し，一過性に左下肢が動かなくなった。それに引き続き，激しい頭痛を自覚したため，当院救命センターに入院となった。

Case 03 Step 01 → 心電図を読む

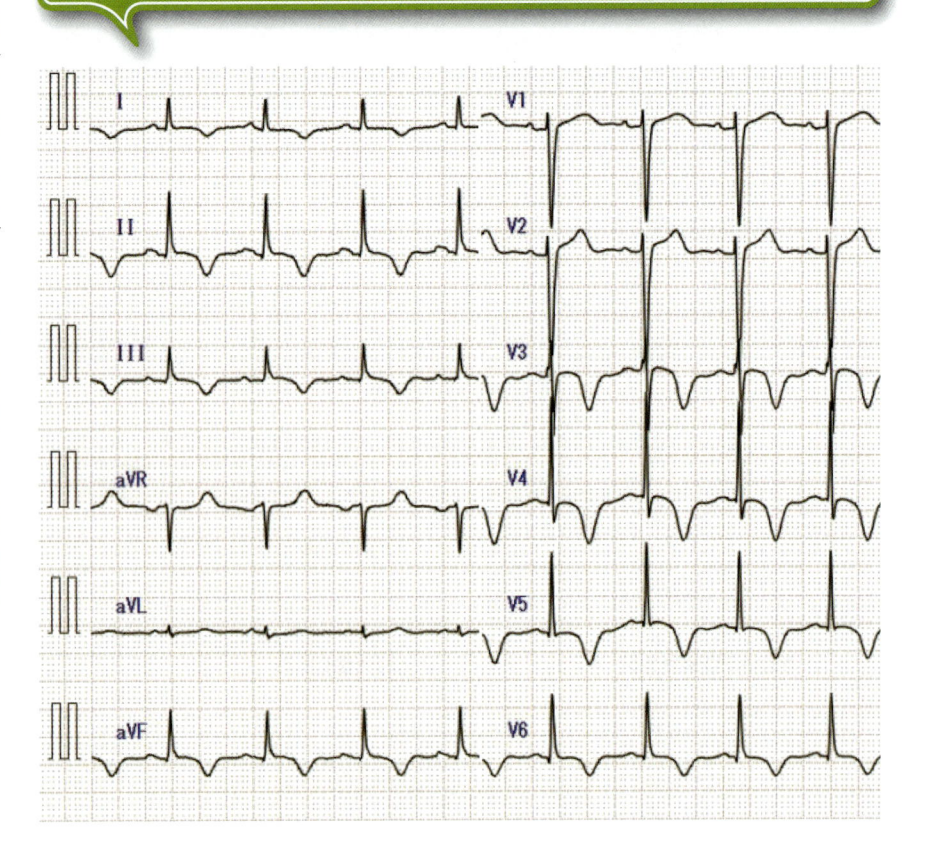

Case 03 たこつぼ型心筋症 takotsubo cardiomyopathy

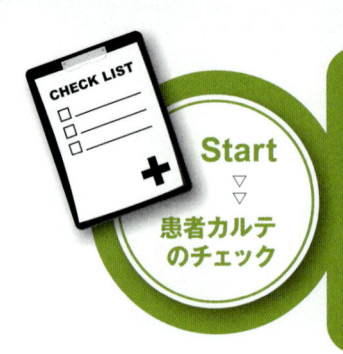

判読ポイント 01 ▶▶▶ 広範囲の陰性T波

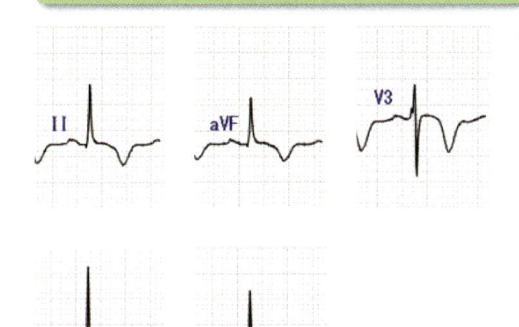

● aVLを除いた全肢誘導と胸部誘導V3～V6に，広範囲な陰性T波を認める。II，aVF，V3，V4，V5が特に強く，左室虚血を反映している。

Important　たこつぼ型心筋症の心電図の特徴

たこつぼ型心筋症は，心電図の経時変化が大きい。急性期には肢誘導，胸部誘導の広範囲にST上昇が認められ，特にV3～V5の顕著なST上昇が特徴である。亜急性期にはST上昇が徐々に低下し基線に戻り，T波は陰転化する。陰性T波の深さは2～3日後に最も深く，冠性T波となる。その後，陰性T波は2～3週間持続し，徐々に正常化する。鑑別疾患には心筋梗塞が挙げられる。鏡像変化の有無が重要であり，心筋梗塞の多くは鏡像変化を認める。しかし，たこつぼ型心筋症は鏡像変化を認めない。

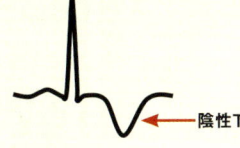

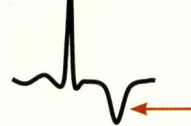

　　　　　　← 陰性T波：幅が広い　　　　　　　　　← 陰性T波：幅が狭い
　　　たこつぼ型亜急性期　　　　　　　　　　　　　虚血性心疾患

Case 03 Step 02 → 心電図から心エコーへ

生かそう心電図の情報！

最も見逃しようもない目を引く所見は，aVLを除いた全肢誘導と胸部誘導V3〜V6に認める広範囲な幅の広い陰性T波である。陰性T波の強さはⅡ，aVF，V3，V4，V5が強く，左室虚血を反映している。陰性T波が冠動脈の還流支配領域に関係なく認められることから，最も疑う疾患はたこつぼ型心筋症である。

心電図から，たこつぼ型心筋症に特異的な左室壁運動である心基部の過収縮と，心尖部の風船状無収縮の可能性があるだろうと推測がつく。

心エコーで絶対に確認！

心エコー検査の組み立ては，Check 01の断層像で左室壁運動異常の部位と重症度を評価する。Check 02のドプラ評価で拡張能，右室圧を推定する。

Check 01　　断層像からの判読

- 左室の基部，中部，心尖部の壁運動と左室形態の評価をする。
- 左室収縮能評価はmodified Simpson法を用いる。

Check 02　　ドプラからの評価

- 左室流入血流速波形と僧帽弁輪部速度波形から，左室拡張能を評価する。
- 三尖弁逆流(TR)から右室圧を推定する。

Important　　たこつぼ型心筋症の成因と分類

たこつぼ型心筋症の発症には，βアドレナリン受容体の密度が関与しているといわれている。βアドレナリン受容体の密度は，一般的に左室心尖部で高く心基部で低いため，ストレス下ではカテコールアミンの異常分泌が心尖部のβアドレナリン受容体に作用し，壁運動異常をきたすとされている。たこつぼ型心筋症は壁運動異常のパターンから，以下の4型に分類される。

①典型的たこつぼ型	心基部の過収縮と心尖部の無収縮
②逆たこつぼ型	心基部の無収縮と心尖部の過収縮
③中央部型	中部が無収縮で心基部と心尖部の過収縮
④局所型	左室の一部に風船状無収縮

Case 03 Step 03 → 心エコーで診る

Check 01-01　心尖部断層像からの判読

左室基部の過収縮と中部〜心尖部に壁運動異常を認める。心尖部は風船状無収縮(apical ballooning)を呈し,収縮期外方運動(dyskinesis)は認められない。心筋の性状は正常で,菲薄化や輝度上昇を認めない。合併症として心尖部壁在血栓,心破裂,左室流出路障害,右室心尖部無収縮があるので注意深く観察する。

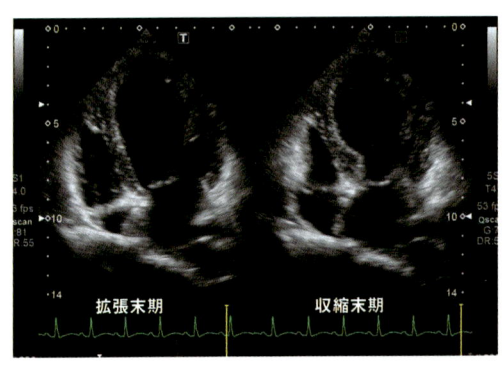

◀左室壁運動異常

心尖部四腔断層像
左室基部の過収縮と心尖部の風船状無収縮を認める。
右室は心尖部無収縮を認める。

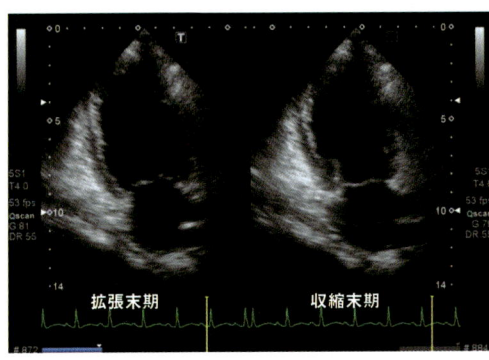

心尖部二腔断層像
心尖部四腔断層像と同様に,左室基部の過収縮と心尖部の風船状無収縮を認める。

駆出率(EF):31%

Important　たこつぼ型心筋症の合併症

- 心破裂:安静が保たれない場合,心拍出量を得るため心基部のさらなる過収縮が起こり,発症することがある。
- 左室流出路障害:左室基部の過収縮のため,僧帽弁の収縮期前方運動を起こすことがある。

Check 01-02　胸骨左縁短軸断層像からの判読

左室基部の過収縮と中部〜心尖部に無収縮を認める。心筋の菲薄化や輝度上昇は認められない。なお，心筋梗塞との鑑別に，収縮期外方運動の有無は重要なポイントになる。

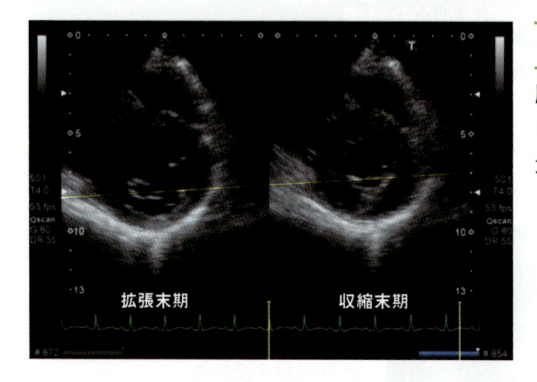

◀左室壁運動異常と壁の性状

胸骨左縁短軸断層像（僧帽弁レベル）
左室基部の過収縮が認められる。

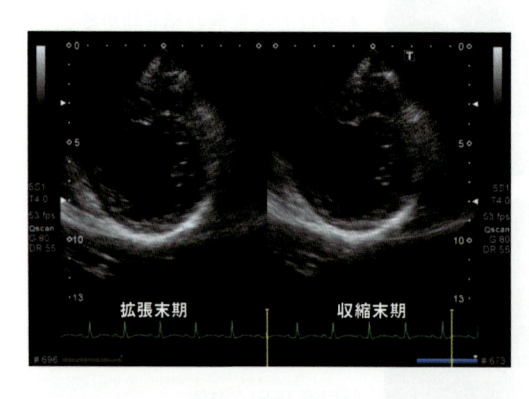

胸骨左縁短軸断層像（乳頭筋レベル）
全領域に無収縮が認められる。

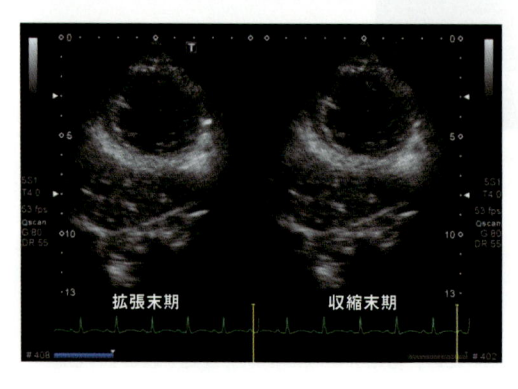

胸骨左縁短軸断層像（心尖レベル）
全領域に風船状無収縮が認められる。明らかな収縮期外方運動ならびに，心筋の菲薄化，輝度上昇は認められない。

Check 02　　　ドプラ評価

パルスドプラ法を用いた左室流入血流速波形から，左室拡張能を評価する。三尖弁逆流波形からは，肺静脈性肺高血圧の重症度を求める。

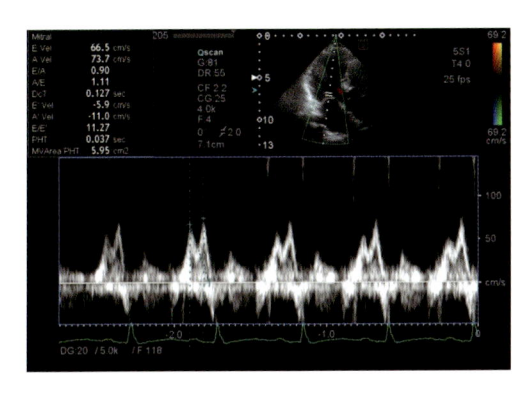

◀左室拡張能

左室流入血流速波形

明らかな拡張障害は認められない。

E波：66cm/sec
A波：73cm/sec
E/A＝0.90
DcT＝127ms

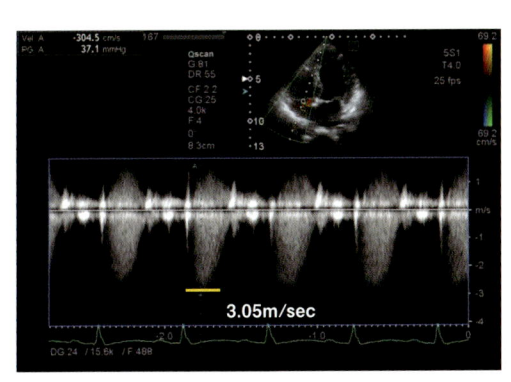

◀圧較差

三尖弁逆流波形
（連続波ドプラ法）

三尖弁逆流より，右室 - 右房間の最大圧較差を求める。

max V：3.05m/sec
max PG：37mmHg

Important　　たこつぼ型心筋症の僧帽弁逆流

たこつぼ型心筋症は心尖部の風船状無収縮に伴い左室リモデリングが起こり，僧帽弁腱索のtetheringが生じる。しかし，有意な僧帽弁逆流が認められない。これは，心基部の過収縮が弁輪の縫縮作用をもたらしてtethering作用を打ち消しているからである。

Case 03 Study → 冠動脈CT血管造影・頭部CT・頭部DSA所見

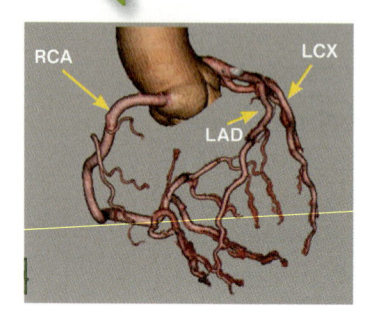

◀冠動脈CT血管造影所見

冠動脈のRCA，LAD，LCXに有意狭窄は認められない。正常冠動脈である。

RCA：右冠動脈
LAD：左前下行枝
LCX：左回旋枝

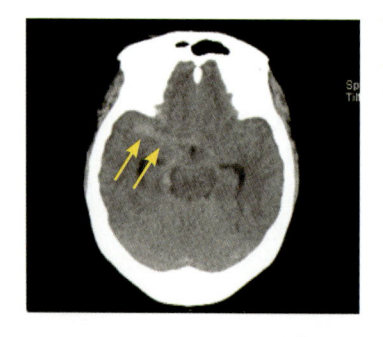

◀頭部CT所見

脳底槽に高濃度領域を認めた（矢印）。出血を示唆する所見である。

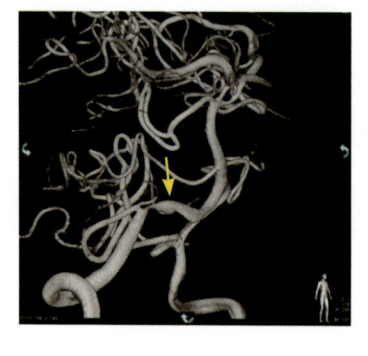

◀頭部DSA所見

右椎骨動脈に数珠玉様所見を認めた（矢印）。動脈解離の特徴的所見である。

DSA (digital subtraction angiography)：
デジタル差引血管造影

心臓超音波検査報告書 One Step Up の書き方 ← Report Case 03

たこつぼ型心筋症報告書の key sentence

- 左室基部の過収縮と心尖部の風船状無収縮。
- 心尖部の収縮期外方運動（dyskinesis）の有無。
- 右室心尖部無収縮の有無。
- 簡易ベルヌーイの式を用い，三尖弁逆流から推定収縮期右室圧の評価。

アドバイス

- 合併症として心尖部壁在血栓，心破裂，左室流出路障害を生じることがある。

US所見

- 左室：基部の過収縮と心尖部の風船状無収縮を認める。明らかな壁在血栓（−）。
  LVEF：31％。
- 右心系：拡大（−），右室心尖部は無収縮を呈する。推定収縮期右室圧：42mmHg。
- 僧帽弁：左室基部の過収縮のため弁輪の縮縫作用あり。僧帽弁逆流（−）。
- 大動脈弁：np。

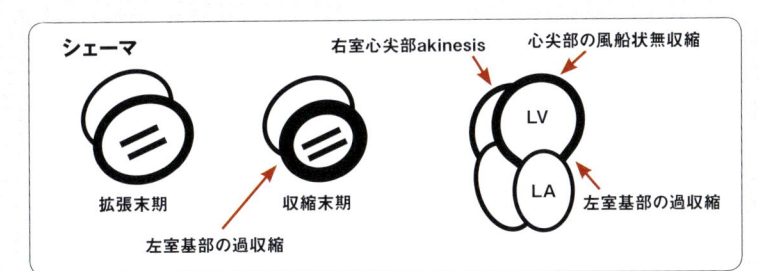

シェーマ

拡張末期 ／ 収縮末期 ／ 左室基部の過収縮 ／ 右室心尖部 akinesis ／ 心尖部の風船状無収縮 ／ LV ／ LA ／ 左室基部の過収縮

USコメント

- たこつぼ型心筋症疑い。肺高血圧（軽度）。
  心尖部壁在血栓，心破裂，左室流出路障害などの合併症は認められません。

Case study
心電図を読んで心エコーを究める

急性疾患

Case 04

急性心筋炎

急性心筋炎の多くは細菌やウイルスなどの感染症によって発症する。症状は発熱，頭痛，悪寒などのかぜ症状と，嘔吐，下痢などの消化器症状が先行して現れ，数日の経過を経て心症状が出現する。心症状は心不全徴候，胸痛，房室ブロック，不整脈などがあり，出現する症状は病変の範囲や炎症の程度によって異なる。

••• Case 04 •••
acute myocarditis

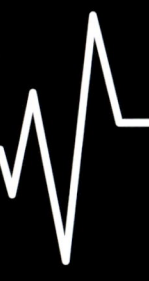

急性疾患

患者	50歳，女性
現病歴	3日前より頭痛，嘔吐，発熱があったため，近医を受診。点滴を施行されたが，症状の改善はなかった。翌日，症状が増悪し，心原性ショックにて当院救命センターに搬送された。

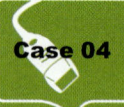

Case 04 Step 01 → 心電図を読む

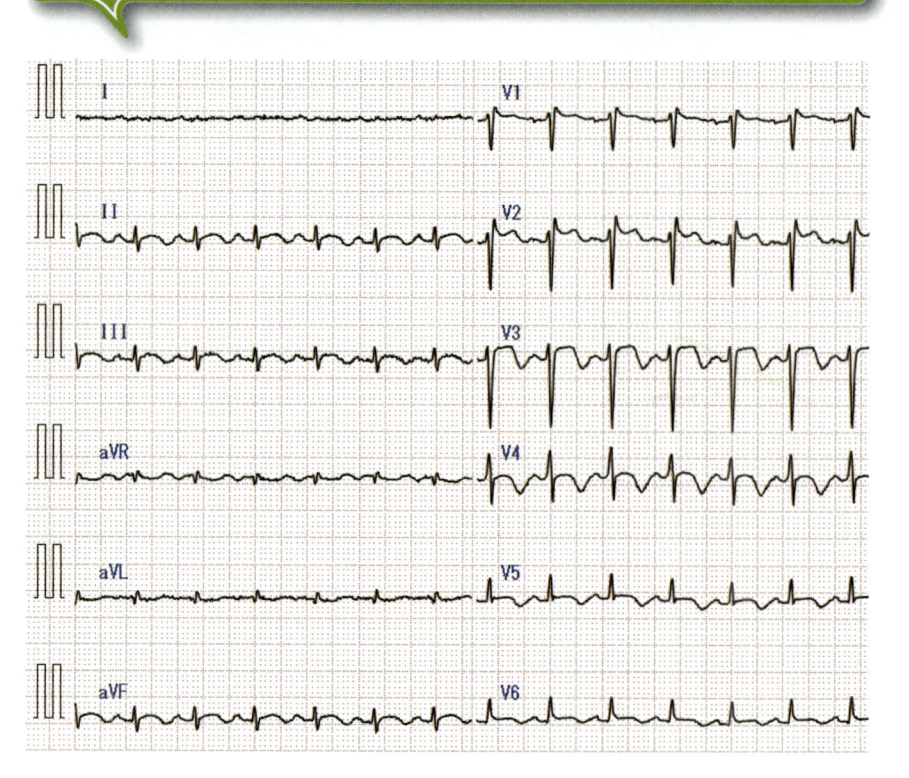

Case 04 | 急性心筋炎 | acute myocarditis

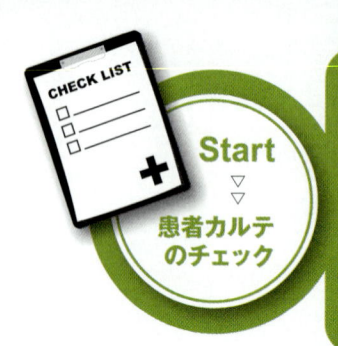

判読ポイント01 ▶▶▶ 肢誘導のST-T変化

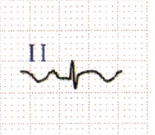

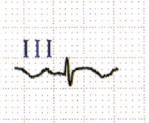

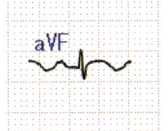

● Ⅱ，Ⅲ，aVFに軽度ST上昇，陰性T波を認める。

判読ポイント02 ▶▶▶ 胸部誘導のST-T変化

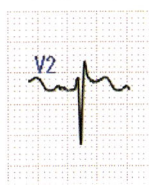

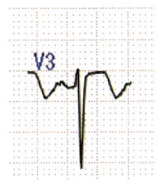

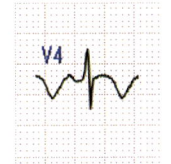

● V2～V6にST上昇，陰性T波を認める。

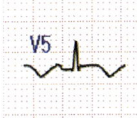

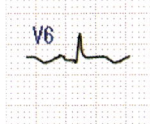

判読ポイント03 ▶▶▶ V1，V2のST上昇

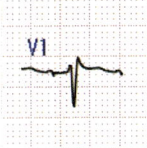

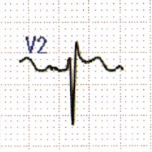

● 凹状のST上昇を認める。

Important

急性心筋梗塞と心膜炎・心筋炎のST上昇の違い

急性心筋梗塞のST上昇は凸状を示し，心膜炎のST上昇は凹状を示すことが多い。心筋炎は，炎症が心外膜に及ぶと凹状のST上昇を示す。

心電図の経時変化

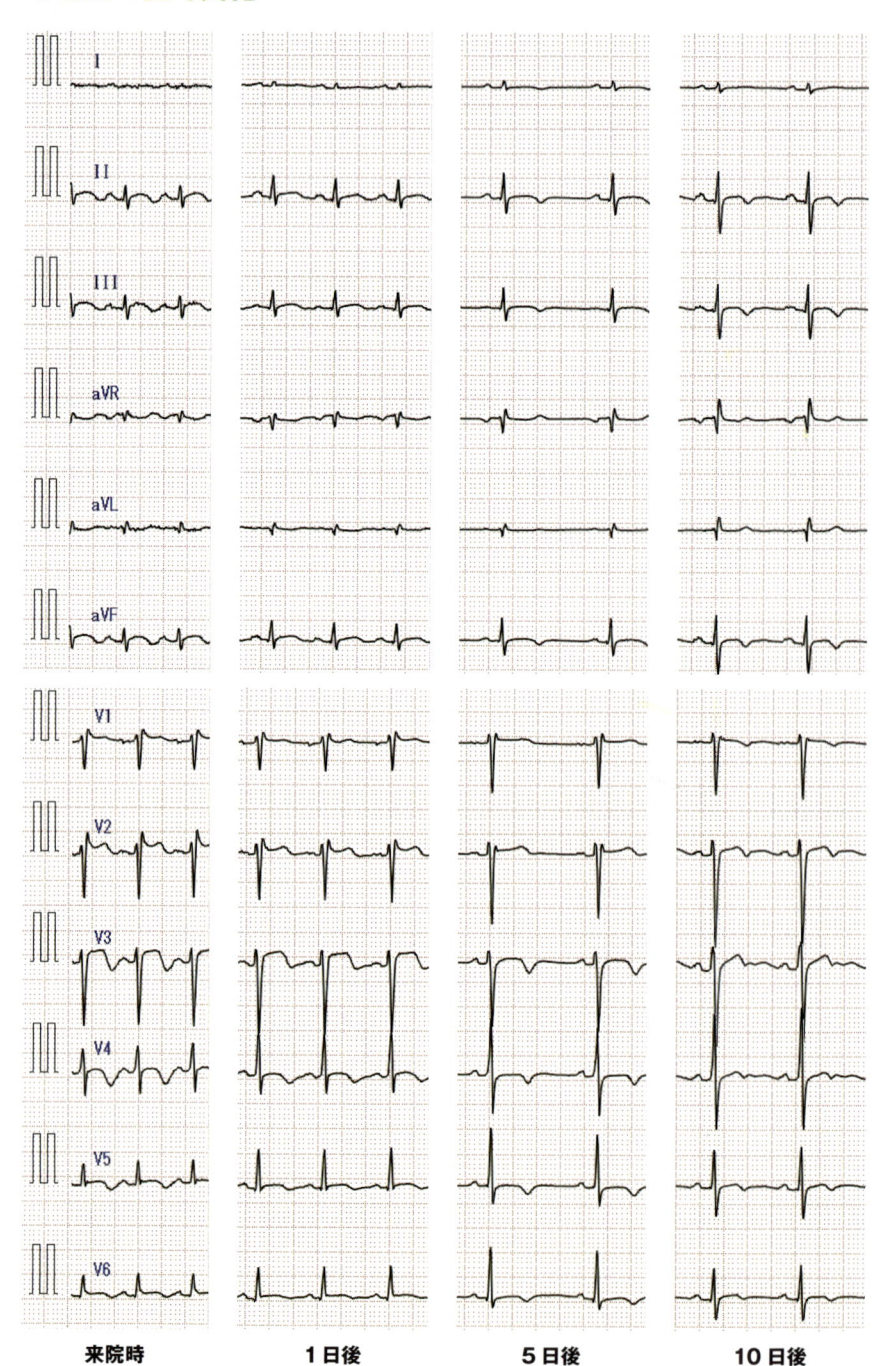

Case 04 | 急性心筋炎 | acute myocarditis

| 来院時 | 1日後 | 5日後 | 10日後 |

Case 04　Step 02 → 心電図から心エコーへ

生かそう心電図の情報！

本症例の最も見逃しようもない目を引く所見は，肢誘導ならびに胸部誘導の広範囲にわたるST上昇と陰性T波である。心筋梗塞急性期に多くみられる鏡像変化は認められない。心電図の経時変化では，ST上昇の程度は心筋炎の改善とともに正常化している。発症10日後には，ST上昇は認められず，低電位と頻脈が改善している。

心エコーで絶対に確認！

心エコー検査の組み立てはCheck 01の断層像から心嚢液貯留の有無，左室壁運動，壁の性状を評価する。Check 02のドプラ評価から左室拡張能の評価をする。

Check 01　断層像からの判読

- 心嚢液貯留の有無と，左室壁運動異常の範囲と重症度評価を行う。
- 心筋炎は，炎症部位に一致した局所的，もしくはびまん性の壁肥厚と壁運動低下が特徴的である。

Check 02　ドプラ評価

- 左室流入血流速波形と僧帽弁輪部速度波形より，左室拡張能を評価する。

Important　劇症型心筋炎の心電図

- 完全房室ブロック，房室解離を示す例が多い。
- QRS幅の増大（wide QRS）は劇症化に向かう予兆である。
- 致死的不整脈である心室頻拍，心室細動，心停止の出現頻度が高い。

Case 04 Step 03 → 心エコーで診る

Check 01　断層像からの判読

中部，心尖部の全周性に左室壁運動異常を認める。壁はエコー輝度低下を伴い，軽度の肥厚を認める。この壁肥厚の原因は，心筋の炎症に伴う間質の浮腫によるものと考えられる。心嚢液貯留は認められない。

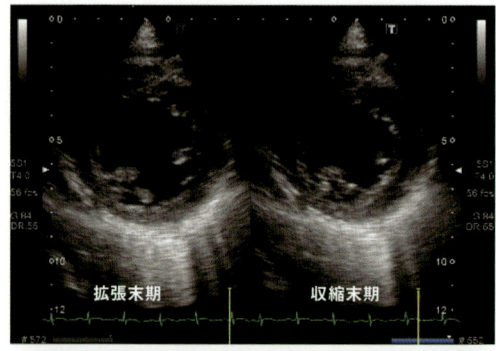

◀左室壁運動異常

胸骨左縁短軸断層像（乳頭筋レベル）

全周性に壁運動異常を認める。重症度は低収縮から無収縮。前壁，側壁，後壁は無収縮。

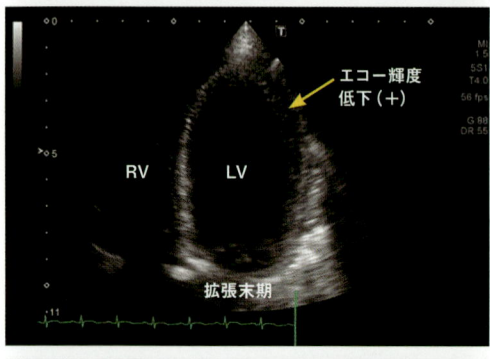

心尖部四腔断層像（拡大像）

中部から心尖部にかけて，壁運動異常を認める。側壁はエコー輝度低下を伴い，壁肥厚を認める（矢印）。

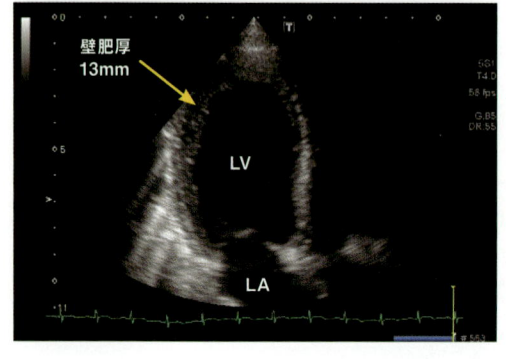

心尖部長軸断層像（拡大像）

中部から心尖部にかけて，壁運動異常を認める。後壁はエコー輝度低下を伴い，壁肥厚を認める（矢印）。

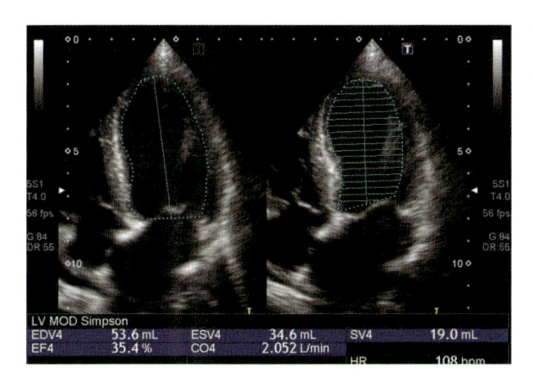

◀ 左室収縮能

心尖部四腔断層像
(modified Simpson法)
中部から心尖部に壁運動異常を認める。

駆出率(EF)：35%

Check 02　　ドプラ評価

左室流入血流速波形と僧帽弁輪部速度波形から，左室拡張能を評価する。本例は偽正常化型を呈しており，コンプライアンス低下が認められる。E/E' = 10.6と軽度の上昇を示し，軽度左房圧上昇を示唆する結果である。

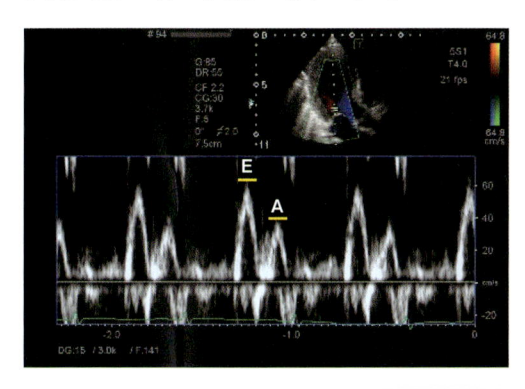

◀ 左室拡張能

左室流入血流速波形
偽正常化型を呈する。

E波：62cm/sec
A波：37cm/sec
E/A = 0.61
DcT = 81ms

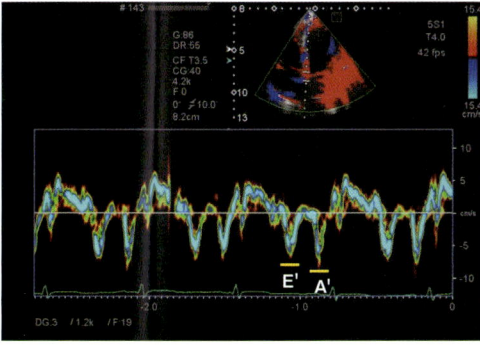

僧帽弁輪部速度波形
(組織ドプラ法)

E'(拡張早期波) = 5.8cm/sec
A'(心房収縮波) = 7.4cm/sec
E/E' = 10.6
推定PCWP = 15mmHg

PCWP：肺楔入圧

発症10日後の断層像とMモード法

左室壁運動異常は認められず，壁の性状も正常化している。

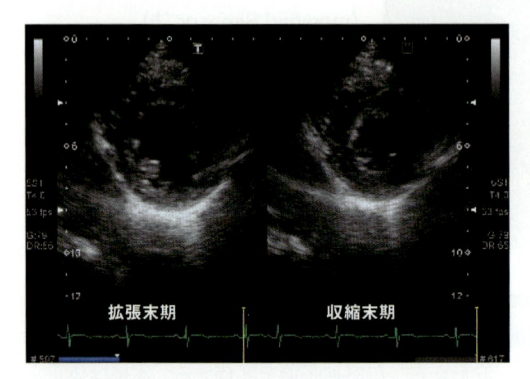

◀左室壁運動と壁の性状

胸骨左縁短軸断層像
（乳頭筋レベル）

壁運動異常は認めない。また，壁肥厚も認めない。

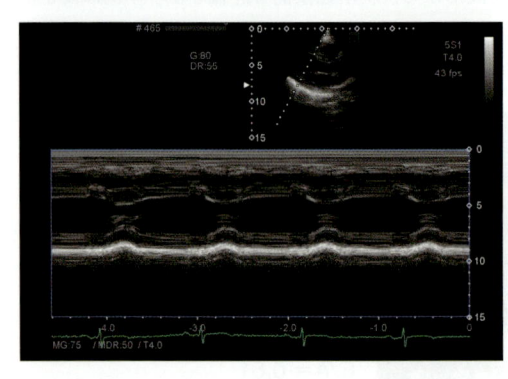

Mモード法
（腱索レベル）

thickeningは正常化。

thickening：収縮期壁厚増加

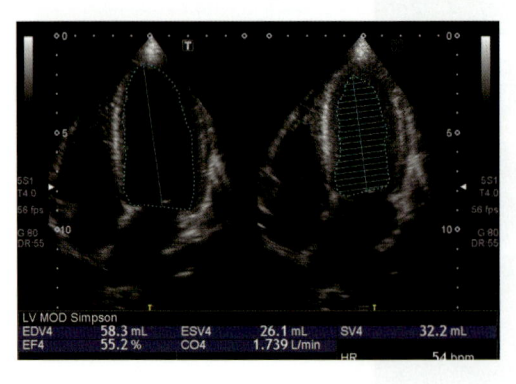

◀左室収縮能

心尖部四腔断層像
（modified Simpson法）

壁運動異常は認めない。

駆出率（EF）：55％

発症10日後の左室拡張能の評価
（左室流入血流速波形と僧帽弁輪部速度波形）

左室流入血流速波形と僧帽弁輪部速度波形から，左室拡張能を評価する。偽正常化型から弛緩型になり，E/E' = 7.9 で拡張能の改善が認められる。

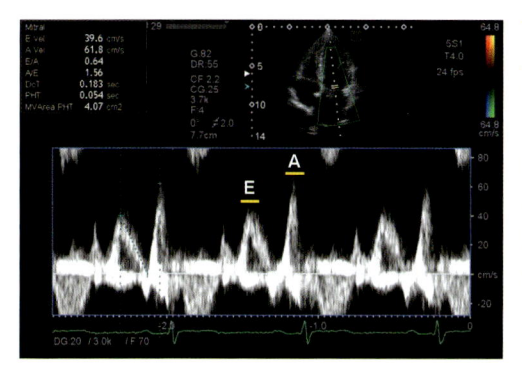

◀左室拡張能

左室流入血流速波形

E波：40cm/sec
A波：62cm/sec
E/A = 0.64
DcT = 183ms

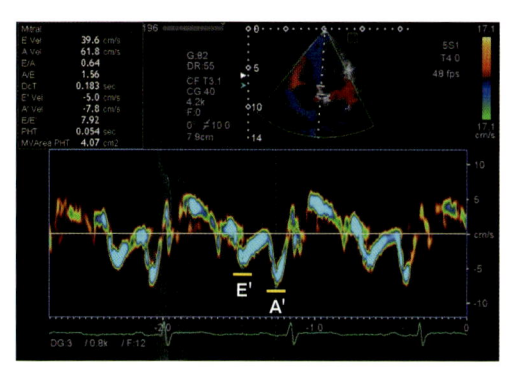

僧帽弁輪部速度波形
（組織ドプラ法）

E'（拡張早期波）= 5.0cm/sec
A'（心房収縮波）= 7.8cm/sec
E/E' = 7.9

Important — 急性期の壁肥厚

心筋炎は，多くの症例で急性期に一過性の左室壁肥厚を認める。本所見は急性心筋炎の診断と治療経過の指標として重要である。
なお，急性期を乗り切れば，壁肥厚は1〜2週間で正常化する。

Case 04 | Study → 発症原因とラボ所見

発症原因

コクサッキーウイルス（無菌性髄膜炎，手足口病，気道疾患，心筋炎を起こすエンテロウイルス属の球状RNAウイルス）による感染。

▼ラボ所見

項目	単位	来院時	1日後	10日後	基準値
AST	IU/L	175	116	21	6〜27
ALT	IU/L	104	111	19	13〜33
LDH	IU/L	855	698	212	119〜229
CK	IU/L	818	1038	48	45〜163
troponin I	ng/mL	14.721	7.563	0.085	＜0.03
CRP	mg/dL	4.39	5.14	0.11	＜0.3
WBC	μL	26000	30800	4600	4200〜8600

Important — 高感度トロポニン

心筋トロポニン（IおよびT）は，心筋に特異的なマーカーとして主に急性冠症候群の診断に用いられている。近年，発症2時間以内の心筋梗塞においても高い診断精度を有する高感度測定法が開発されている。今後は，この高感度化によりカットオフ近傍での微量な濃度変化を追跡し，心筋炎，心不全，化学療法による心毒性などの心疾患に新たな臨床応用が期待される。

発症からの経過時間別にみた各心筋バイオマーカーの診断精度

	＜2時間	2〜4時間	4〜6時間	6〜12時間	12〜24時間	24〜72時間	＞72時間
ミオグロビン＊	○	○	○	○	○	△	×
心臓型脂肪酸結合蛋白（H-FABP）＊	○	○	○	○	○	△	×
心筋トロポニンI, T＊	×	△	◎	◎	◎	◎	◎
高感度心筋トロポニンI, T							
CK-MB	×	△	◎	◎	◎	△	×
CK	×	×	×	×	○	△	×

◎：感度，特異度ともに高く診断に有用である　　○：感度は低いが，特異度に限界がある
△：感度，特異度ともに限界がある　　×：診断に有用でない　　＊：全血迅速診断が可能である

※「循環器病の診断と治療に関するガイドライン（2012年度合同研究班報告）．ST上昇型急性心筋梗塞の診療に関するガイドライン（2013年改訂版）」http://www.j-circ.or.jp/guideline/pdf/JCS2013_kimura_h.pdf（2015年8月閲覧）より許可を得て転載

心臓超音波検査報告書 One Step Up の書き方 ← Report Case 04

急性心筋炎報告書の key sentence

- 左室壁運動異常の範囲と重症度評価。
- 左室壁の性状：壁肥厚の有無。心筋エコー輝度。
- 心嚢液の有無。

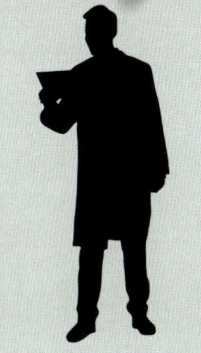

アドバイス

- 虚血性心疾患との鑑別。冠動脈の走行と責任領域。

US所見

- LV：LVDd：42mm，拡大（−）。駆出率：35%（modified Simpson法）。
  下図のごとく，中部から心尖部の全周性に壁運動異常を認める。重症度は低収縮から無収縮。壁の性状はエコー輝度低下を伴い，軽度肥厚を認める。心嚢液貯留は認められない。
  拡張能は偽正常化型を呈し，コンプライアンス低下が認められる。
  E/E' ＝ 10.6 上昇（＋）。軽度左房圧上昇を疑う。
- 右心系：拡大（−）。TR（−）。
- 心嚢液（−）。

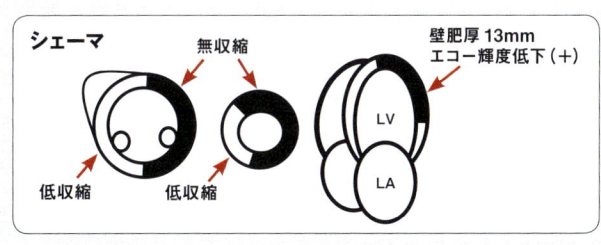

シェーマ
無収縮
低収縮
低収縮
壁肥厚 13mm
エコー輝度低下（＋）
LV
LA

USコメント

- 急性心筋炎疑い。前壁，側壁，後壁はエコー輝度低下と軽度肥厚を認める。
- LVEF：35%，左室コンプライアンス低下。
- 心嚢液（−）。
  冠動脈に一致した壁運動異常は認められません。虚血性心疾患は考えにくいです。

Case study
心電図を読んで心エコーを究める

急性疾患

Case 05

心タンポナーデ

心膜腔内には15〜30mLの心嚢液が潤滑油として生理的に存在する。心タンポナーデは，心嚢液貯留により心膜腔内圧が上昇し，心腔内圧を凌駕することで生じる。圧迫された心臓は十分に拡張できず，特に右心系の拡張障害により心拍出量の低下，血圧の低下をきたす。特徴的な徴候はBeckの3徴が有名で，静脈圧上昇，動脈圧低下，心音微弱が挙げられる。心タンポナーデ出現には貯留量よりも，貯留速度が問題となる。急性心筋梗塞時の心破裂や大動脈解離では，100〜200mLでも急速に貯留し心膜腔内圧が上昇するため，心タンポナーデとなる。しかし，緩徐に貯留する甲状腺機能低下症では1,000mLを超えても心膜腔内圧が上昇せず，血行動態が安定していることがある。

Case 05
cardiac tamponade

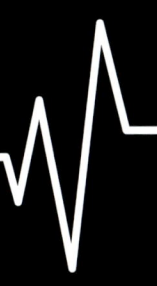

急性疾患

患者	58歳，男性
現病歴	5年前，健診にて胸部異常影を指摘された。検査にて肺癌と診断され，左上葉切除術を行った。その後経過観察していたが，1年前に多発結節を認めたため再発と診断され，化学療法を継続していた。数日前からの呼吸苦が増悪したため，救急搬送された。

Case 05 | Step 01 → 心電図を読む

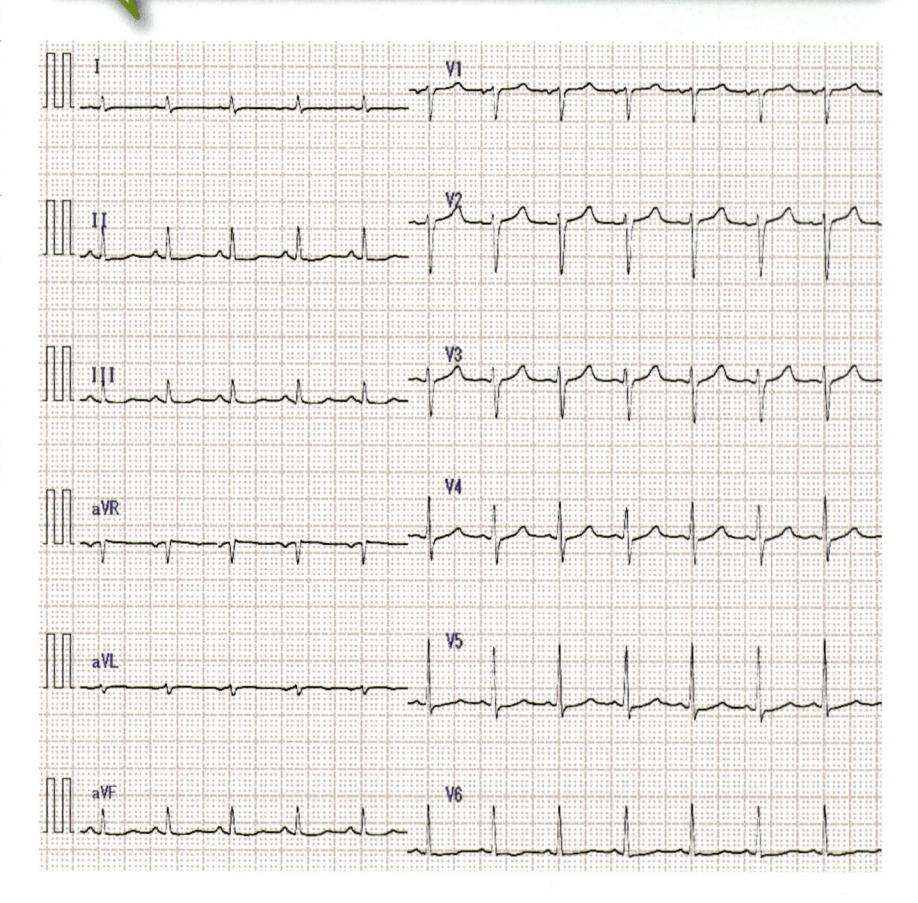

Case 05 ｜ 心タンポナーデ ｜ cardiac tamponade

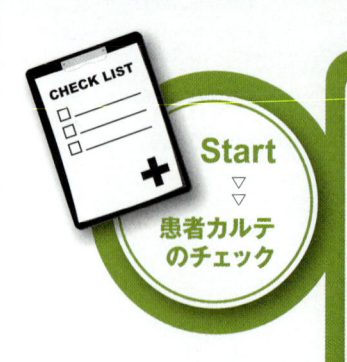

判読ポイント 01 ▶▶▶ 起電力と心拍数

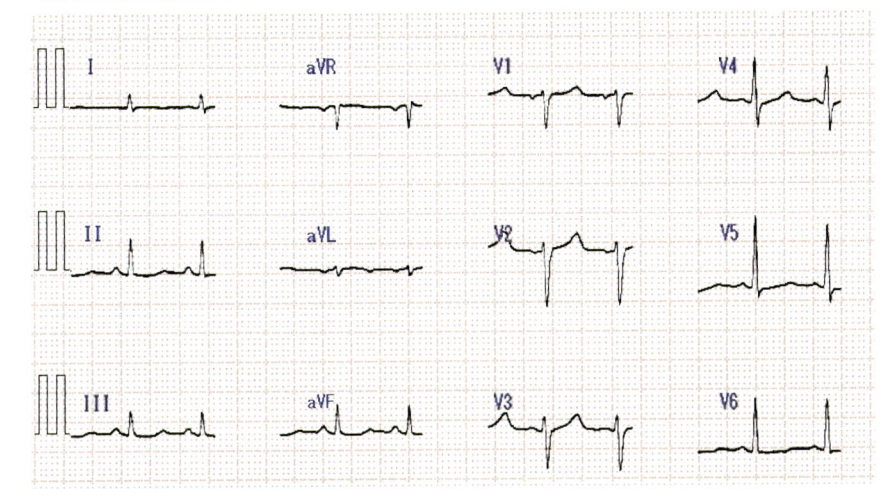

- 肢誘導ならびに胸部誘導の全誘導で低電位を認める。
- 心拍数は 120bpm。頻脈を認める。

判読ポイント 02 ▶▶▶ 電気的交互脈

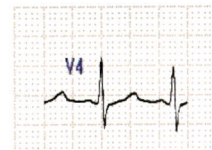

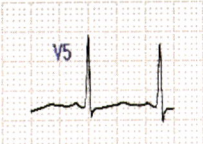

- V4, V5 に, QRSの振幅が1心拍ごとに増減する電気的交互脈が軽度認められる。電気的交互脈は振り子様運動による心臓の位置変化で生じる。

Important — 電気的交互脈と振り子様運動

電気的交互脈は大量の心嚢液貯留例の頻脈時にみられるといわれている。心臓の位置が前胸壁に近い場合は, QRS波高が高く, 前胸壁から離れている場合は, QRS波高が低い。すなわち心臓の収縮末期の深さは変わらず, 拡張末期の位置が1心拍ごとに変化する。これは心臓の位置が元に戻る前に次の収縮が起こるため, 拡張末期に収縮末期を起点として心臓が左右に振れる, 振り子様運動を呈するからである。

Case 05 Step 02 → 心電図から心エコーへ

生かそう心電図の情報！

本症例で最も見逃しようもない目を引く所見は，全誘導の低電位，頻脈，V4，V5の電気的交互脈である．全誘導の低電位とV4，V5の電気的交互脈から，500mL以上の心囊液貯留があるだろうと推測がつく．頻脈からは，拡張障害による心拍出量の低下を代償しているだろうと推測がつく．以上から心タンポナーデを強く疑う．

心エコーで絶対に確認！

心エコー検査の組み立てはCheck 01の断層像から心囊液の量，性状，虚脱部位を観察する．Check 02のMモード法から右室の虚脱の程度を時相で確認する．Check 03の左室流入波形，右室流入波形から呼吸変動の有無と程度を求める．

Check 01　　断層像からの判読

●胸骨左縁，心尖部，心窩部からの多断面を用い，心タンポナーデの可能性を判断する．

Check 02　　Mモード法からの判読

●平行運動（swing motion）と右室虚脱の程度を評価する．

Check 03　　ドプラ評価

●パルスドプラ法を用い，左室流入波形と右室流入波形の呼吸変動を評価する．呼吸変動があれば心膜腔の内圧の上昇が示唆され，心タンポナーデの可能性が高い．

Important　心膜腔内圧と虚脱部位の関係

心膜腔内圧が心腔内圧を凌駕するため，心腔の虚脱は重要な所見となる．虚脱部位は心膜腔内圧の上昇とともに変化し，各心腔の最も圧の低くなった時相で起こる．

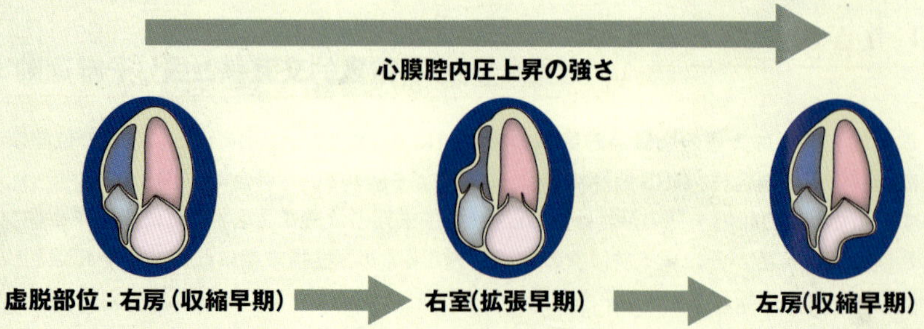

心膜腔内圧上昇の強さ →

虚脱部位：右房（収縮早期）　→　右室（拡張早期）　→　左房（収縮早期）

Case 05　Step 03 → 心エコーで診る

Check 01　断層像からの判読

大量の心嚢液のため，右室虚脱による右室拡張障害と振り子様の前後運動，右房の虚脱が認められる。心嚢液の性状から，浮遊物を認めることにより，心膜炎による滲出性を疑う。心タンポナーデの所見である。

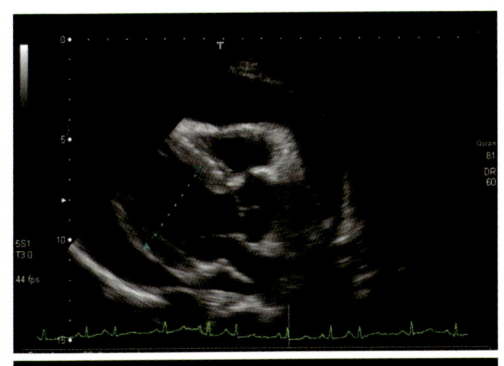

◀全周性のエコーフリースペース

胸骨左縁長軸断層像

全周性に大量の心嚢液が認められる。LVDd：38mmと狭小化を認める。

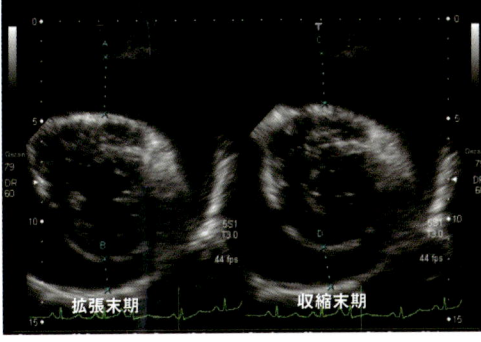

◀振り子様運動と心嚢液の性状

胸骨左縁短軸断層像（乳頭筋レベル）

全周性に大量の心嚢液を認め，振り子様運動（pendular motion）を示している。心嚢液には浮遊物を認める。

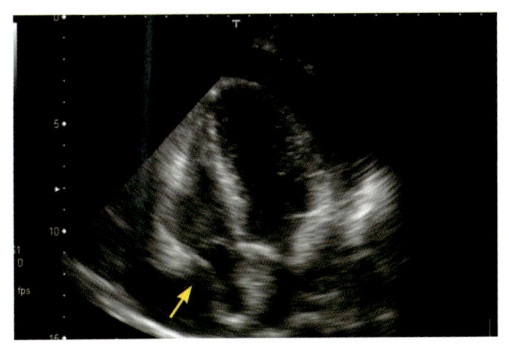

◀右房虚脱

心尖部四腔断層像

右房は収縮早期に虚脱を呈している（矢印）。

Check 02　Mモード法からの判読

大量の心嚢液貯留により心膜腔内圧の上昇が疑われる。右室は圧迫され拡張早期に虚脱し，拡張障害を呈している。また，心臓は通常の運動を失い，心室中隔と左室後壁が平行運動（swing motion）を呈している。心タンポナーデの所見である。

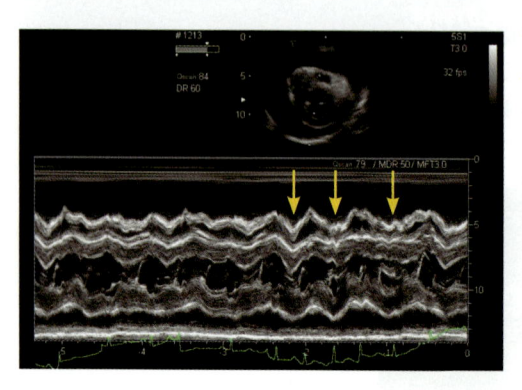

◀平行運動と右室虚脱

胸骨左縁短軸Mモード法（乳頭筋レベル）

心室中隔と左室後壁が平行運動を示している。また，右室は拡張早期に虚脱している（矢印）。

Important　　　　　圧と呼吸変動

正常例では，胸腔内圧と心膜腔内圧・肺動脈楔入圧は呼吸周期と平行して変化する。したがって，左室流入血流の呼吸変動は少ない。

心タンポナーデ例では，心膜腔内圧は常に高く変動が少ない。肺動脈楔入圧が下降した吸気時に心膜腔内圧が高いため，左室に血液が流入するのに必要な圧較差が得られず，左室流入血流は減少する。したがって，左室流入血流の呼吸変動は大きい。

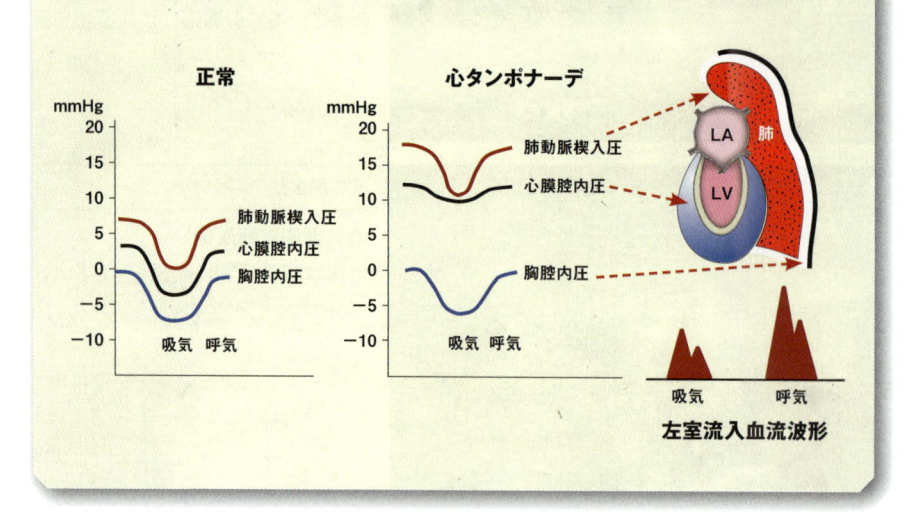

正常　　　　　　心タンポナーデ

肺動脈楔入圧
心膜腔内圧
胸腔内圧
吸気　呼気

左室流入血流波形

Check 03　　ドプラ評価

左室血流速波形は吸気時に減高し，呼気時に増高が認められる。一方，右室血流速波形は吸気時に増高し，呼気時に減高が認められる。呼吸変動が顕著のため，心膜腔内圧の上昇が示唆される。心タンポナーデの所見である。

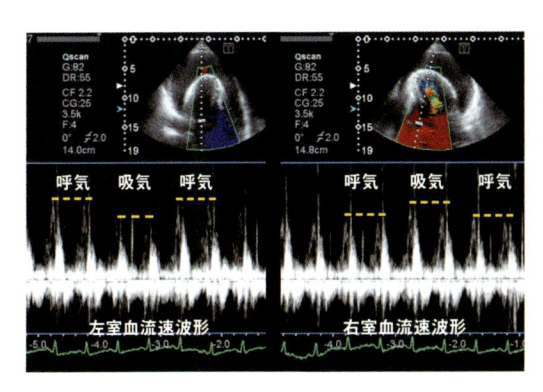

◀呼吸変動

左室血流速波形（左図）
右室血流速波形（右図）
（パルスドプラ法）
左図では吸気時に減高し，呼気時に増高が認められる。
右図では吸気時に増高し，呼気時に減高が認められる。

Important　　呼吸による左室，右室の容量変化

心タンポナーデ例では心膜腔内圧の上昇により，吸気時の左心への血流量減少と右心への静脈還流増大が顕著となる。心容積は一定であるため，右心への還流増大は心室中隔の左室側への偏位により適応する。このような呼吸変動による血流量の変動は体血圧の周期的な変動に現れ，奇脈として知られている。正常では吸気時の収縮期圧低下は10mmHg未満であるが，心タンポナーデでは10mmHg以上となる。

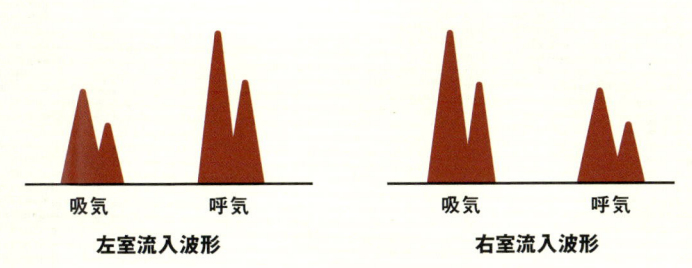

吸気時の血行動態

静脈還流量の増加→右室充満量の増加→心室中隔の左室側への偏位→左室充満の減少→左室心拍出量の減少→体血圧の低下

Case 05 | Study → 細胞診・CT所見

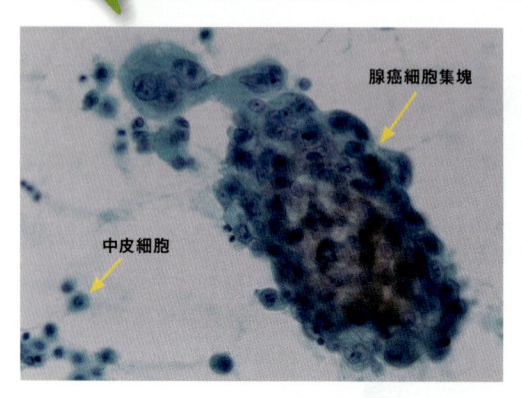

◀心嚢液の細胞診所見

Papanicolaou染色

重積性の目立つ異型細胞集塊を認める。異型細胞集塊の各細胞は核の大小不同や核形不整が目立つ腺癌細胞である。

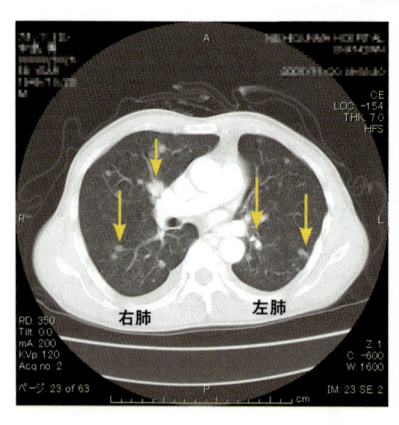

（腺癌細胞集塊、中皮細胞）

◀CT所見

両肺に多数の結節を認める（矢印）。

Important — 心嚢液貯留の原因

心嚢液の原因を推定するのには心嚢液の性状，心膜の性状，心嚢液の量，基礎疾患・検査所見・合併症などを考慮に入れる必要がある。

心嚢液には濾出液と滲出液があり，多くは濾出液である。濾出液は心不全，甲状腺機能低下症などでみられ，滲出液は心膜炎に認められる。心膜炎の原因は細菌，ウイルスなどの感染性，肺癌や乳癌などの腫瘍性，尿毒症などの代謝障害，心筋梗塞後，心臓手術後など，さまざまな炎症により引き起こされる。心膜の炎症が強い場合は，心外膜と心嚢膜の癒着が起き，肥厚ならびに輝度上昇が認められる。著明な肥厚や石灰化を認めた場合は，収縮性心膜炎を疑う。

Report Case 05

心臓超音波検査報告書 One Step Up の書き方

心タンポナーデのkey sentence

- 心嚢液量と心嚢液貯留の部位。
- 心臓全体の動きならびに虚脱部位。
- 心膜と心嚢液性状の評価。
- 左室流入速波形と右室流入速波形の呼吸変動の有無。

アドバイス

- 心タンポナーデは心嚢液量よりも心膜腔内圧の上昇が関与している。
- 心嚢液貯留速度は重要である。

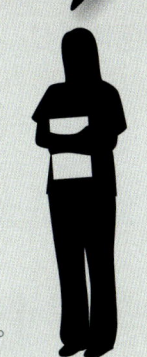

US所見

- 心嚢液：全周性に大量のエコーフリースペースが認められ，心臓全体が振り子様運動を呈する。虚脱は右房と右室に認められる。心膜の肥厚，石灰化（−）。心嚢液に浮遊物が認められることより，癌性心膜炎が疑われる。
  Mモード法からは心室中隔と左室後壁の平行運動が確認できる。
- 左室：狭小化（＋），LVDd：38mm。EF：50％。
- 左室流入血流速波形：呼吸変動（＋），吸気時＜呼気時。
- 右室流入血流速波形：呼吸変動（＋），吸気時＞呼気時。
- IVC：拡張（＋）21mm，呼吸変動（−），推定右房圧：20mmHg。

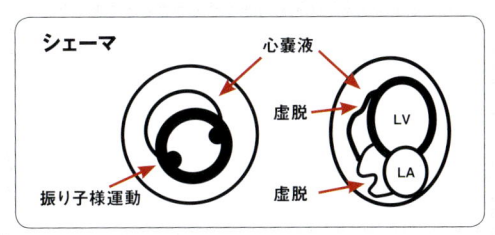

シェーマ：心嚢液／虚脱／振り子様運動／虚脱／LV／LA

USコメント

- 全周性に500mL以上の大量の心嚢液貯留。
  右室虚脱と呼吸変動が顕著であり，心タンポナーデの所見です。
  癌性心膜炎が疑われます。

Case 05 | One More Step → 鑑別

胸部低電位

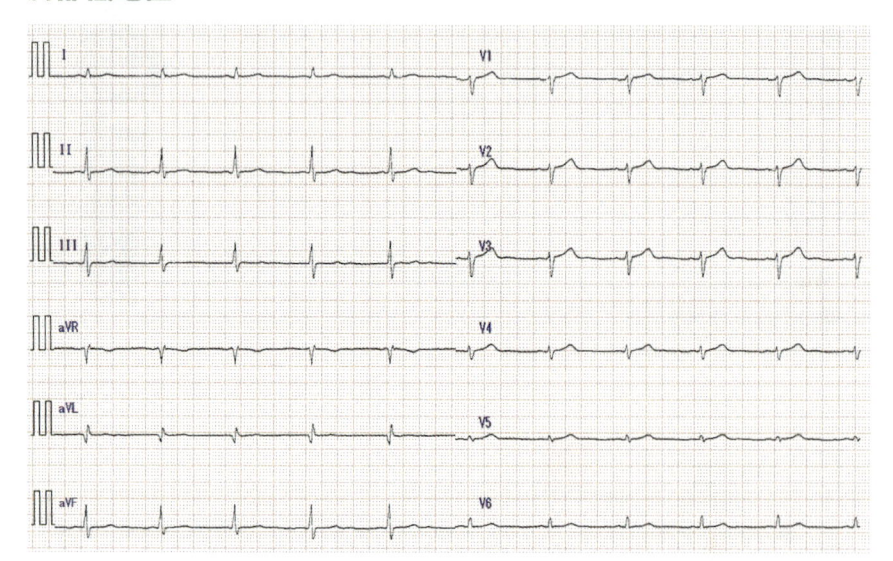

肢誘導の起電力は正常範囲であるが，胸部誘導の起電力はV4～V6にかけ減高を認める。

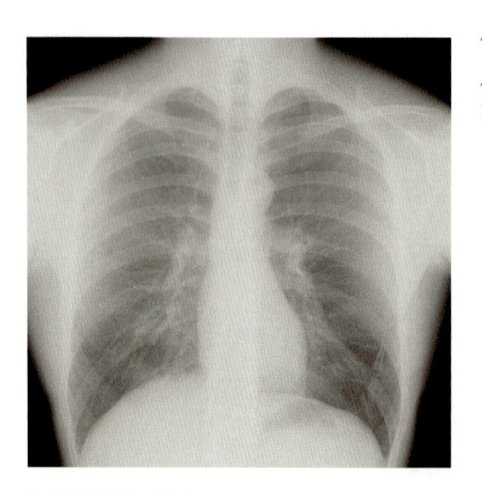

◀胸部X線所見

左肺の気胸を認める。

胸部低電位の理由
左肺の気胸により，大量の空気が心臓と電極の間にあるため起電力が減高する。

心外膜下脂肪 (subepicardium fat)

心エコー図検査にて心囊液と誤認されることがあるが、心外膜下脂肪は心周期を通じて変化なく、右室壁とともに動く低エコー部として認識することができる。

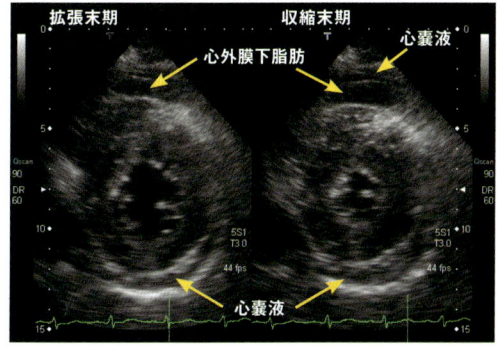

左室短軸断層像
右室前方と左室後方にエコーフリースペースを認める。右室前方のエコーフリースペースは2層をなしているが、心外膜側の層は心外膜下脂肪であり、もう一方は心囊液である。

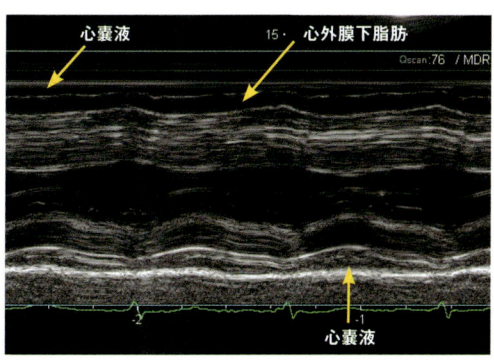

左室Mモード法
心外膜下脂肪は心周期を通じて変化なく、右室壁と平行な動きを示している。

心外膜下脂肪は内臓脂肪の一種であり、心臓の全重量の約20%を占めているといわれている。分布は右室の前面、側面、冠動脈に沿って認められ、左室や心房には少ない。

心外膜下脂肪は、心臓を冠動脈の拍動によるねじれや衝撃から守っている。しかし、心外膜下脂肪の厚さが3mm以上になると冠動脈病変のリスクが高くなり、さらに厚くなると有意に冠動脈狭窄の頻度が増すといわれている。すなわち、心外膜下脂肪は心血管系の動脈硬化のバロメータとして用いることができる。

Case study
心電図を読んで心エコーを究める

慢性疾患

Case 06

慢性血栓塞栓性肺高血圧症

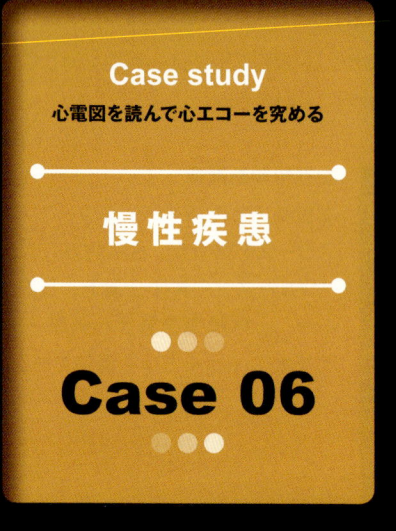

慢性血栓塞栓性肺高血圧症とは，器質化した血栓により肺動脈が慢性的に閉塞を起こし，6 カ月以上にわたって肺血流分布ならびに肺循環動態の異常が変化なく継続する疾患である。多くの症例で，肺血管床の 40％以上に閉塞を認める。症状は労作時呼吸困難が最も高頻度に現れ，進行に伴いチアノーゼ，過呼吸，頻脈がみられる。重症例では，頸静脈怒張，肝腫大，下腿浮腫，腹水などが認められるようになる。

Case 06

chronic thromboembolic pulmonary hypertension: CTEPH

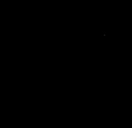

慢性疾患

患者	83歳，女性
現病歴	3年前，両心不全のため入院加療。著明な肺高血圧症と診断され，酸素療法が導入された。全身浮腫の増悪，酸素投与を4Lへ増加するも，SpO_2が80％前後にとどまり夜間呼吸困難の症状が出現したため救急搬送された。

Case 06　Step 01 → 心電図を読む

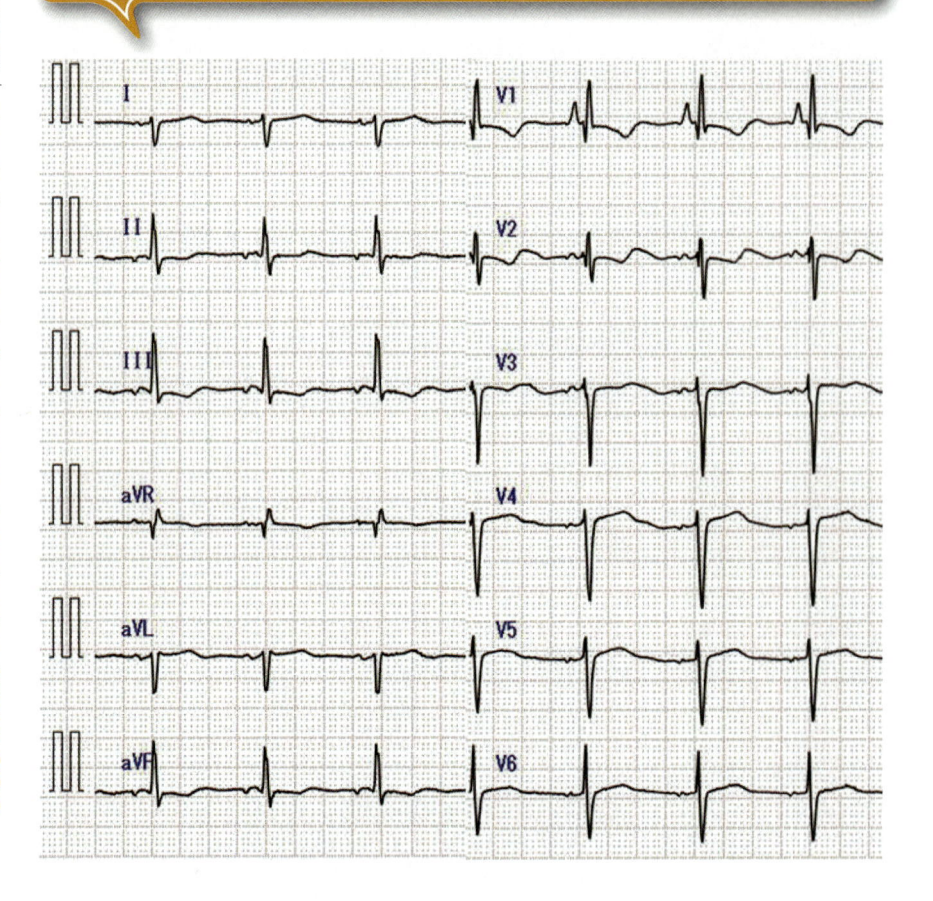

Case 06 ｜ 慢性血栓塞栓性肺高血圧症 ｜ chronic thromboembolic pulmonary hypertension: CTEPH

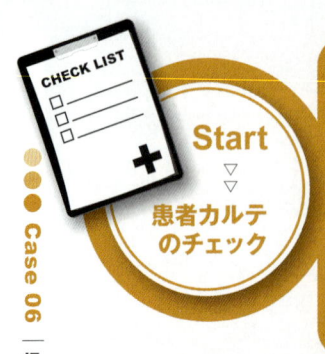

判読ポイント 01 ▶▶▶ 電気軸

- I誘導下向き軸，Ⅲ誘導上向き軸から右軸偏位を認める。

判読ポイント 02 ▶▶▶ ST-T変化

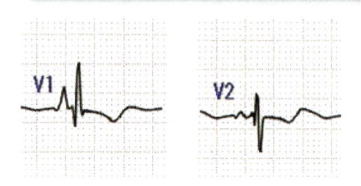

- V1，V2に，ゆるやかなST低下をしながら陰性T波に移行するストレイン型ST-T変化を認める。右室肥大を示唆する所見である。

判読ポイント 03 ▶▶▶ R波とS波

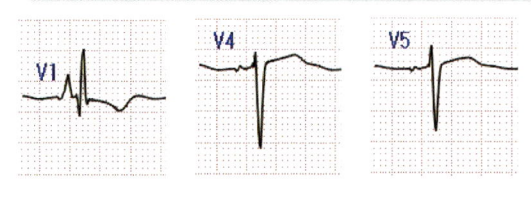

- V1にR波の増高を認める。
- V4，V5にR波の減高と深いS波が認められる。
- 起電力から，右室圧負荷による右室肥大を示唆する所見である。

判読ポイント 04 ▶▶▶ P波

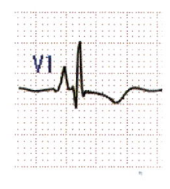

- V1のP波起電力の増高と尖鋭化を認める。
- 右房負荷所見である。

Case 06　Step 02 → 心電図から心エコーへ

右室肥大の心電図診断基準（Sokolow-Lyonの基準）

❶ RV1 ≧ 7mm, ❷ RV1 +SV5 ≧ 10.5mm, ❸ SV5 ≧ 7mm,
❹ R/S V1 ≧ 1.0, ❺ S/R V5 ≦ 1.0
本症例は上記5項目の所見のうち，すべてが該当している．

生かそう心電図の情報！

本症例は右軸偏位，V1，V2のストレイン型ST-T変化，V1のR波増高とV5の深いS波，V1のP波増高と尖鋭化が認められる．最も見逃しようもない目を引く所見はV1誘導である．R波増高，ストレイン型ST-T変化は右室肥大所見であり，P波の増高・尖鋭化は右房負荷所見である．心電図から右室肥大，圧排による心室中隔扁平化，有意なTRを伴う右房圧上昇があるだろうと推測がつく．

心エコーで絶対に確認！

心エコー検査の組み立ては，Check 01，Check 02の断層像から肺高血圧症の可能性を模索し，Check 03のドプラ評価で重症度を数値化する．

Check 01　断層像からの判読

- 各腔の大きさとバランス，心室中隔扁平化，右室肥大の程度を評価する．
- 右房，右室の拡大の程度を評価する．
- 心房中隔の左房側への圧排の程度を評価する．

Check 02　右房圧の推定

- 下大静脈の径と呼吸変動から右房圧を推定する．

Check 03　肺動脈圧の推定

- 三尖弁逆流と肺動脈弁逆流から肺動脈圧を推定する．

Important　　右室肥大

右室肥大が起こると起電力は右室側に向かうので，V1誘導でR波が高く，左室側のV5誘導はS波が深くなる．しかし，右室心筋の厚さは，もともと左室心筋の厚さに比べて3分の1程度しかないため，著明な肥大がなければ，心電図変化は少ない．

Case 06 Step 03 → 心エコーで診る

Check 01-01　断層像からの判読

胸骨左縁長軸断層像からは右室拡大と左室狭小化が判断できる。心室中隔は扁平化を認め、右室肥大を呈している。心尖部四腔断層像からは右房、右室は著明な拡大を呈し、左房、左室の狭小化を認める。心房中隔は左房側へ圧排され、右房圧上昇を示唆する断層像である。

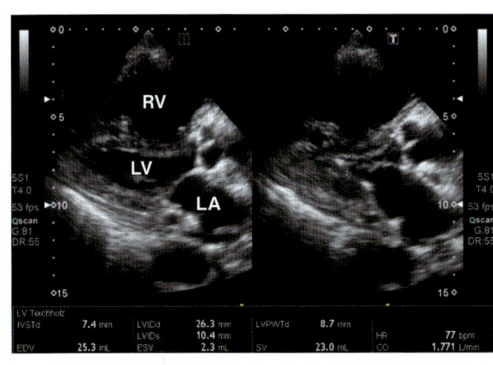

◀各腔の大きさとバランス

胸骨左縁長軸断層像

左室拡張末期径は 26mm と狭小化を呈している。右室拡大と心室中隔の扁平化は著明で圧負荷を認める。

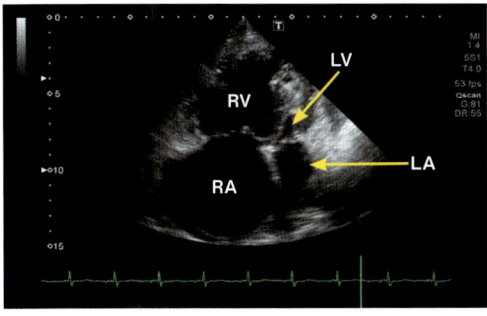

◀右室、右房の拡大と
　心房中隔の圧排像

心尖部四腔断層像

右室、右房は著明な拡大を呈している。心房中隔は左房側へ圧排され、右房圧上昇を示唆する断層像である。

Important　慢性血栓塞栓性肺高血圧症のカスケード

慢性的な血栓は有効肺血管床を減少し、肺血管抵抗を上昇させる。このため右室後負荷が増大し、右室肥大が生じる。さらに、右室拡大により三尖弁輪が拡大し、三尖弁逆流が生じることで、右室・右房の拡大、右房圧上昇が生じる。ある程度までは代償機構が働くが、病態の進行とともに代償機構が破綻し、右心不全に陥る。さらに拡大・高圧化した右室のため、左室狭小化が生じ、心拍出量低下が起こり、重症の循環障害を呈する。

Check 01-02　断層像からの判読

胸骨左縁短軸像から，圧負荷による左室の変形が確認できる．左室が収縮末期から拡張早期に三日月型を呈していることより，収縮期右室圧は70mmHg以上と推測でき，高度肺高血圧症と判断できる．

EFは左室内腔の顕著な変形から計測では不正確となる．見た目で判断するvisual EFを用いる．

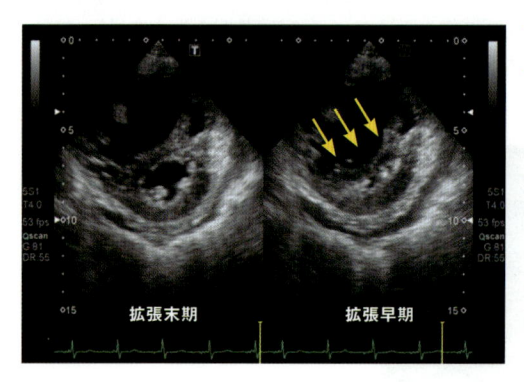

◀ 心室中隔扁平化と右室肥大の有無

胸骨左縁短軸断層像
（乳頭筋レベル）

心室中隔は拡張末期にも扁平化をきたし，収縮末期から拡張早期には左室は三日月型を呈す．右室は著明な拡大と肥厚を呈している．
矢印は圧負荷による心室中隔扁平化を示す．

Important　左室短軸断層像の形態から収縮期右室圧の推定

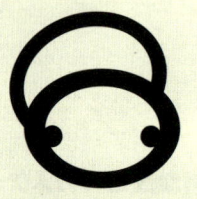

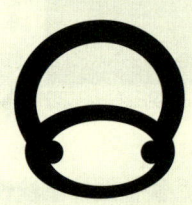

楕円型：50mmHg　　半円型：70mmHg　　三日月型：70mmHg <

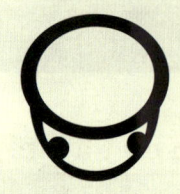

乳頭筋レベルにおける左室短軸断層像の形態から，おおよその収縮期右室圧の推定が可能である．楕円型であれば50mmHg，半円型であれば70mmHg，三日月型であれば70mmHg以上と推定できる．

Check 02　右房圧の推定

下大静脈径から右房圧を推定する。

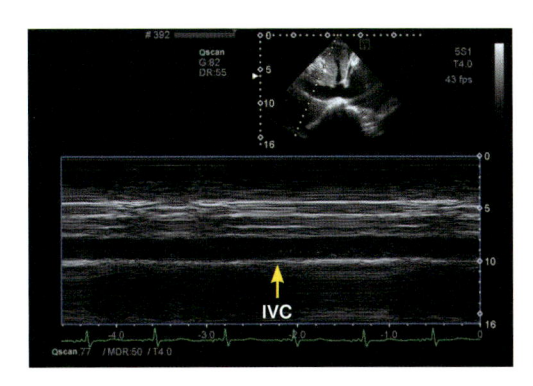

◀下大静脈の径と呼吸変動

肋骨弓下断層像（Mモード法）
下大静脈は，静脈還流異常のため21mmと拡張し，呼吸変動は認めない。

IVC：下大静脈

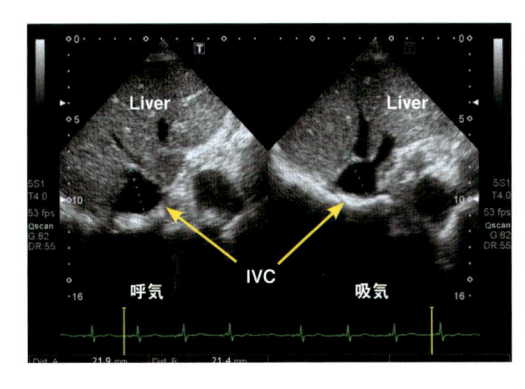

肋骨弓下断層像
IVC径と呼吸変動より，右房圧は20mmHgと推定される。

Liver：肝臓

右房圧の推定

IVC径はIVCの内圧と外圧のバランスで変化する。健常人では吸気時に腹圧の上昇があり，IVC径は減少する。呼気時には腹圧の減少があり，IVC径は増加する。

短軸像	呼吸変動 （50％以上）	IVC 径	右房圧 mmHg
扁平に近い	＋		5
	－		10
正円に近い	＋		10
	－	20mm 以下	15
		20mm 以上	20

Check 03-01　肺動脈圧の推定（三尖弁逆流）

右室肥大は圧負荷に対しての代償機構であり，右室収縮力の低下は認められない。よって右室肥大を伴っている圧負荷は中等度以上の三尖弁逆流（TR）を呈することが多い。本例の収縮期右室圧は，右室‐右房間の圧較差：70mmHgに推定右房圧：20mmHgを加え90mmHgと推定できる。

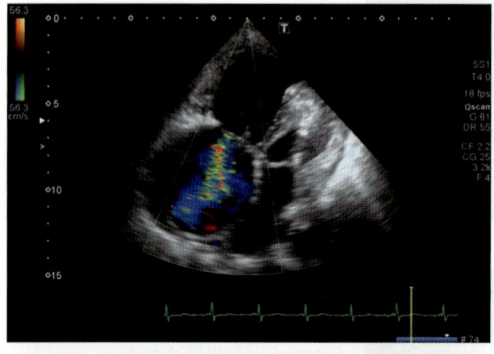

◀三尖弁逆流の重症度

**傍胸骨左縁四腔断層像
（カラードプラ法）**

右房，右室の拡大ならびに重度TRが認められる。

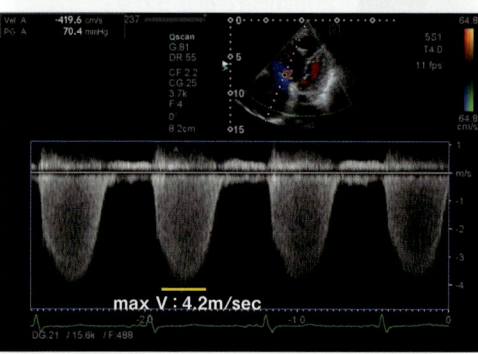

◀圧較差

**三尖弁逆流波形
（連続波ドプラ法）**

TRより右室‐右房間の最大圧較差を求める。

max V：4.2m/sec
max PG：70mmHg

Check 03-02　肺動脈圧の推定（肺動脈弁逆流）

拡張末期肺動脈圧は肺動脈弁逆流波形の拡張末期流速から求めた肺動脈‐右室間の圧較差に拡張期右室圧を加えることで推定できる。拡張期右室圧は右房圧に等しいため，右房圧を用いる。本例の拡張末期肺動脈圧は44mmHgと推定できる。
平均肺動脈圧は拡張早期（最大血流速度）の肺動脈‐右室間の圧較差と相関する。本例の平均肺動脈圧は60mmHgと推定できる。

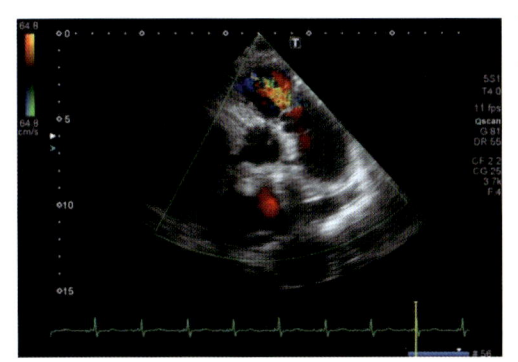

◀肺動脈弁逆流の重症度と圧較差

胸骨左縁短軸断層像
(大動脈弁レベル, カラードプラ法)

主肺動脈の拡大ならびに中等度PRが認められる。

PR：肺動脈弁逆流

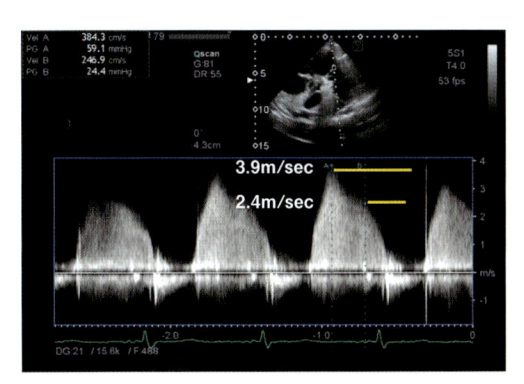

◀圧較差

肺動脈弁逆流波形
(連続波ドプラ法)

PR波形の拡張末期血流速度から圧較差24mmHg, 最大血流速度から圧較差60mmHgと算出される。

推定肺動脈圧の解釈

右図の圧波形から肺動脈圧の推定が可能となる。

> RV 収縮期圧 ≒ PA 収縮期圧

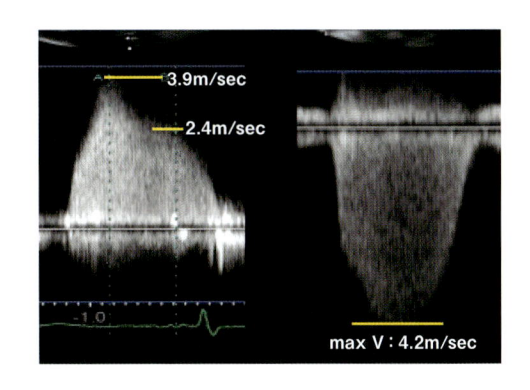

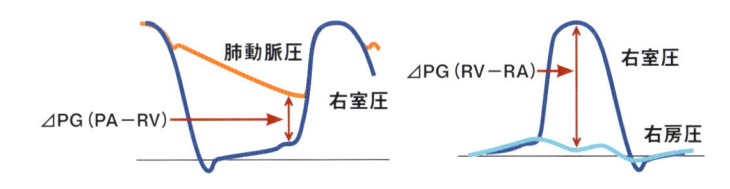

肺動脈弁逆流　　　三尖弁逆流

$\Delta PG\,(PA-RV)$　肺動脈圧　右室圧
$\Delta PG\,(RV-RA)$　右室圧　右房圧

Case 06 Study → 造影CT・肺血流シンチグラム・胸部X線所見

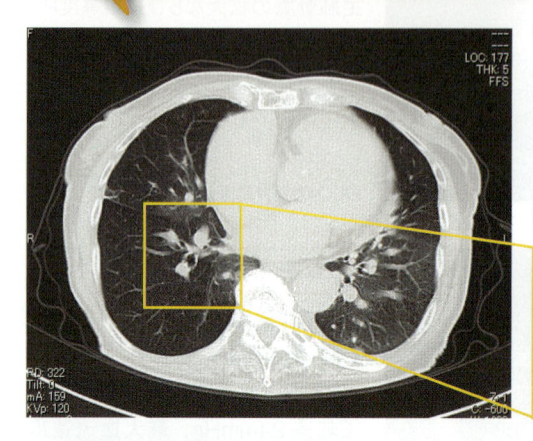

Case 06 慢性血栓塞栓性肺高血圧症 | chronic thromboembolic pulmonary hypertension: CTEPH

◀造影CT所見

肺動脈の突然の先細り(abrupt narrowing)が認められる。器質的変化を伴う血栓による慢性肺塞栓症を疑う。

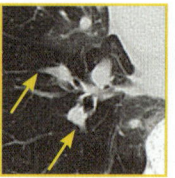

◀肺血流シンチグラム所見

正面撮影像

白く集積している部分は血流があり、灰色〜黒色は血流低下を表す。

右上葉全域、右中下葉、左肺尖、左肺底部区域に血流欠損像を認める。右肺の欠損が著明で、多発する肺血栓塞栓症を示唆する所見である。

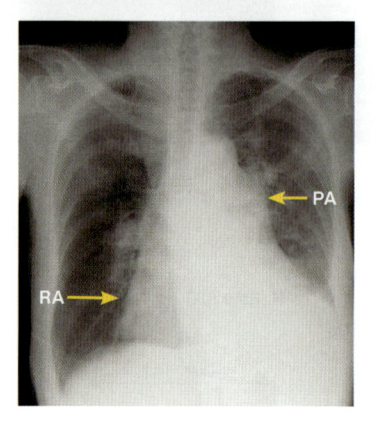

◀胸部X線所見

RA拡大とPAの拡張を認める(矢印)。右PAの遠位部は急激な狭小化を呈している。

RA:右房
PA:肺動脈

心臓超音波検査報告書 One Step Up の書き方 ← Report Case 06

慢性血栓塞栓性肺高血圧症報告書の key sentence

- 右室拡大と右室肥大の程度。
- 収縮末期から拡張早期の心室中隔扁平化の程度。
- 下大静脈の径と呼吸変動から推定右房圧の評価。
- TRから推定右室圧を評価。
- PRから推定肺動脈圧を評価。

アドバイス

- 慢性肺血栓塞栓症では徐々に肺高血圧が進行するため,右室は代償的に壁肥厚を呈する。壁肥厚により右室の壁運動は保たれる。

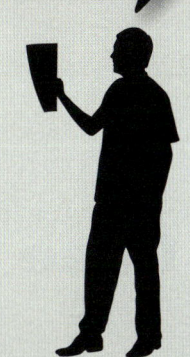

US所見

- 右心系：右房,右室ともに拡大し,心室中隔は収縮末期から拡張早期に扁平化を認める。右室壁運動は肥大により代償されている。
  三尖弁逆流：高度。(RV-RA) max PG：71mmHg。
  肺動脈弁逆流拡張末期流速：2.4m/sec,圧較差：24mmHg。
  IVC：拡張（＋）呼吸変動（－）。推定右房圧：20mmHg。
  推定肺動脈圧：91mmHg/44mmHg。
  右室流出路血流波形：二峰性PH pattern。
- 左室：狭小化（＋），LVDd：26mm。過収縮（EF：82％）。
- 大動脈弁・僧帽弁：np。

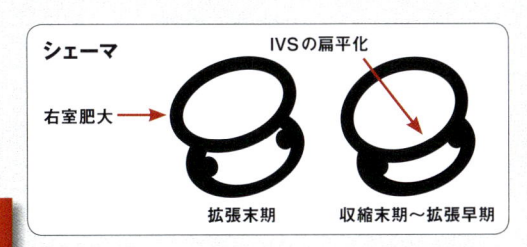

シェーマ
右室肥大 / IVSの扁平化
拡張末期 / 収縮末期〜拡張早期

USコメント

- 肺高血圧症（高度），三尖弁逆流（高度）。
  右室肥大を伴った肺高血圧を呈しています。
  推定肺動脈圧は91mmHg/44mmHgと高値を示し,慢性血栓塞栓性高血圧症の所見に合致しています。

Case study
心電図を読んで心エコーを究める

慢性疾患

Case 07

陳旧性心筋梗塞

陳旧性心筋梗塞とは，急性心筋梗塞発症から30日以上を経過した心筋梗塞をいう。多くは梗塞部の心筋壊死が進行し，線維化する。症状は安定しているが，心筋梗塞を免れた正常心筋への負荷が高まるため，心拡大をきたしやすく，慢性心不全の原因となる。

••• Case 07 •••
old myocardial infarction: OMI

慢性疾患

Case 07 | 陳旧性心筋梗塞 | old myocardial infarction: OMI

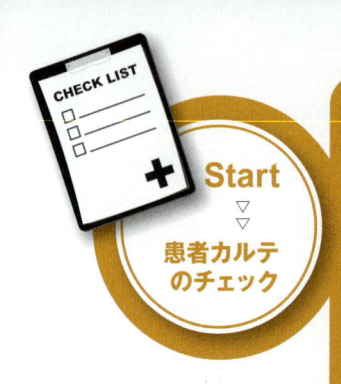

Start
▽
患者カルテ
のチェック

患者	51歳，男性
現病歴	15年前，突然の胸痛があり，救急搬送された．搬送中に心室細動となったが，心肺蘇生にて一命を取り留めた．徐脈に対しては体外式ペースメーカーを用い，右冠動脈＃1に冠動脈インターベンション（PCI）を施行した．通院にて経過観察している．

Case 07　Step 01 → 心電図を読む

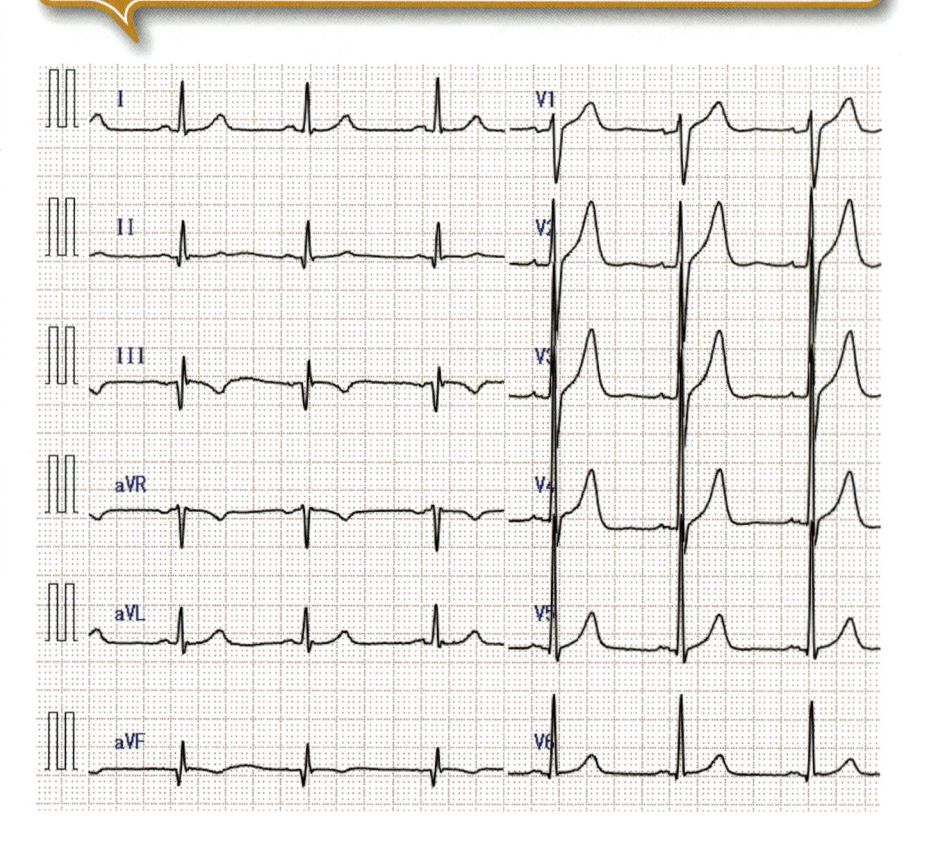

112

判読ポイント 01 ▶▶▶ 異常Q波

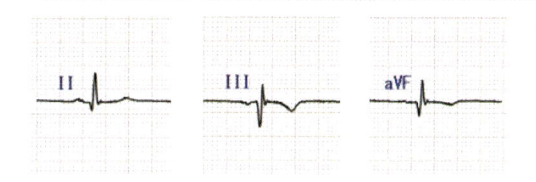

● II，III，aVF に異常Q波を認める。

異常Q波の機序

心筋梗塞では，心筋の起電力が心筋壊死により，失われる。起電力の大きさは，正常心筋・梗塞心筋を問わず等しいため，方向が相反するベクトルとして表わされる。すなわち，心筋壊死を生じた梗塞心筋は遠ざかる方向に向かう。これが異常Q波である。

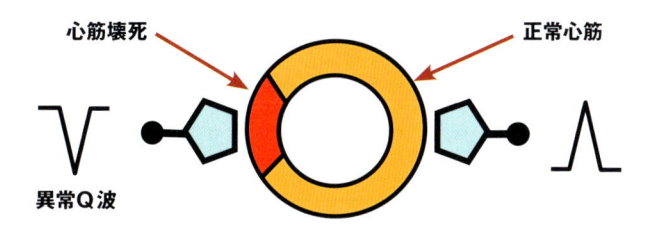

Important — 梗塞部位と異常Q波の関係

梗塞部位＼誘導	I	II	III	aVR	aVL	aVF	V1	V2	V3	V4	V5	V6
前壁									◎	◎		
広範囲前壁	◎				◎			◎	◎	◎	◎	◎
前壁中隔							◎	◎	◎			
側壁	◎				◎						◎	◎
高位側壁	◎				◎							
下壁側壁		◎	◎			◎					◎	◎
下壁		◎	◎			◎						

慢性疾患

Case 07 Step 02 → 心電図から心エコーへ

心電図の経時変化

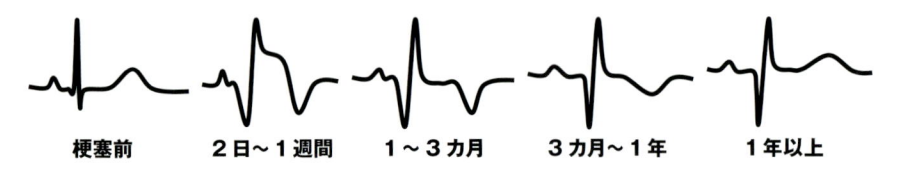

| 梗塞前 | 2日～1週間 | 1～3カ月 | 3カ月～1年 | 1年以上 |

生かそう心電図の情報！

本症例の最も見逃しようもない目を引く所見はⅡ，Ⅲ，aVFの異常Q波である．下壁梗塞を疑う心電図所見である．下壁梗塞の場合，右冠動脈，左回旋枝のどちらの閉塞でも起こり得るが，Q波の電位がⅢ＞Ⅱ，aVFの場合は，右冠動脈の可能性が高い．

心エコーで絶対に確認！

心エコー検査の組み立てはCheck 01の断層像から左室の壁運動異常，壁の性状および，心室瘤，壁在血栓，乳頭筋不全などの合併症の有無を評価をする．Check 02のカラードプラ法から僧帽弁逆流の有無と程度を，ドプラ評価では左室拡張能の評価をする．

Check 01　断層像からの判読

- 下壁の壁運動と正常心筋による代償機構の有無を評価する．
- 壁の性状は，心筋viabilityを判定するうえで極めて重要である．心筋梗塞後に壊死し，器質化した障害心筋では，エコー輝度上昇と菲薄化を認める．
- 心室瘤，壁在血栓，乳頭筋不全などの合併症の有無を評価する．

Check 02　ドプラ評価

- カラードプラMモード法を用い，僧帽弁逆流の時相評価をする．
- 左室流入血流速波形と僧帽弁輪部速度波形より，左室拡張能を評価する．

Case 07 Step 03 → 心エコーで診る

Check 01　断層像からの判読

基部から中部の下壁に左室壁運動異常を認める。重症度は無収縮で，壁の菲薄化ならびにエコー輝度の上昇を認める。左室全体の収縮は代償され，保たれている。心室瘤，壁在血栓，乳頭筋不全などの合併症は認められない。

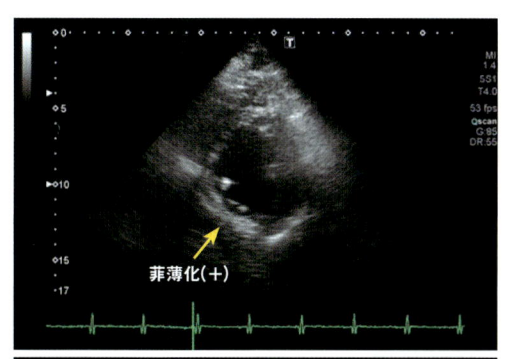

◀**左室壁運動異常と壁の性状**

胸骨左縁短軸断層像（乳頭筋レベル）

6時から9時方向の下壁に無収縮の壁運動異常を認める。壁は菲薄化ならびにエコー輝度上昇を認める。

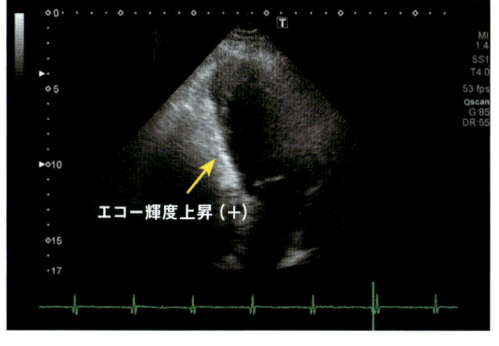

心尖部二腔断層像

下壁の基部から中部に無収縮の壁運動異常を認める。
心尖部の壁運動は保たれている。

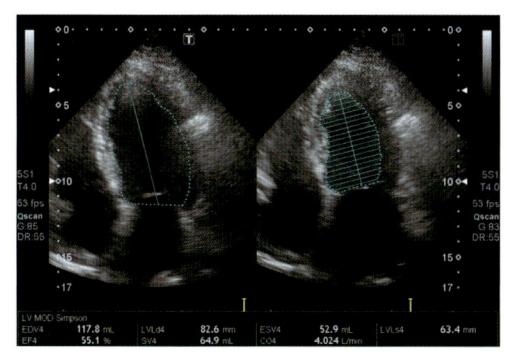

◀**左室収縮能**

心尖部四腔断層像
（modified Simpson法）
左室全体の収縮は保たれている。

心尖部四腔像：55%
心尖部二腔像：44%
駆出率（EF）：50%

Check 02-01　ドプラ評価

僧帽弁逆流はわずかに認められる。血行動態に問題はない。

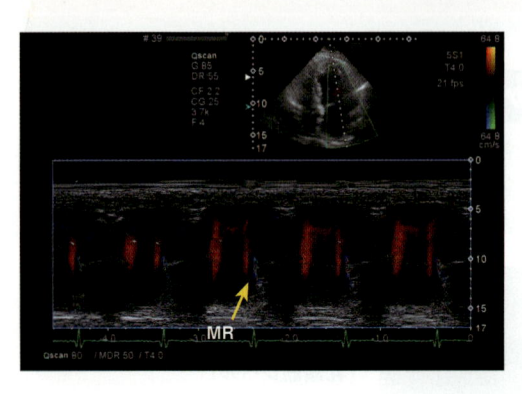

◀︎僧帽弁逆流

カラードプラMモード法

収縮早期にわずかに認められる。
正常範囲内の逆流量である。

Check 02-02　ドプラ評価

左室流入血流速波形と僧帽弁輪部速度波形より、左室拡張能の評価をする。本例はE/E' = 8.5で明らかな拡張能低下を認めない。

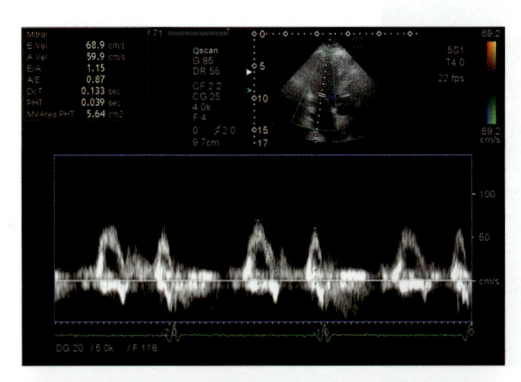

◀︎左室拡張能

左室流入血流速波形

E波：69cm/sec

A波：60cm/sec

E/A＝1.15

DcT＝133ms

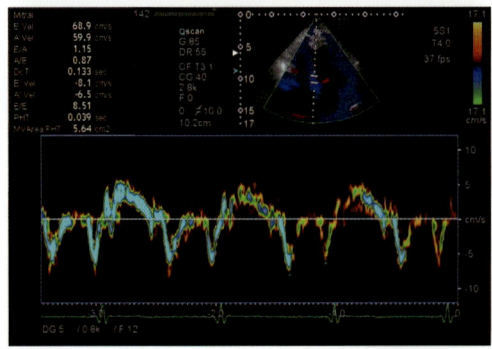

僧帽弁輪部速度波形
（組織ドプラ法）

E'＝8.1cm/sec

A'＝6.5cm/sec

E/E'＝8.5

心臓超音波検査報告書 ← Report | Case 07
One Step Upの書き方

陳旧性心筋梗塞報告書のkey sentence

- 左室壁運動異常の範囲と重症度評価。
- 壁の菲薄化とエコー輝度上昇の有無。
- 心室瘤,壁在血栓,乳頭筋不全など,合併症の有無。
- 僧帽弁逆流の有無と程度。
- 収縮能にはmodified Simpson法を用いる。

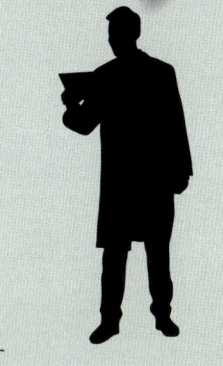

アドバイス

- 左室壁運動異常の境界部位を同定し,責任冠動脈を推定する。

US所見

- LV:LVDd:51mm,拡大(−)。駆出率:50%(modified Simpson法)。
  下図のごとく,左室下壁に壁運動異常を認める。基部から中部にかけ無収縮。心尖部は正常範囲。壁の菲薄化およびエコー輝度増強(+)。
  心室瘤,壁在血栓,乳頭筋不全などの合併症は認められない。
  拡張能保たれている。E/E' = 8.5
- 右心系:拡大(−)。TR(−)。
- 僧帽弁逆流:わずか。正常範囲。

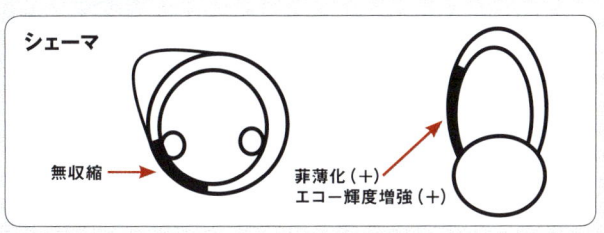

シェーマ

無収縮 →
菲薄化(+)
エコー輝度増強(+)

USコメント

- 陳旧性下壁梗塞。
- 左室拡大なく,収縮能,拡張能ともに保たれている。EF = 50%,E/E' = 8.5。
  下壁の基部から中部の心筋はエコー輝度増強と菲薄化を呈しており,心筋viabilityは低いと思われます。心室瘤,壁在血栓,乳頭筋不全などの合併は認められません。

Case study

心電図を読んで心エコーを究める

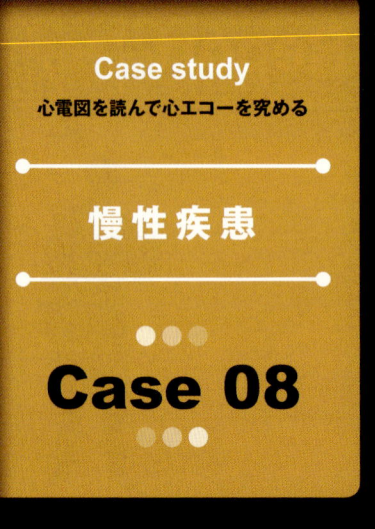

慢性疾患

Case 08

心室瘤

心室瘤は心筋梗塞慢性期に見られ、心筋壊死が広範囲に生じ、収縮期、拡張期を通じて左室内膜面が外側に膨隆する。形成部位は、左室前下行枝の閉塞に伴って心尖部に形成されることが多い。壁は菲薄化とエコー輝度の増強を認め、多くは収縮期外方運動(dyskinesis)を呈する。また、心機能低下による心不全、瘤内に形成された壁在血栓による塞栓症、瘤に起因する心室性頻拍など重篤な症状を示す場合がある。

Case 08
ventricular aneurysm

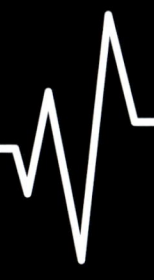

慢性疾患

患者	78歳，女性
現病歴	7〜8年前に急性心筋梗塞を発症し，無治療にて経過していた。肺うっ血，呼吸困難の慢性心不全症状にて当院循環器内科を受診。精査治療目的にて入院となった。

Case 08　Step 01 → 心電図を読む

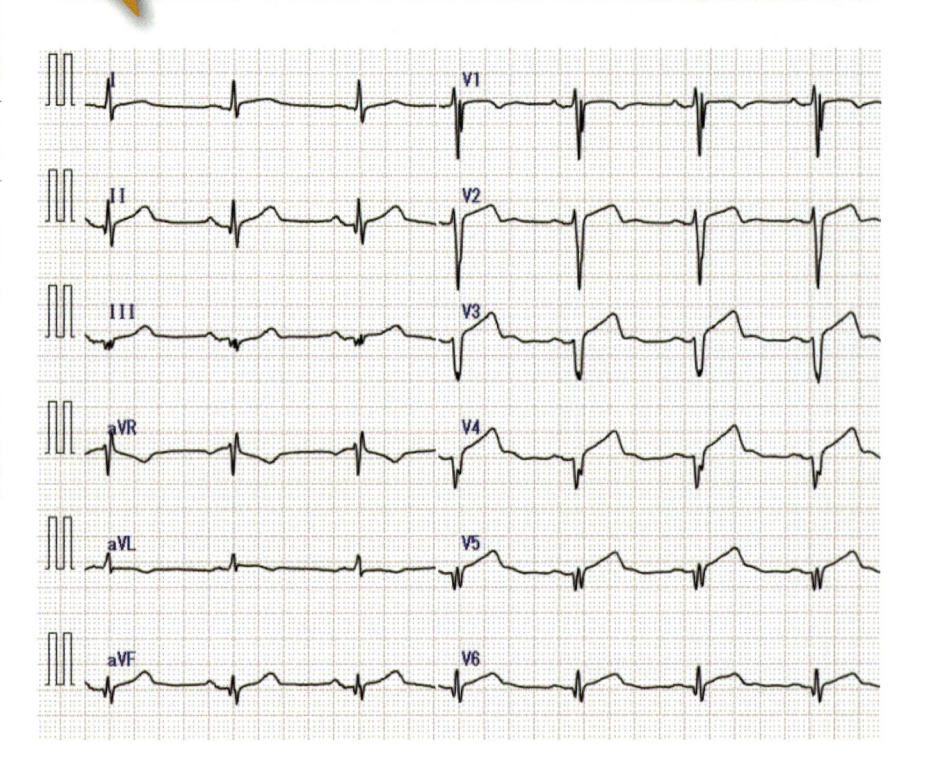

Case 08 ｜ 心室瘤 ｜ ventricular aneurysm

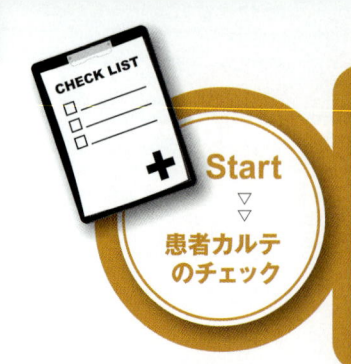

判読ポイント 01 ▶▶▶ 異常Q波

● V4にQ波を認める。

判読ポイント 02 ▶▶▶ 起電力

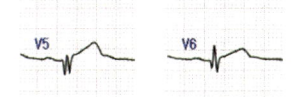

● V5, V6に低電位を認める。

判読ポイント 03 ▶▶▶ ST上昇

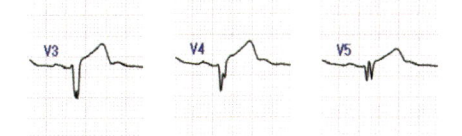

● V3, V4, V5に有意なST上昇を認める。

Important　真性心室瘤におけるST上昇の理由

真性心室瘤における左室壁は非虚血領域，心室瘤領域，境界領域に分けられる。境界領域の活動電位と非虚血領域の活動電位に電位差が生じるため，見かけ上のST上昇となる。

Case 08 Step 02 → 心電図から心エコーへ

生かそう心電図の情報！

本症例の最も見逃しようもない目を引く所見は，V5，V6の低電位とV3，V4，V5の有意なST上昇である。V5，V6の低電位は，心筋の器質的変化に伴う起電力低下を疑う。また，心筋梗塞発症後，1年以上の慢性的なST上昇の持続は，心室瘤の特徴的所見である。

心エコーで絶対に確認！

心エコー検査の組み立てはCheck 01の断層像から心室瘤，壁在血栓，壁運動異常（asynergy），壁の性状を評価する。

Check 01　　断層像からの判読

- 心尖部心室瘤の有無を観察する。正常心筋と心室瘤との境界に出現する屈曲点（hinge point）も併せて評価する。
- 左室壁運動評価では，収縮期外方運動（dyskinesis）の有無を観察する。心室瘤に伴う壁在血栓の有無を評価する。

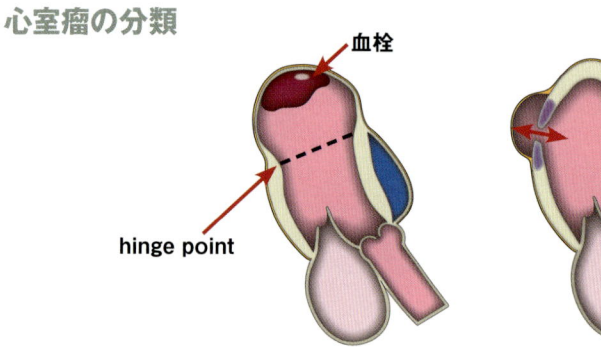

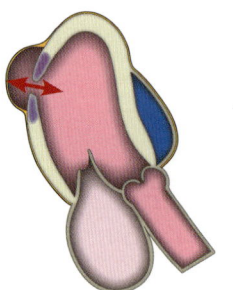

心室瘤の分類

真性心室瘤　　　　　仮性心室瘤

真性心室瘤	仮性心室瘤
●収縮期に外方運動	●左室自由壁の一部断裂
●屈曲点（hinge point）	●心外膜下に左室と交通する瘤状エコーフリースペース
●壁在血栓	●心破裂の危険性
●心室頻拍などの重篤不整脈	●緊急手術を要する

Case 08 | Step 03 → 心エコーで診る

Check 01　断層像からの判読

心尖部に真性心室瘤を認める。健常心筋と心室瘤との境界に出現する屈曲点が確認できる。壁は著明な菲薄化を呈し，収縮期に外側に膨隆する収縮期外方運動を認める。壁在血栓は認められない。

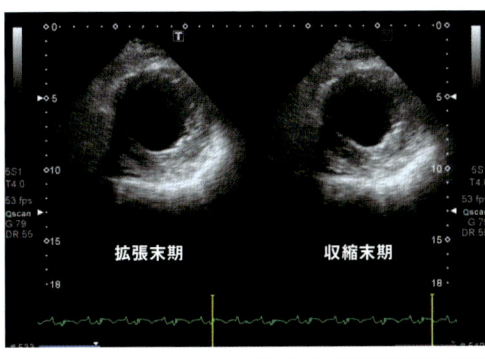

◀真性心室瘤

胸骨左縁短軸断層像（心尖部レベル）
瘤を呈し，全周性にdyskinesisを認める。

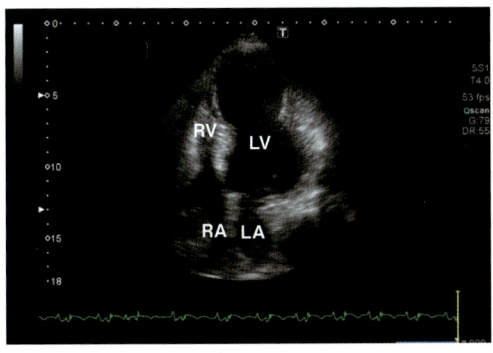

心尖部四腔断層像
心尖部に55×50mmの巨大な真性心室瘤を認める。

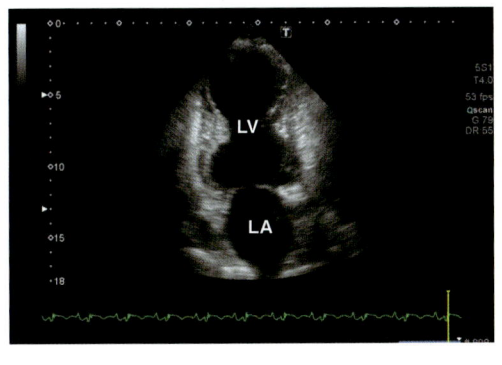

心尖部二腔断層像
心尖部の壁は著明な菲薄化を呈し，dyskinesisを認める。壁在血栓は認められない。

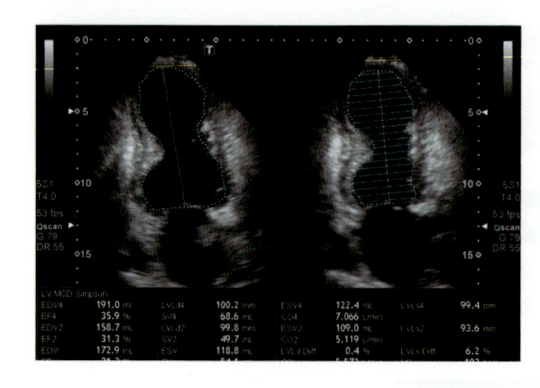

◀ 左室収縮能

心尖部二腔断層像
(modified Simpson法)
心尖部がdyskinesisを呈しているため，左室収縮能は著明な低下を示している。

心尖部四腔像：35%
心尖部二腔像：31%
駆出率（EF）：31%

左室壁運動異常の重症度分類

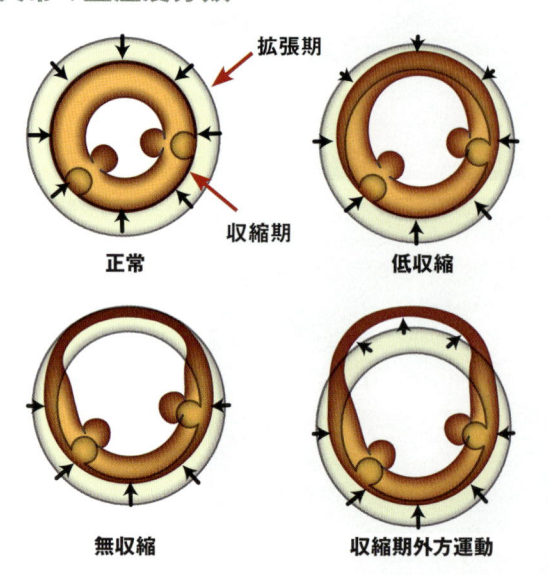

正常　　　　低収縮

無収縮　　　収縮期外方運動

正常（normal）	心内膜の動きが正常でthickeningが40%以上。
低収縮（hypokinesis）	心内膜の動きが低下し，thickeningが30%以下。
無収縮（akinesis）	壊死が壁厚の25%以上に及び，thickeningは10%以下。
収縮期外方運動（dyskinesis）	収縮期に心内膜面が外側に膨隆する外方運動を呈する。壁の菲薄化が認められる。

冠動脈の支配領域

多くの場合は下図に示した冠動脈の支配領域を示すが，冠動脈の走行には個人差があり，後壁と心尖部は重複する。約10％程度は後壁が右冠動脈より，心尖部が前下行枝より灌流されるので注意を要する。

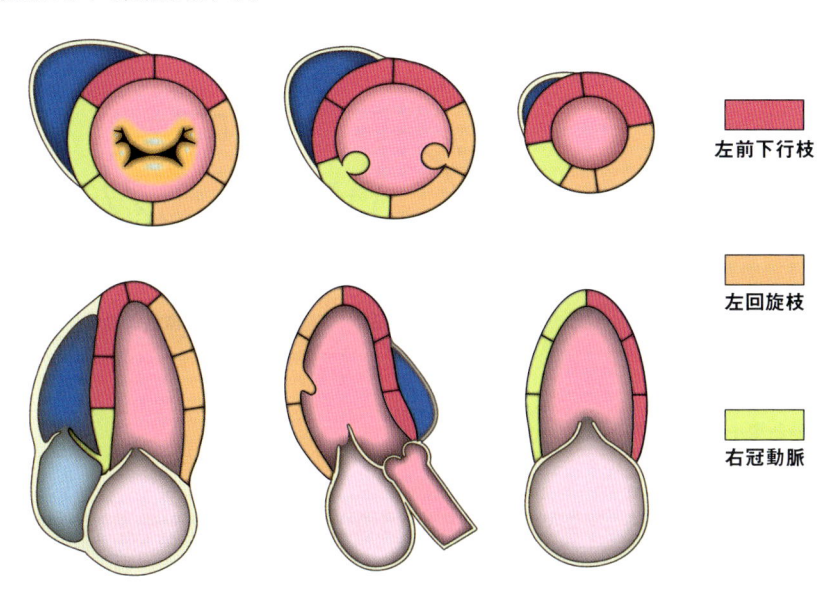

左前下行枝

左回旋枝

右冠動脈

本例の冠動脈支配領域と収縮期外方運動

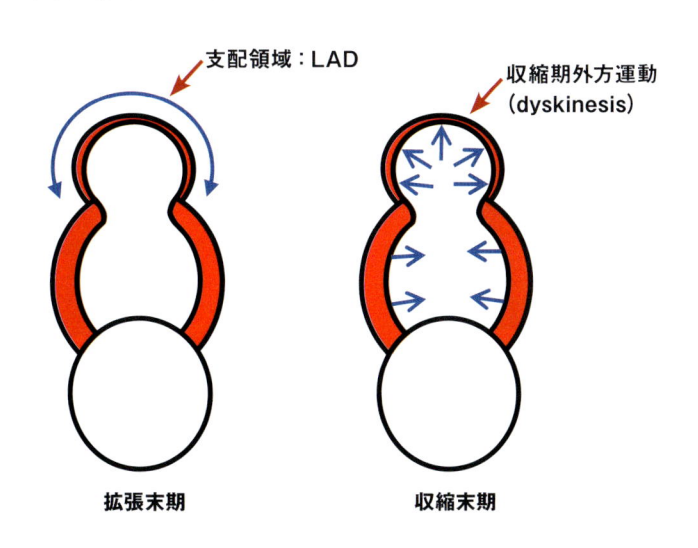

支配領域：LAD

収縮期外方運動（dyskinesis）

拡張末期　　　　収縮末期

Case 08 | Study → 心筋シンチ所見

心筋SPECTの分類像

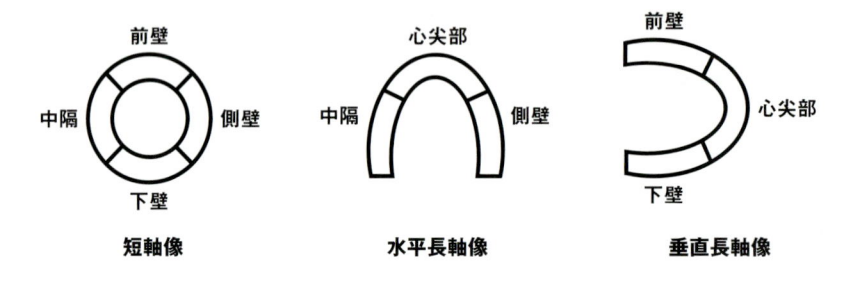

短軸像　　　　　水平長軸像　　　　垂直長軸像

▼心筋血流イメージング所見

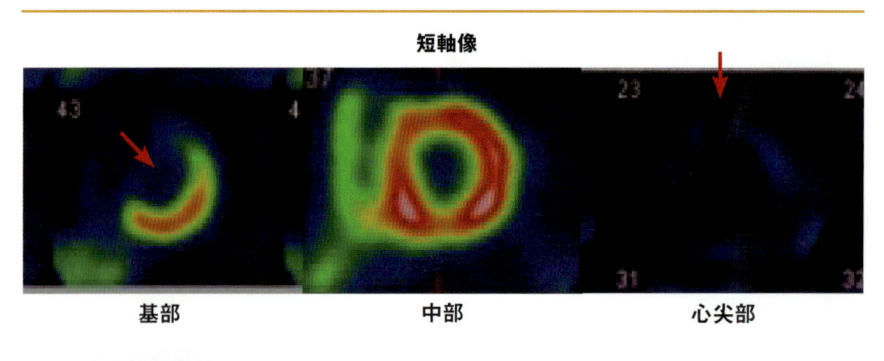

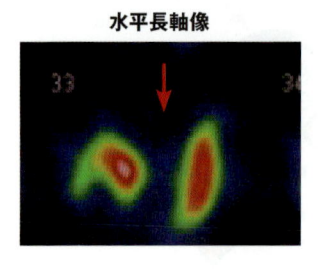

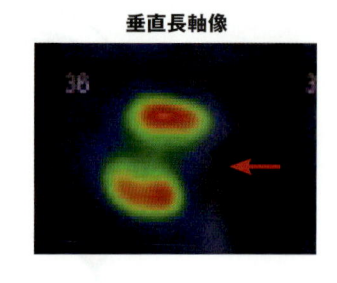

短軸像
基部　　　　　中部　　　　　心尖部

水平長軸像　　　　　　　　　　垂直長軸像

トレーサー^{201}TI（タリウム）：心筋梗塞領域の範囲と生存心筋の有無の評価に用いられる。本症例は心尖部全域と基部の中隔，前壁に灌流低下を認める（矢印）。

心臓超音波検査報告書 One Step Up の書き方 ← Report Case 08

真性心室瘤報告書の key sentence

- 心室瘤の大きさと屈曲点（hinge point）。
- 収縮期外方運動。
- 壁在血栓の有無。
- 左室収縮能。

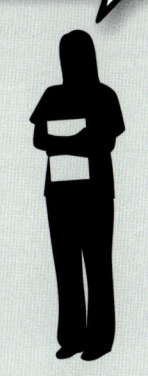

アドバイス

- 冠動脈の支配領域を理解する。

US所見

- LV：心尖部に 55×50mm の巨大な真性心室瘤を認める。壁は著明な菲薄化を呈し、dyskinesis を認める。壁在血栓は認められない。
  駆出率：31%（modified Simpson法）。
- 右心系：拡大（−）。TR（−）。
- 僧帽弁逆流：（−）。

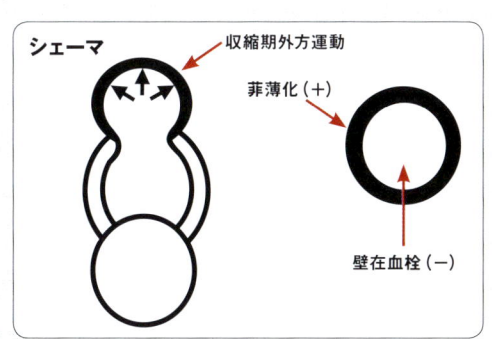

シェーマ
収縮期外方運動
菲薄化（+）
壁在血栓（−）

USコメント

- 陳旧性前壁梗塞疑い。
- 心尖部に 55×50mm の巨大な真性心室瘤を認める。
- 左室駆出率：31%。
- 壁在血栓は認められません。

Case study
心電図を読んで心エコーを究める

心筋症

Case 09

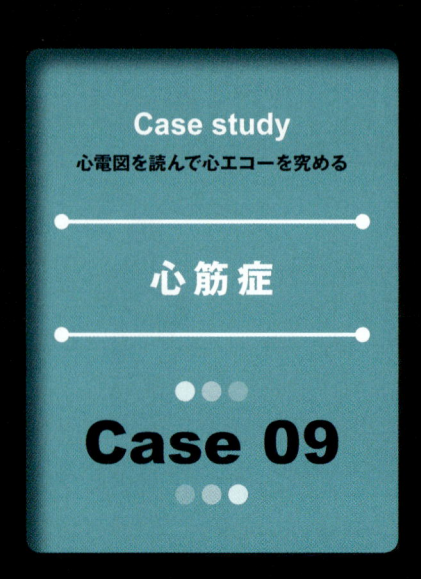

拡張型心筋症

拡張型心筋症とは，著明な左室拡大と著しい左室収縮能低下を呈する，心筋の変性疾患である．初期には心拡大による代償機構によりポンプ機能が保たれているが，代償が破綻すると重症心不全に陥る．NYHA分類ではⅢ度，Ⅳ度となる．重症末期例では治療薬はなく，心臓移植が必要となる．

Case 09
dilated cardiomyopathy: DCM

心筋症

患者	40歳，男性
現病歴	33歳の時，労作時呼吸困難にて受診。拡張型心筋症と診断され，ACE阻害剤とβ遮断剤にて治療を継続していた。うっ血性心不全の増悪のため，入院となった。

Case 09 | Step 01 → 心電図を読む

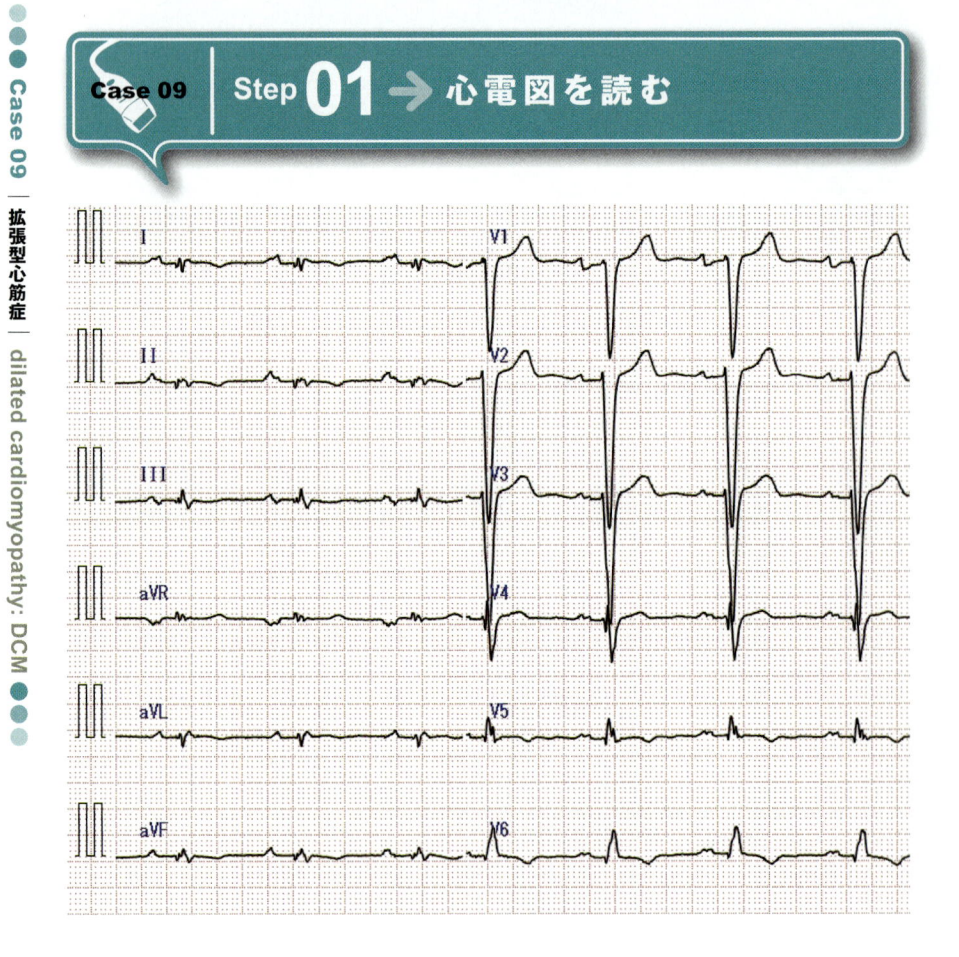

Case 09 | 拡張型心筋症 | dilated cardiomyopathy: DCM

判読ポイント01 ▶▶▶ 完全左脚ブロック

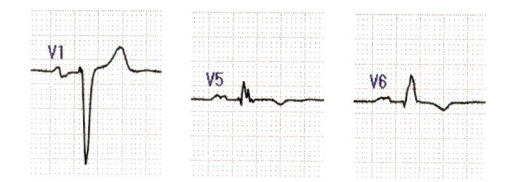

- V1の深いS波、V6の低いR波と陰性T波を認め、QRS幅は150msと延長している。完全左脚ブロック型である。
- V5のR波減高は広範囲な左室心筋の線維化が最も考えられる。

判読ポイント02 ▶▶▶ 二峰性P波

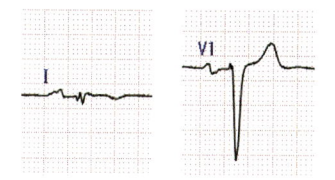

- P波の後2/3は左房成分である。左房負荷があると、左房の興奮伝導時間は延長する。肢誘導ではⅠ、Ⅱ誘導でP波の分裂を認め、胸部誘導ではV1のP波後半部の陰性化を認める。

判読ポイント03 ▶▶▶ 肢誘導の低電位

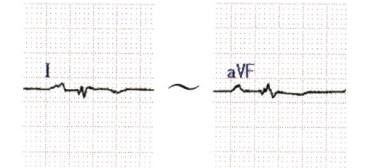

- 下腿浮腫の可能性が最も考えられる。

Important — Morris index (P-terminal force)

Morris index (P-terminal force) は左房負荷を表す指標。V1P波の陰性成分の幅(秒)と深さ(mm)の積が0.04を超えれば左房負荷の所見とされている。

P-terminal force (V1) = 幅×深さ
左房負荷 > 0.04

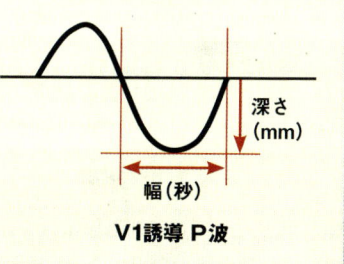

V1誘導 P波

Case 09 Step **02** → 心電図から心エコーへ

拡張型心筋症の特徴的心電図所見

拡張型心筋症の進行・重症度によりさまざまな所見が認められる。
❶ 左室高電位とST-T異常を伴う左室肥大
❷ 広範囲な心筋の線維化による低電位
❸ 浮腫または心嚢液貯留による低電位
❹ 完全左脚ブロック
❺ 異常Q波
❻ 左房負荷による異常P波
❼ 房室ブロック
❽ 心房細動
❾ 心室性期外収縮ならびに心室性頻拍
本症例は❷❸❹❻❼の5項目が該当している。

生かそう心電図の情報！

本症例の最も見逃しようもない目を引く所見は，完全左脚ブロックである。完全左脚ブロック＝拡張型心筋症と断定はできないが，他の所見も含めて判断すると，拡張型心筋症を強く疑う心電図である。心電図から左室拡大，びまん性左室壁運動低下，非同期の可能性があるだろうと推測がつく。また，肢誘導低電位より肺静脈性肺高血圧による浮腫，異常P波より左房拡大と左心不全による左房圧上昇があるだろうと推測がつく。

心エコーで絶対に確認！

心エコー検査の組み立ては，Check 01の断層像とCheck 02のMモードから拡張型心筋症の可能性を模索し，Check 03のドプラ評価で左室拡張能と圧を推定する。

Check 01 　断層像からの判読

● 左室の大きさと壁運動を評価する。

Check 02 　僧帽弁Mモードからの判読

● EPSS（E-point septal separation），B-B'stepから左室拡張能評価を行う。

Check 03 　ドプラ評価

● 左室流入血流速波形と僧帽弁輪部速度波形から，左室拡張能評価をする。
● 三尖弁逆流から右室圧を推定する。

Case 09 Step 03 → 心エコーで診る

Check 01　断層像からの判読

胸骨左縁長軸断層像からは，左室リモデリングによる著明な左室拡大と左房拡大が確認できる。心尖部四腔断層像からも，著明な左室拡大と左房拡大が確認できる。左室壁運動はびまん性に低下し，非同期は認められない。EFはmodified Simpson法で求める。

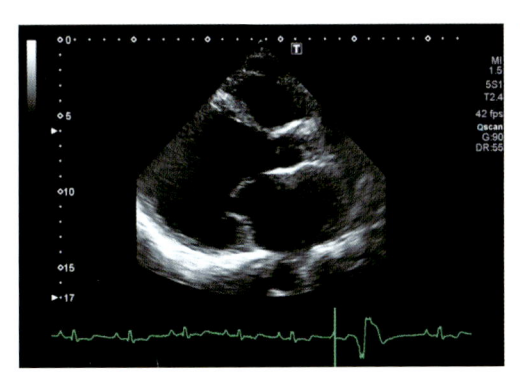

◀左室，左房の大きさ

胸骨左縁長軸断層像

左室拡張末期径：86mm，収縮末期径：81mmと著明な拡大を呈し，びまん性壁運動低下を認める。

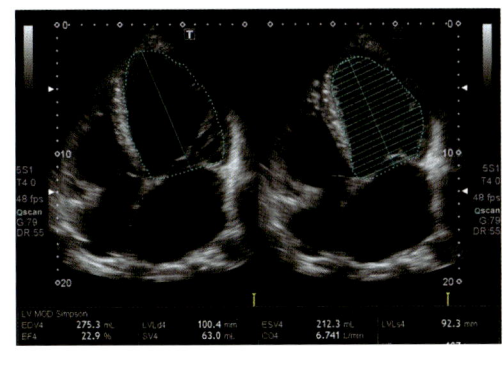

◀左室収縮能

心尖部四腔断層像
（modified Simpson法）

左室，左房は著明な拡大を呈している。非同期は確認できない。

駆出率（EF）：23%
1回拍出量（SV）：63mL

Important　左室リモデリング

左室収縮力の低下が起こると，1回拍出量を保持するため代償的に左室を拡大する。このように左室拡大や形態変化，左室機能低下をきたす過程を左室リモデリングという。

Check 02　僧帽弁Mモード法からの判読

EPSS（E-point septal separation）から左室収縮能を，B-B'stepの有無から左室拡張能を評価する。

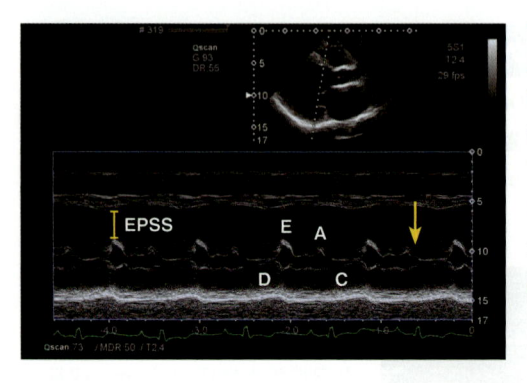

◀EPSS，B-B'step

僧帽弁Mモード法

僧帽弁輪の前後方向への動きが低下しているため，僧帽弁前尖・後尖ともに描出されている。34mmと開大したEPSSとB-B'step（矢印）が認められる。

EPSS（E-point septal separation）

僧帽弁Mモード法のE波と心室中隔との最短距離をいう。左室収縮機能の簡便な評価として用いられ，左室駆出率と負の相関，左室拡張末期径と正の相関を示す。正常値は8mm以下である。

B-B'step

僧帽弁Mモード法のA波に続く小さな上向きの波形をB-B'stepと呼ぶ。B-B'stepは左室拡張能を評価する指標であり，左室拡張末期圧の上昇を示唆する所見である。

Important　EF測定の条件

左室収縮能の計測を行う場合の留意点は，1次元情報から回転楕円体と仮定した左室容量すなわち3次元情報を推定しているので，sigmoid septum例，中等度以上の心嚢液貯留，右室容量負荷，左室局所壁運動異常，左室拡大などの症例ではmodified Simpson法を使用する。

Check 03-01　ドプラ評価

パルスドプラ法を用いた左室流入血流速波形と，組織ドプラ法を用いた僧帽弁輪部速度波形から左室拡張能を評価する．本例は拘束型を呈しており，左室リモデリングにより著明なコンプライアンス低下が認められる．E/E' = 20.3 と高値を示し，左房圧上昇を示唆する結果である．

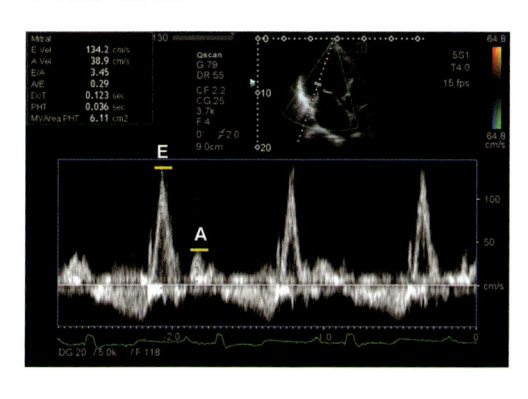

◀左室拡張能

左室流入血流速波形
（パルスドプラ法）

拘束型を呈する．

E波：134cm/sec
A波：39cm/sec
E/A = 3.45
DcT = 123ms

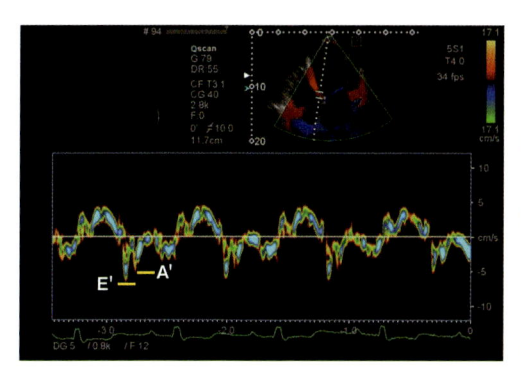

僧帽弁輪部速度波形
（組織ドプラ法）

E'（拡張早期波）= 6.6cm/sec
A'（心房収縮波）= 4.1cm/sec
E/E' = 20.3
推定PCWP = 27mmHg

PCWP：肺楔入圧

左室流入血流速波形と僧帽弁輪部速度波形の変化

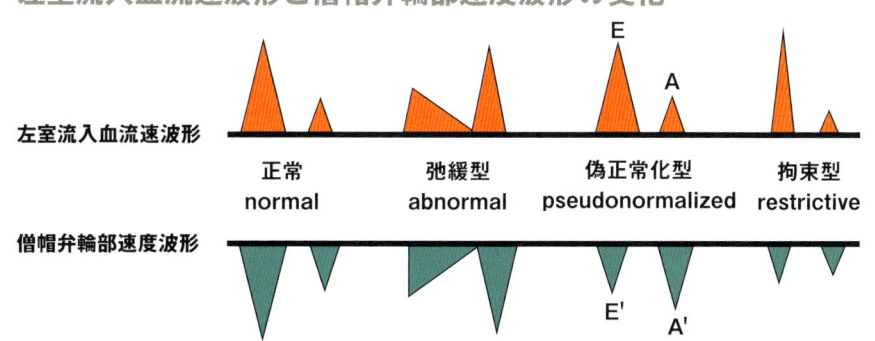

	正常 normal	弛緩型 abnormal	偽正常化型 pseudonormalized	拘束型 restrictive
左室流入血流速波形			E, A	
僧帽弁輪部速度波形			E', A'	

左室流入血流速波形の計測・解析

拡張能正常例では左室の弛緩が速やかに起こるので,早期流入波(E波)が心房収縮波(A波)より大きく,E/Aは1.0以上となる.拡張能が低下すると左室弛緩が遅延するため,E波の減高とE波の減速時間(DcT)が延長する.また,早期流入による左室充満が十分に行われないため,左房収縮による流入が有意となり,E/Aは1.0以下となる.高度に拡張能が障害されると左室のコンプライアンス(やわらかさ)が低下し,左室拡張末期圧が上昇する.そのため左房圧が上昇し,再びE波の増高とDcTが短縮する.

一方,心房収縮期では左室拡張末期圧上昇によりA波は減高し,E/Aは1.0以上となる.これが偽正常化現象である.さらに左房圧が上昇すると,E波の増高とA波の減高は著明となり,E/A値はより増大し,DcTが短縮(<150ms)する.これが拘束型である.

波形	DcT (ms)	IRT (ms)	E/A
正常	160〜240	70〜90	1.0〜2.0
弛緩型	>240	>90	<1.0
偽正常化型	160〜200	>90	1.0〜1.5
拘束型	<160	<70	>1.5

僧帽弁輪部速度波形

左室収縮能が低下している症例では,偽正常化型や拘束型の診断は容易であるが,左室収縮能が正常である症例では偽正常化型の鑑別が必要となる.その鑑別に簡便で有用な方法が,組織ドプラ法を用いた僧帽弁輪部速度波形である.

左室は長軸方向とともに短軸方向にも収縮,拡張を繰り返すが,左室拡張動態は主に長軸方向の異常としてとらえやすい.僧帽弁輪部速度波形の拡張早期波(E')は,拡張能が低下すれば低値を示し,偽正常化現象は認められない.また,左室流入血流速波形のE波と僧帽弁輪部速度波形のE'の比は,肺動脈楔入圧と良好な相関を示す.

Check 03-02　　ドプラ評価：三尖弁逆流

左室リモデリングにより著明なコンプライアンス低下が認められれば，左室拡張末期圧，左房圧，肺静脈圧が上昇し，肺動脈圧を上昇させる。これを肺静脈性肺高血圧といい，高度の左心不全の多くに認められる。

本症例の収縮期右室圧は，右室‐右房間の圧較差55mmHgに推定右房圧15mmHgを加え70mmHgと推定できる。

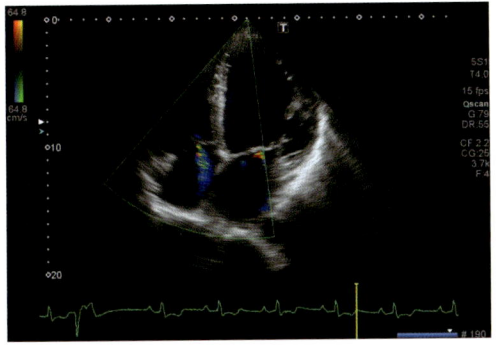

◀三尖弁逆流の重症度

**心尖部四腔断層像
（カラードプラ法）**

右室，右房の明らかな拡大なく，軽度TRが認められる。

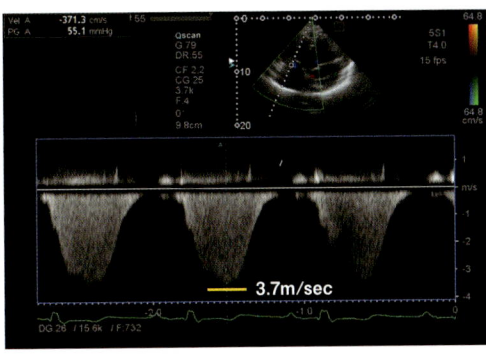

◀圧較差

**三尖弁逆流波形
（連続波ドプラ法）**

TR（RV-RA）
max PG：55mmHg

Important　　　左房圧の評価

左室拡張末期圧（LVEDP），左房圧（LAP），肺動脈楔入圧（PCWP）はほぼ等しい。肺動脈楔入圧はE/E'より推定可能である。

LVEDP≒LAP≒PCWP

Case 09 | Study → 胸部X線所見, NYHA分類

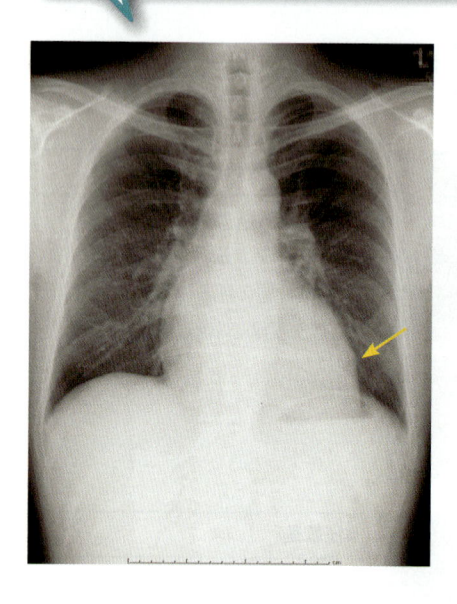

◀ **胸部X線所見**

左室の著明な拡大を認める（矢印）。

心胸郭比（CTR）：59%
（正常値：50%以下）

CTR：cardio thoracic ratio

心不全の分類：NYHA分類（New York Heart Association）

NYHA Ⅰ度	心疾患はあるが，症状なし
NYHA Ⅱ度	階段を上がるなどの中等度の運動で疲労，呼吸困難が起こる
NYHA Ⅲ度	通常の身体活動が高度に制限される
NYHA Ⅳ度	安静時にも，呼吸困難を示す 発作性夜間呼吸困難や起座呼吸の症状が特徴

Important — 発作性夜間呼吸困難

極度に左心機能が低下すると夜間の静脈還流増加と心拍数減少が起こり，就寝後2時間程度で息苦しくなり，起座位をとる。

心臓超音波検査報告書 One Step Up の書き方 ← Report Case 09

拡張型心筋症報告書の key sentence

- 左室拡大とびまん性左室壁運動低下の程度。
- 左室の非同期の有無。
- 左室壁在血栓の有無。
- 左室血流速波形と僧帽弁輪部速度より左室拡張能の評価。
- 下大静脈の径と呼吸変動から推定右房圧の評価。
- TRから推定収縮期右室圧を評価。

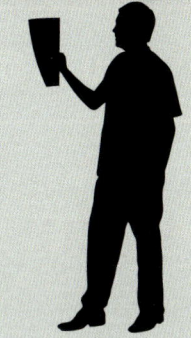

アドバイス

- 左室が拡大すればするほど，EFは低下し，コンプライアンスも低下する。EF20％台の多くは拡張不全を起こし，左房圧上昇から肺静脈性肺高血圧を引き起こす。

US所見

- 左室：拡大著明。LVDd：86mm。びまん性壁運動低下を認め，LVEF：22%。明らかな非同期，壁在血栓は認められない。
  左室拡張能は左室血流速波形と僧帽弁輪部速度より，拘束型を示す。
  E波= 134cm/sec，A波= 39cm/sec E/A= 3.45，DcT= 123ms。
  E'= 6.6cm/sec，E/E'= 20.3，推定左室拡張末期圧：27mmHg。
- 左房：拡大（＋）。
- 右心系：拡大（－），推定右房圧：15mmHg。推定収縮期右室圧：70mmHg。
- 僧帽弁：tetheringのため機能的僧帽弁逆流（中等度）。
- 大動脈弁：np。

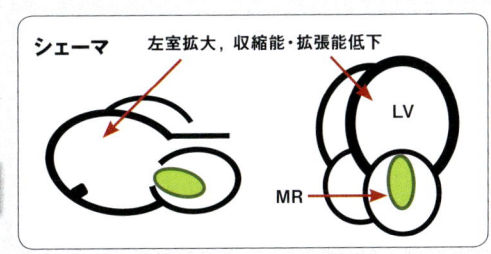

シェーマ　左室拡大，収縮能・拡張能低下 LV MR

USコメント

- 拡張型心筋症疑い。
- 肺静脈性肺高血圧（高度）。
- MR（中等度）。

左室機能低下が顕著のため，両心不全を呈し，血行動態が悪化しています。

Case study
心電図を読んで心エコーを究める

心筋症

Case 10

心尖部肥大型心筋症

肥大型心筋症は，心筋そのものの障害により心機能障害をきたす疾患である。病理学的には，増殖した膠原線維の周囲に心筋肥大や錯綜配列を認める。心尖部肥大型心筋症は，欧米人には少なくアジア人に多い肥大様式である。日本人では中高年男性に多くみられ，肥大型心筋症のうち13～25％の頻度といわれている。多くの場合自覚症状なく経過するが，心室性不整脈による突然死の確率が高くなるため，過激な運動を避けるなどの予防が必要である。重症例では労作時に動悸，息切れ，胸痛が認められる。

Case 10
apical hypertrophic cardiomyopathy: APH

Case 10 | 心尖部肥大型心筋症 | apical hypertrophic cardiomyopathy: APH

患者	64歳，男性
現病歴	4年前に心電図異常を指摘され，他院を受診した。精査目的にて当院紹介受診となった。

Case 10　Step 01 → 心電図を読む

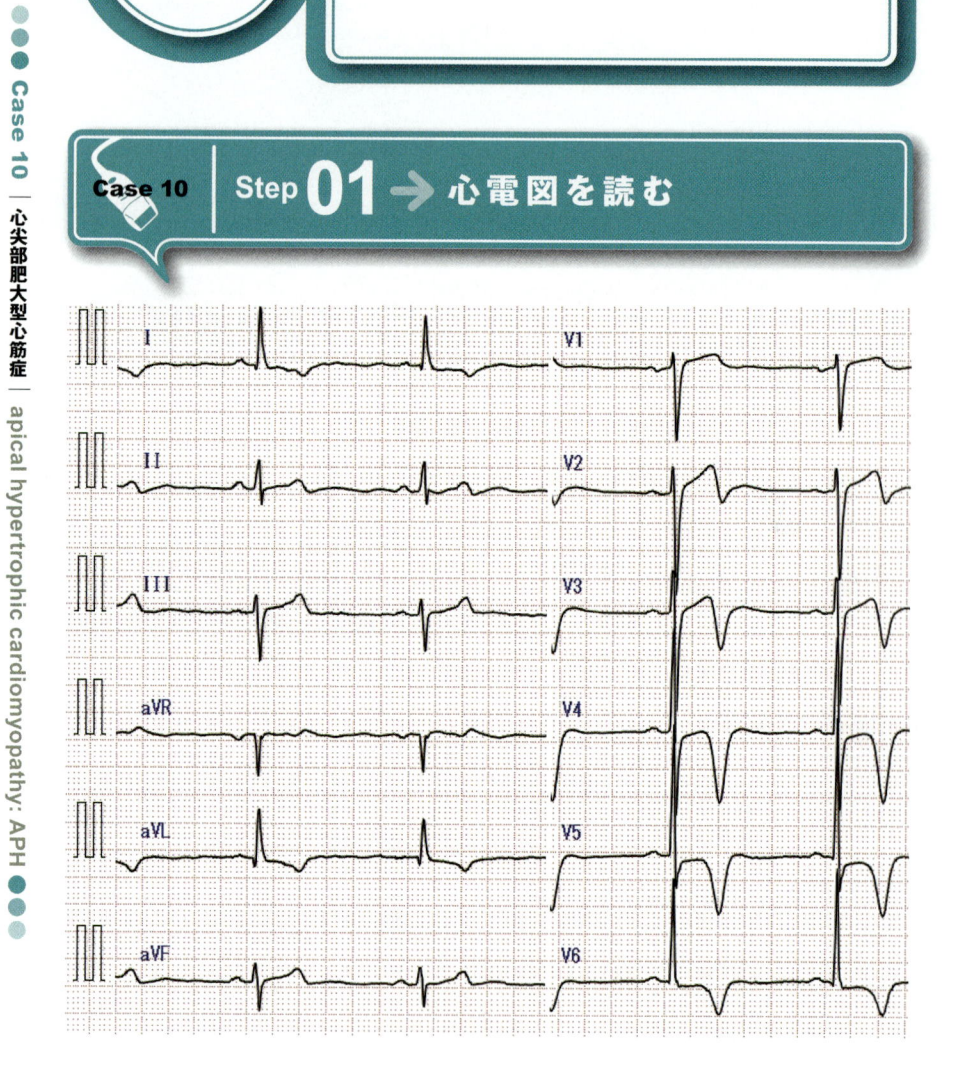

判読ポイント 01 ▶▶▶ 巨大陰性T波

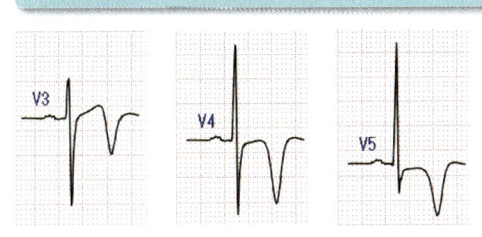

● V3～V5 に巨大陰性T波を認める。

判読ポイント 02 ▶▶▶ 起電力：V1のS波とV5，V6のR波

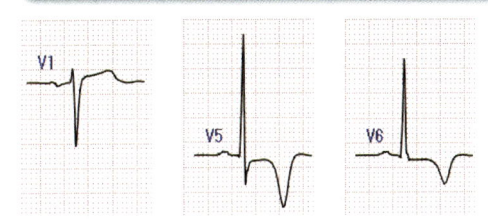

● 右側胸部誘導のV1で深いS波と，左側胸部誘導のV5, V6で高いR波が認められる。左室側の起電力が大きいことを示唆する所見である。

判読ポイント 03 ▶▶▶ 電気軸

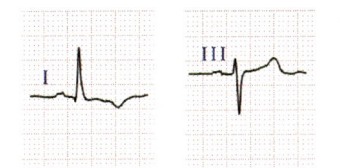

● Ⅰ誘導上向き軸，Ⅲ誘導下向き軸であるのでQRS電気軸は左軸偏位となる。

Important 　心尖部肥厚と巨大陰性T波の深さ

巨大陰性T波(giant negative T wave：GNT)とは，一般的に－10mm以上の深いT波をいう。心尖部肥大型心筋症の特徴はV4，V5誘導で最も深いGNTを有し，著しい場合には－30mmに達する。ほかには左側胸部誘導V4～V6のR波増高を伴う。心尖部肥厚の強さとGNTの深さには相関が認められており，GNTは心尖部肥大型心筋症を反映した所見である。

Case 10　Step 02 → 心電図から心エコーへ

心尖部肥大型心筋症における GNT の機序

正常心筋の脱分極は心内膜側から始まり，再分極は心外膜側より心内膜へ進行する．その結果，心内外膜間に電位差が生じ，陽性T波が形成される．これに対し，心尖部肥大型心筋症は心尖部の肥厚が強いため，ほかの部位の再分極が完了しているにもかかわらず，心尖部は遅延する．遅延することで心内膜側より心外膜へ再分極が始まり，GNTが形成される．

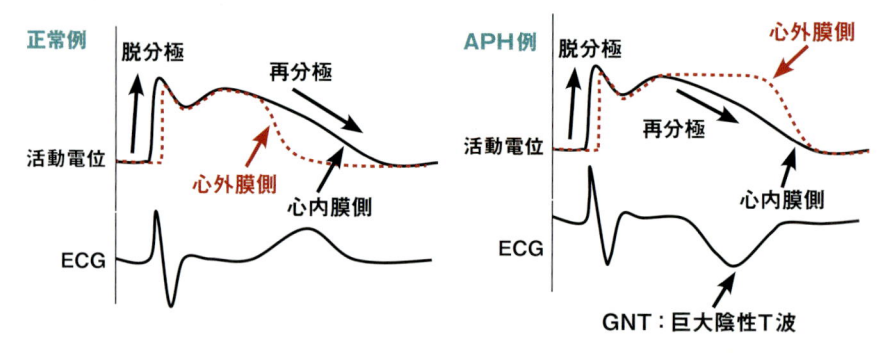

生かそう心電図の情報！

本症例の最も見逃しようもない目を引く所見は，V3～V5のGNTならびにV5，V6の高いR波とV1の深いS波であり，心尖部肥大型心筋症に特徴的な所見である．

心エコーで絶対に確認！

心エコー検査の組み立てはCheck 01の断層像で左室形態と左室肥大の程度を評価する．Check 02のドプラ法で左室拡張能の評価をする．Check 03で心尖部閉塞と心尖部心室瘤の有無を評価する．

Check 01　断層像からの判読

● 左室の基部，中部，心尖部の形態を評価する．

Check 02　ドプラからの評価

● 左室流入血流速波形と僧帽弁輪部速度波形から，左室拡張能評価する．

Check 03　心尖部閉塞の評価

● カラードプラ法を用い，心尖部のモザイク血流，加速度血流，心室瘤の有無を評価する．

Case 10 Step 03 → 心エコーで診る

Check 01　断層像からの判読

心尖部肥大型心筋症には，心尖部に限局したタイプや非対称性を伴うタイプがある。本症例は心尖部に限局したタイプである。

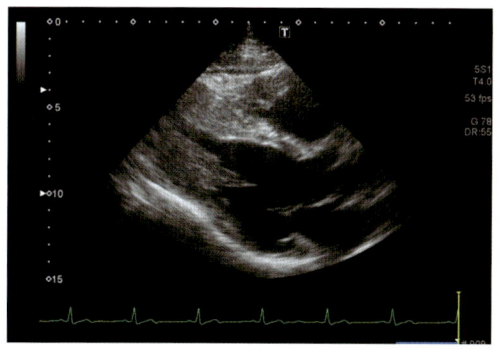

◀左室形態

胸骨左縁長軸断層像
心基部に肥大がなく，中部から心尖部にかけ肥大が増している。

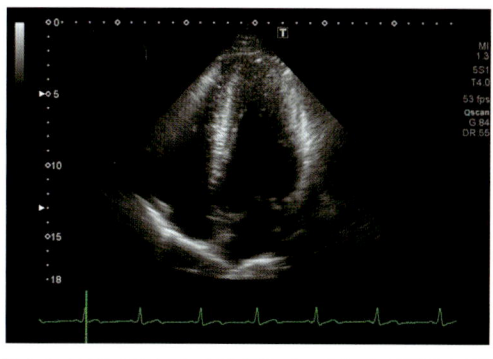

心尖部四腔断層像
拡張末期に左室内腔がスペード型を呈する。

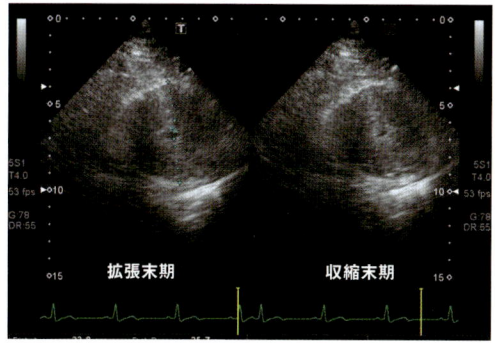

胸骨左縁短軸断層像（心尖部レベル）
心尖部に23〜25mmの肥大を認める。

Check 02　　ドプラ評価

パルスドプラ法を用いた左室流入血流速波形と，組織ドプラ法を用いた僧帽弁輪部速度波形から左室拡張能を評価する．本例はE/E'＝9.8で明らかな拡張能低下を認めない．

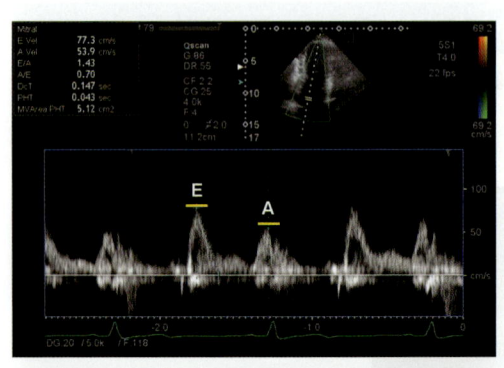

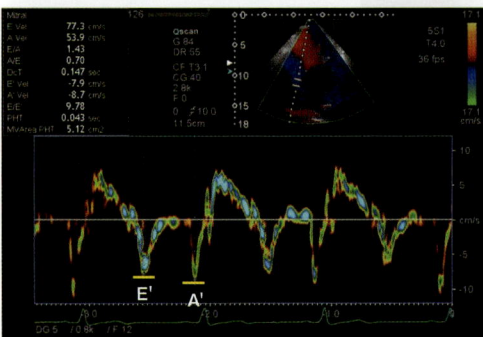

◀左室拡張能

左室流入血流速波形
（パルスドプラ法）

E波：77cm/sec
A波：54cm/sec
E/A＝1.43
DcT＝147ms

僧帽弁輪部速度波形
（組織ドプラ法）

E'＝7.9cm/sec
A'＝8.7cm/sec
E/E'＝9.8
推定PCWP＝14mmHg

PCWP：肺楔入圧

Check 03　　心尖部閉塞の評価

心尖部は肥大が強くモザイク血流を呈し，拡張期奇異性血流を認める。また，血液がトラップされる心尖部心室瘤を認める。

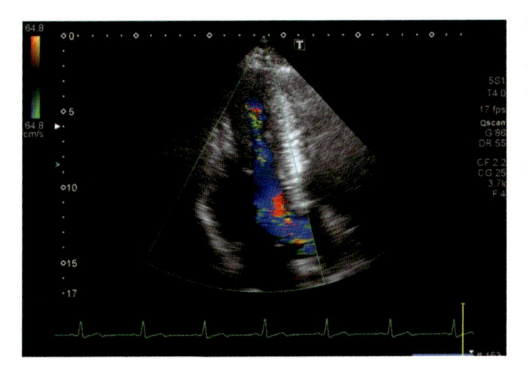

◀左室心尖部モザイク血流

心尖部左室長軸断層像
（カラードプラ法）

心尖部肥大が著明のため，モザイク血流を呈している。血液がトラップされる心尖部心室瘤を認める。

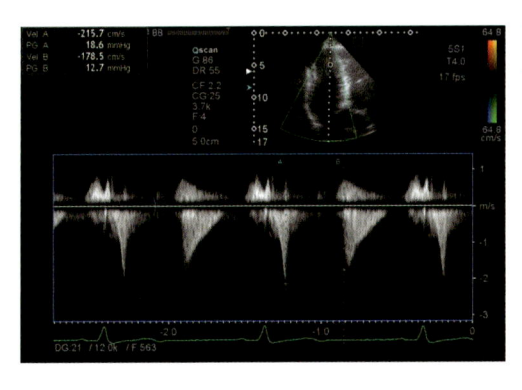

◀左室心尖部拡張期奇異性血流

心尖部左室長軸断層像
（連続波ドプラ法）

高速血流を呈し，拡張期奇異性血流が認められる。

max V = 2.1m/sec

心尖部加速度血流

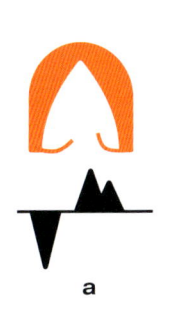

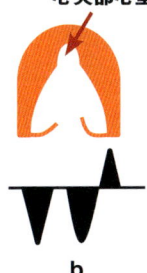

心尖部心室瘤

a：心尖部の肥大が強ければ心尖部内腔消失も強くなり，加速度血流は増し，駆出は早期に終了する。

b：心尖部心室瘤を合併すると，瘤内に血液がトラップされ，拡張期奇異性血流が認められる。

Important
Maronらの分類に心尖部肥大型心筋症を加えた分類

左室形態から，Ⅰ型：前壁中隔に限局，Ⅱ型：心室中隔全体，Ⅲ型：左室後壁のみが肥大なし，Ⅳ型：左室前側壁ないし心室中隔後半部が肥大，Ⅴ型：心尖部肥大型に5分類される。最も多く認められるタイプはⅢ型である。

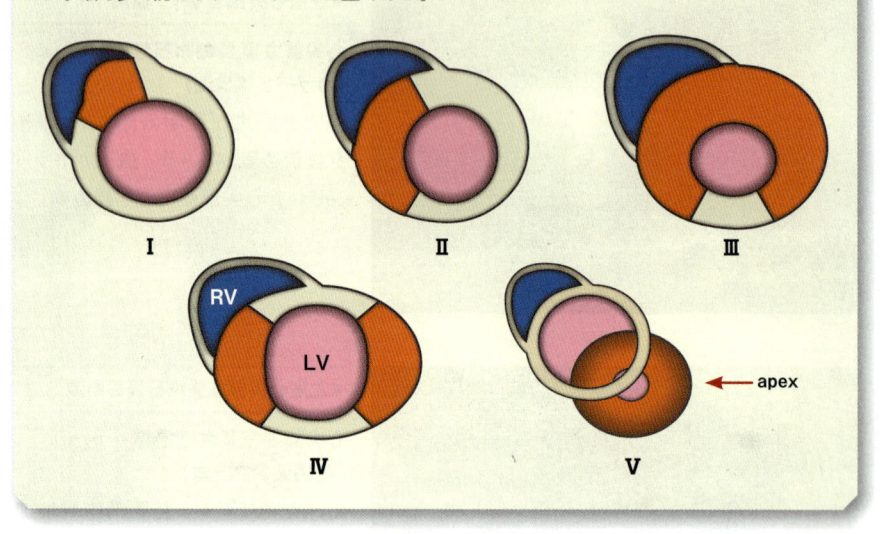

Ⅰ　Ⅱ　Ⅲ

Ⅳ（RV, LV）　Ⅴ　← apex

Important
右室心尖部肥厚

心尖部肥大型心筋症では右室心尖部の肥厚を伴っている場合が多い。軽度心尖部肥大では肥大が全周性でなく偏っている場合があり，心尖部肥大型心筋症を見落しやすい。右室心尖部の肥厚（矢印）が重要ポイントとなるので，注意深く観察する必要がある。

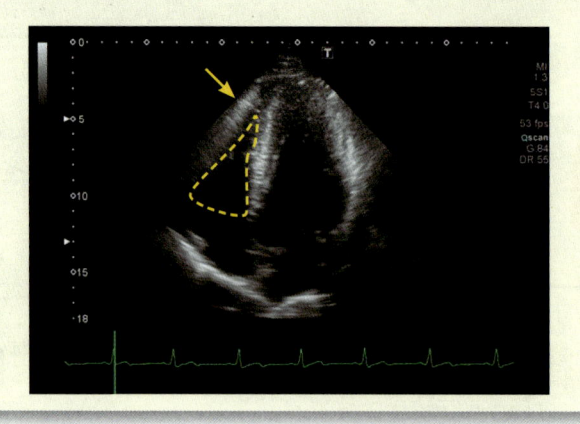

心臓超音波検査報告書 One Step Up の書き方 ← Report Case 10

心尖部肥大型心筋症報告書の key sentence

- 左室肥大の形態と程度。
- 心尖部内腔消失の有無。
- 心尖部加速度血流の程度。
- 心尖部心室瘤の有無。
- 肺高血圧の程度。

アドバイス

- 心尖部肥大に心室瘤を合併することがある。
- 心室瘤には拡張期奇異性血流評価が有用である。

US 所見

- 左室：乳頭筋レベルから心尖部レベルにかけ，徐々に対称性壁厚の増加を認め，内腔はスペード型を示す（心尖部は収縮末期に内腔消失を伴い，心尖部心室瘤を認める）。カラードプラと連続波ドプラからは，心基部に向かう奇異性血流（paradoxical flow）：2.1m/sec を認める。左室流出路障害（−）。収縮能正常。
  明らかな拡張能低下（−）。E/A = 1.43，DcT = 147ms，E/E' = 9.8。
- 左房：拡大（−）。
- 右心系：拡大（−）。肺高血圧（−）。
- 各弁：可動性良好。明らかな逆流（−）。

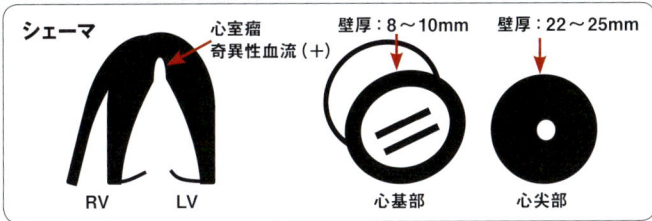

シェーマ 心室瘤 奇異性血流（+） RV LV 壁厚：8〜10mm 心基部 壁厚：22〜25mm 心尖部

US コメント

- 心尖部肥大型心筋症疑い。
  心尖部心室瘤を認める。左室駆出率：70%。
  明らかな左室拡張能低下ならびに肺高血圧症は認められません。

Case study
心電図を読んで心エコーを究める

心筋症

Case 11

非対称性中隔肥大型心筋症

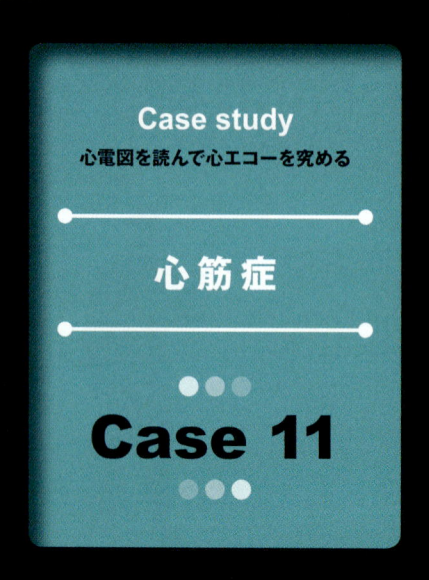

非対称性中隔肥大型心筋症の多くは遺伝子変異が原因といわれ，常染色体性優性遺伝の形式で家族性に遺伝する。若年性発症が多く，10歳代に肥厚が最も進展するといわれている。中隔の肥大が進行すると，左室流出路に狭窄を伴う閉塞性肥大型心筋症（hypertrophic obstructive cardiomyopathy：HOCM）を生じる。閉塞性肥大型心筋症は肥大型心筋症全体の約25〜30％程度に認められ，重度になると意識消失，胸痛，呼吸困難などの症状が出現する。

Case 11
asymmetric septal hypertrophic cardiomyopathy: ASH

心筋症

Case 11 非対称性中隔肥大型心筋症 asymmetric septal hypertrophic cardiomyopathy: ASH

Start 患者カルテのチェック

患者	26歳，男性
現病歴	18歳時，学校健診で初めて心雑音を指摘されたが，放置。23歳時，健診にて異常心電図と心雑音を指摘されたため近医を受診。近医より精査目的にて当院紹介となった。なお，父は拡張相肥大型心筋症と診断されている。

Case 11 | Step 01 → 心電図を読む

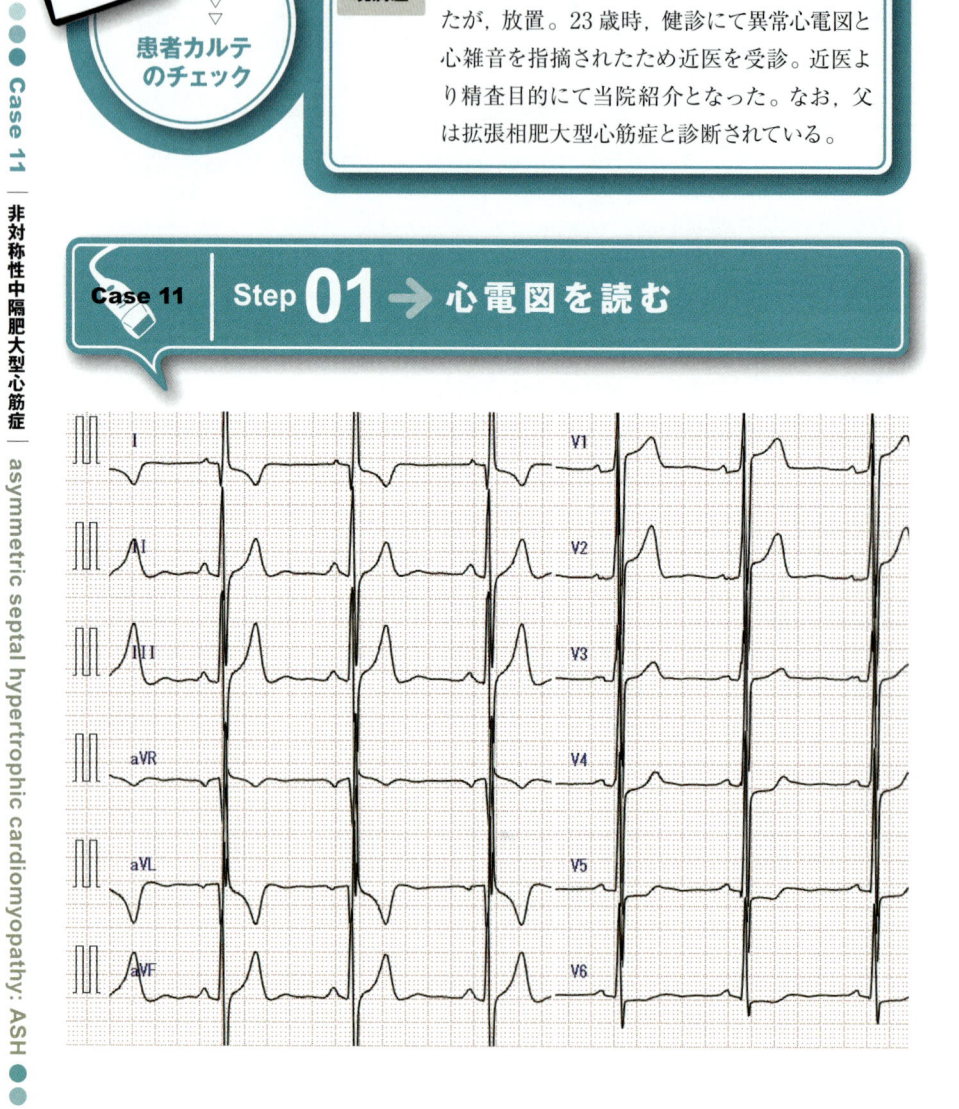

判読ポイント 01 ▶▶▶ 起電力

校正波：5mm/mV
起電力：2倍

- 肢誘導ならびに胸部誘導の全誘導で高電位を認める。

判読ポイント 02 ▶▶▶ 電気軸

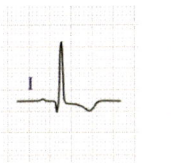

校正波：5mm/mV
起電力：2倍

- I誘導上向き軸，Ⅲ誘導下向き軸。QRS電気軸は左軸偏位となり，左室肥大を疑わせる所見である。

判読ポイント 03 ▶▶▶ V2 R波

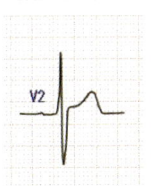

校正波：5mm/mV
起電力：2倍

- V2のR波増高を認める。中隔肥厚を反映する所見である。

Case 11　Step 02 → 心電図から心エコーへ

生かそう心電図の情報！

本症例の最も見逃しようもない目を引く所見は，全誘導の高電位とV2のR波増高である．非対称性中隔肥大型心筋症に特徴的な所見である．

心エコーで絶対に確認！

心エコー検査の組み立ては，Check 01の断層像で左室形態と左室肥大の程度を観察する．Check 02のMモード法で左室流出路閉塞（狭窄）の有無を観察する．Check 03のカラードプラ法と連続波ドプラ法で，左室流出路閉塞（狭窄）の程度を評価する．

Check 01　　断層像からの判読

- 左室の基部，中部，心尖部の形態，左室肥大の程度，僧帽弁収縮期前方運動（systric anterior motion：SAM）の有無を観察する．

Check 02　　Mモード法からの判読

- 僧帽弁収縮期前方運動と大動脈弁収縮期半閉鎖（mid-systric semiclosure）の有無を観察する．

Check 03　　ドプラ評価

- カラードプラ法を用い，左室流出路のモザイク血流の有無を観察する．
- 連続波ドプラ法を用い，最大圧較差を推定する．
- 左室流入血流速波形と僧帽弁輪部速度波形より，左室拡張能を評価する．

閉塞性肥大型心筋症の基準

左室流出路の圧較差が安静時に30mmHg以上ある場合が，閉塞性と定義されている．

HOCMの治療法

HOCMの治療には①薬物治療，②DDDペースメーカー，③心室中隔心筋切除術，④経皮的中隔心筋焼灼術（PTSMA）が用いられており，長期予後は改善するといわれている．DDDペースメーカー治療法は時相のずれを利用した治療法であり，PTSMAは狭窄部位の心室中隔心筋に中隔枝からアルコールを注入し，局所的な心筋壊死を起こす．これにより左室流出路が広がり，圧較差を軽減する治療法である．

Case 11 Step 03 → 心エコーで診る

Check 01　断層像からの判読

左室中隔の基部〜中部にかけて，肥厚が強い非対称性中隔肥厚と僧帽弁収縮期前方運動（SAM）を認める。

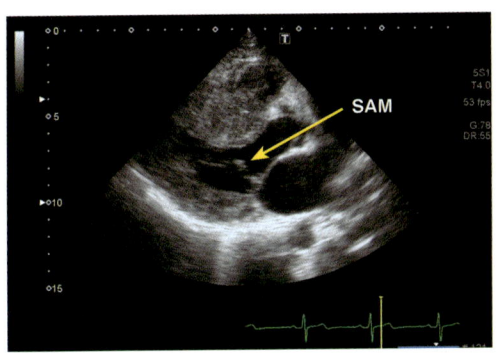

◀左室形態

胸骨左縁長軸断層像
左室中隔基部〜中部の肥厚が強い。僧帽弁収縮期前方運動が確認できる。

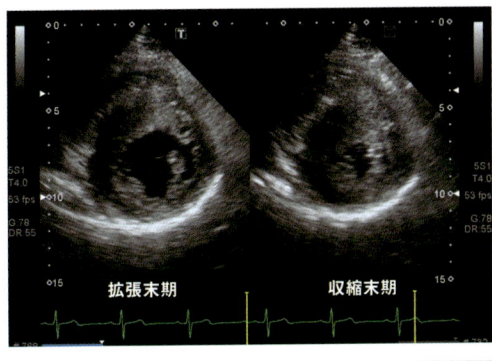

**胸骨左縁短軸断層像
（腱索レベル）**
非対称性中隔肥厚を認める。

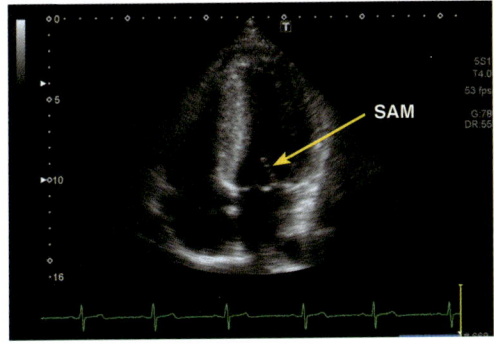

心尖部四腔断層像
非対称性中隔肥厚を認め，僧帽弁収縮期前方運動が確認できる。

Check 02　　Mモード法からの判読

僧帽弁収縮期前方運動と大動脈弁収縮期半閉鎖から，左室流出路障害を評価する．本例は軽度の左室流出路障害を認める．

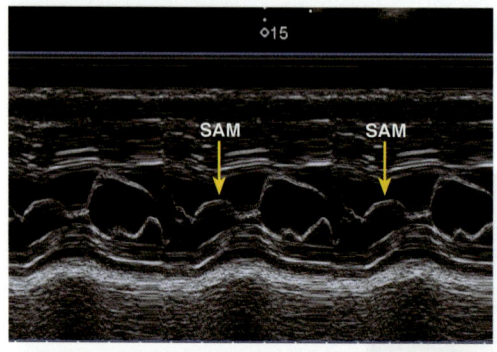

◀左室流出路障害

Mモード法
（僧帽弁レベル）
僧帽弁前尖が中隔側に向かって動く収縮期前方運動を認める（矢印）．

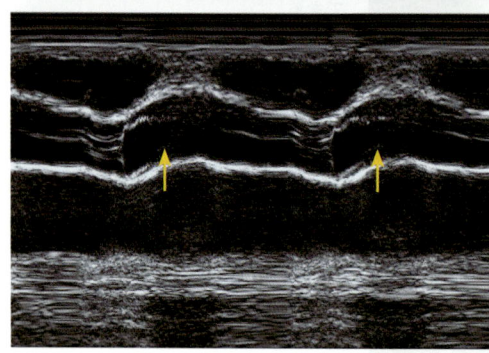

Mモード法
（大動脈弁レベル）
大動脈弁は収縮早期には完全に開口しているが，収縮中期以降は開口が十分でない．軽度の大動脈弁収縮期半閉鎖を認める（矢印）．

Important　　僧帽弁収縮期前方運動と大動脈弁収縮期半閉鎖

閉塞性肥大型心筋症に特徴的な所見に，僧帽弁収縮期前方運動と大動脈弁収縮期半閉鎖がある．僧帽弁収縮期前方運動は，僧帽弁が収縮期に中隔側へ動き，左室流出路閉塞(狭窄)が生じる現象である．これはVenturi効果といい，加速される駆出血流により陰圧が生じ，僧帽弁前尖を心室中隔側に引き寄せるために起こる．
大動脈弁収縮期半閉鎖は，左室流出路閉塞（狭窄）によって大動脈弁通過血流量が減少し，収縮中期以降に大動脈弁の開口が維持できなくなるために起こる．

Check 03　　ドプラ評価

カラードプラ法から左室流出路に高速血流を示唆するモザイク血流を認める。連続波ドプラ法からは軽度の圧較差を認める。
左室流入血流速波形からは著しい弛緩の遅延を示すL波を認める。

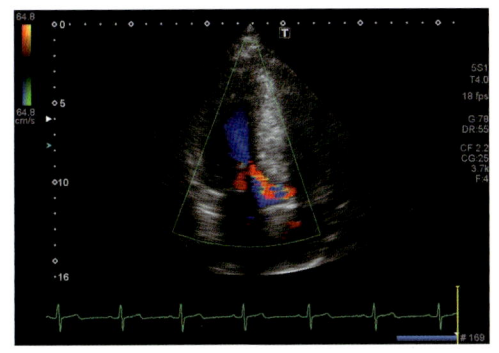

◀左室流出路障害

心尖部左室長軸断層像
（カラードプラ法）
左室流出路に高速血流を疑うモザイク血流を認める。

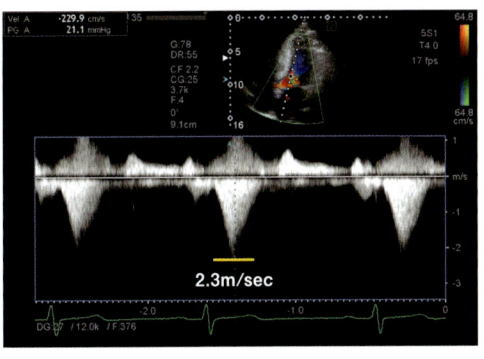

（連続波ドプラ法）
左室流出路血流はmax V＝2.3m/sec，圧較差：21mmHgを認める。

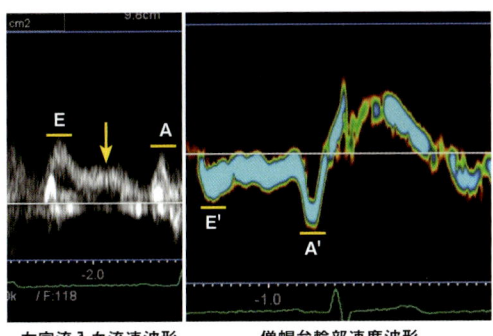

◀左室拡張能

左室流入血流速波形（左図）
L波を認める（矢印）。

E波：68cm/sec
A波：52cm/sec

僧帽弁輪部速度波形（右図）

E'＝5.2cm/sec
A'＝7.9cm/sec
E/E'＝13.1

左室流入血流速波形　　僧帽弁輪部速度波形

Important
左室流出路狭窄血流と僧帽弁逆流の鑑別

僧帽弁逆流はⅠ音(S1)に始まり，Ⅱ音(S2)を越えて等容拡張期まで認められるのに対して，左室流出路狭窄血流は駆出期のみに認められるため，持続時間が短く，収縮早期に急速に立ち上がり，収縮中期で緩徐になり，再び急速に流速が増す特異なパターンを示す。

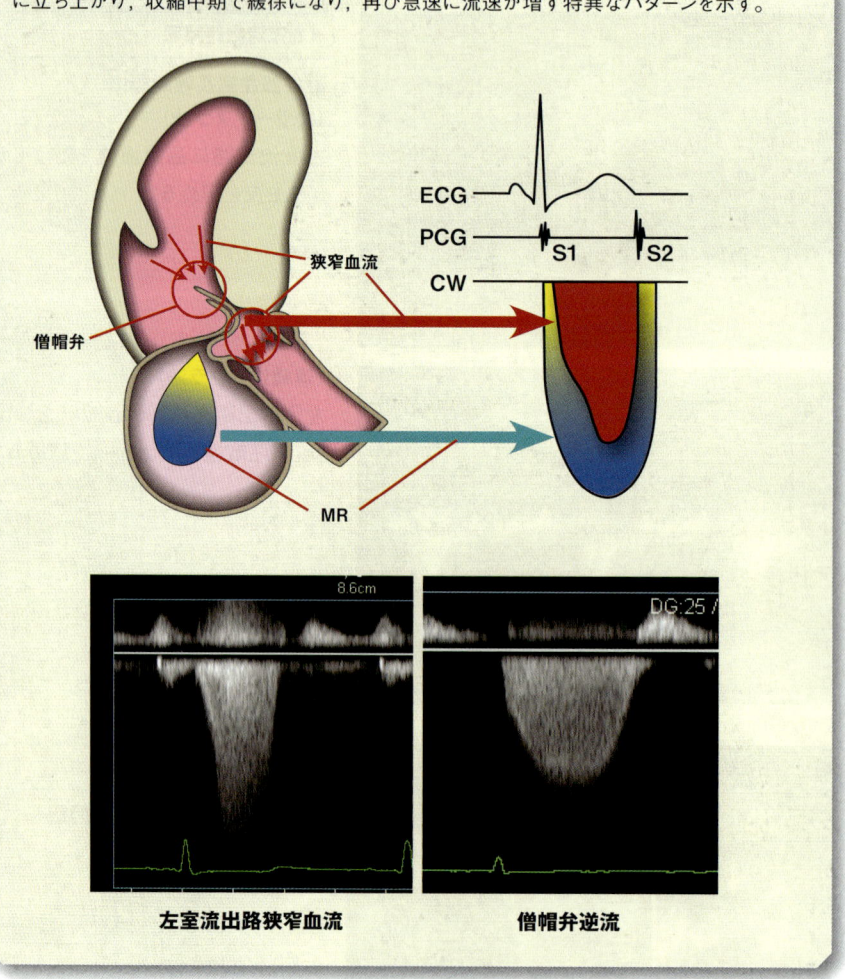

Report | Case 11

心臓超音波検査報告書
One Step Up の書き方

非対称性中隔肥大型心筋症報告書のkey sentence

- 左室肥大の形態と程度。
- 僧帽弁収縮期前方運動と大動脈弁収縮期半閉鎖の有無。
- 左室流出路の最大血流速と圧較差の推定。
- 左室拡張能の評価。
- 僧帽弁逆流の程度。

アドバイス

- 左室流出路の圧較差を評価する際，僧帽弁逆流との鑑別が重要である。

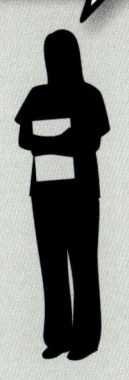

US所見

- 左室：非対称性肥大（ASH）を認める。基部の中隔から前壁中隔にかけて肥大強い。Maronらの分類Ⅲ型。収縮能は内腔狭小化のため過収縮，EF：78%。拡張能は左室流入波形に著しい弛緩の遅延を示すL波を認める。E/E'＝13.1。
- 左室流出路：左室流出路血流：2.3m/sec，圧較差：21mmHg。SAM（＋）。
- 大動脈弁：収縮期半閉鎖（軽度）。
- 僧帽弁逆流：わずか。
- 左房：拡大（－）。
- 右心系：拡大（－）。TR（＋）RV-RA＝27mmHg。

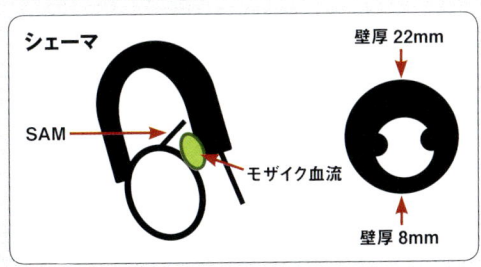

シェーマ
SAM
モザイク血流
壁厚 22mm
壁厚 8mm

USコメント

- 非対称性肥大型心筋症（ASH）。Maronらの分類Ⅲ型。
閉塞性肥大型心筋症の合併が軽度認められます。最大圧較差：21mmHg。
圧較差は運動時に増悪する可能性があります。

Case study
心電図を読んで心エコーを究める

心筋症

Case 12

心アミロイドーシス

アミロイドーシスは全身にアミロイドが沈着し，多臓器障害を引き起こす病態をとる．心臓においては，心筋細胞，間質，小血管周囲にアミロイドが沈着し，拡張障害優位の心不全を発症する．代表的病因には原発性，遺伝性，老人性アミロイドーシスがあり，多発性骨髄腫からの原発性アミロイドーシスの発症は稀である．原発性アミロイドーシスは予後が心病変に依存するため，アミロイドーシスのタイプを明らかにすることが重要である．

Case 12
cardiac amyloidosis

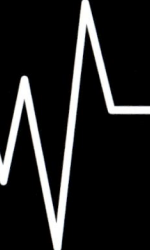

心筋症

患者	57歳，女性
現病歴	数年前より全身の湿疹性病変が出現。他院にて尿蛋白（3＋），IgAγtypeのM蛋白，骨髄検査では形質細胞7.6％を認めたため，当院血液内科に紹介となった。

Case 12 | Step 01 → 心電図を読む

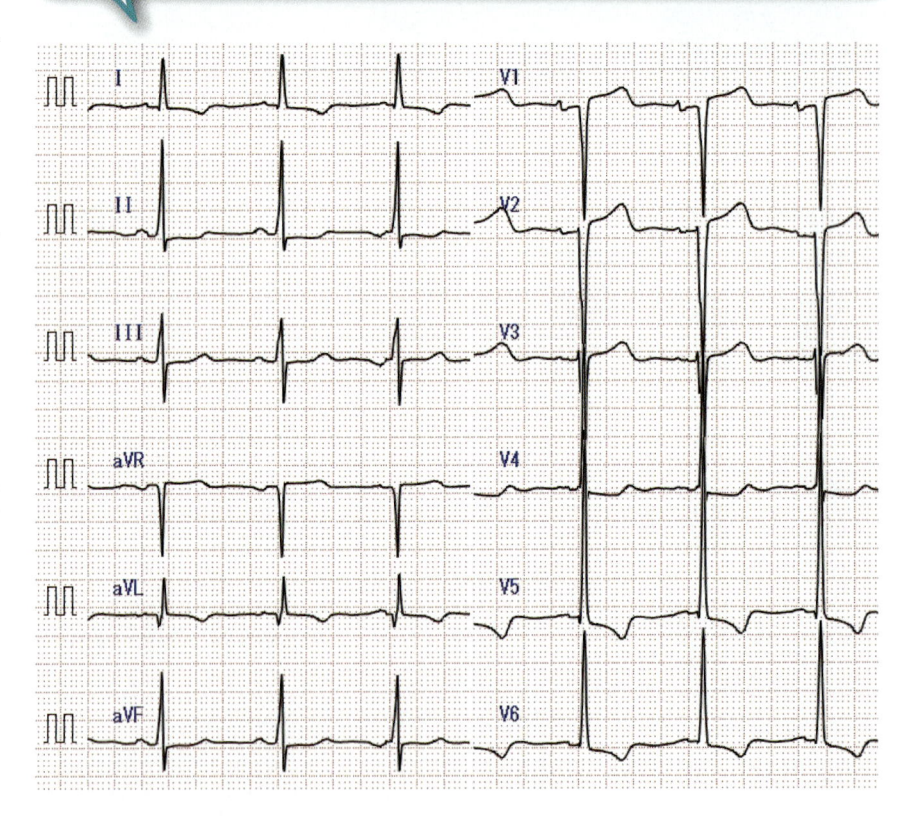

Case 12 ｜ 心アミロイドーシス ｜ cardiac amyloidosis

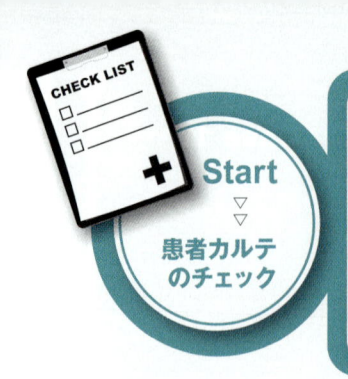

判読ポイント 01 ▶▶▶ QSパターン

校正波：5mm/mV
起電力：2倍

● V1，V2にQSパターン（偽前壁心筋梗塞パターン）を認める。

判読ポイント 02 ▶▶▶ 起電力：V1のS波とV5のR波

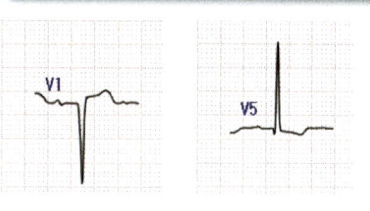

校正波：5mm/mV
起電力：2倍

● 日本人に用いる左室肥大Sokolow-Lyonの心電図診断基準「RV5 ≧ 30mm，RV5 +SV1 ≧ 40mm」に当てはめると，RV5 = 37mm，RV5 +SV1 = 71mmで，左室肥大に一致する。

Important — 心アミロイドーシスと他の心肥大疾患との心電図鑑別

心筋に肥大をきたす疾患には，高血圧性心疾患，肥大型心筋症，大動脈弁狭窄症などが挙げられる。これらの疾患は前胸部誘導でR波の増高，ST変化が認められるが，アミロイドーシスではQSパターンすなわち偽前壁心筋梗塞パターンを示す。これはアミロイドの心筋浸潤によるもので，最も鋭敏な特徴的所見である。進行すると低電位を示す。

Case 12 | **Step 02 → 心電図から心エコーへ**

アミロイドーシスの特徴的心電図所見

❶ 低電位
❷ 軸の異常
❸ 胸部誘導におけるQSパターン

本症例は低電位，軸異常は認められないが，胸部誘導におけるQSパターンを認める。

生かそう心電図の情報!
本症例の最も見逃しようもない目を引く所見は，V1～V2のQSパターン（偽前壁心筋梗塞パターン）である。

心エコーで絶対に確認!
心エコー検査の組み立てはCheck 01の断層像で左室形態，左室壁の性状，房室弁ならびに心房中隔の性状を評価する。Check 02のドプラ法で左室流出路血流速，僧帽弁逆流，左室拡張能を評価する。

Check 01　　断層像からの判読

● 左室の基部，中部，心尖部の形態と左室壁の性状を評価する。
● 房室弁と心房中隔の性状を評価する。

Check 02　　ドプラ評価

● カラードプラ法を用い，左室流出路のモザイク血流の有無を観察する。
● 連続波ドプラ法で最大流速を測定し，最大圧較差を推定する。
● 左室流入血流速波形と僧帽弁輪部速度波形より，左室拡張能を評価する。

Important　　　房室弁肥厚と心房中隔肥厚

心アミロイドーシスは左室壁および右室壁の肥厚とともに，房室弁，心房中隔にも肥厚を認める。この肥厚は肥大型心筋症や高血圧性左室肥大ではみられない所見であり，心アミロイドーシスの診断に有用である。

Case 12 | Step 03 → 心エコーで診る

Check 01　断層像からの判読

求心性肥厚，顆粒状の高輝度エコー（granular sparkling），僧帽弁収縮期前方運動，房室弁ならびに心房中隔の肥厚を認める。

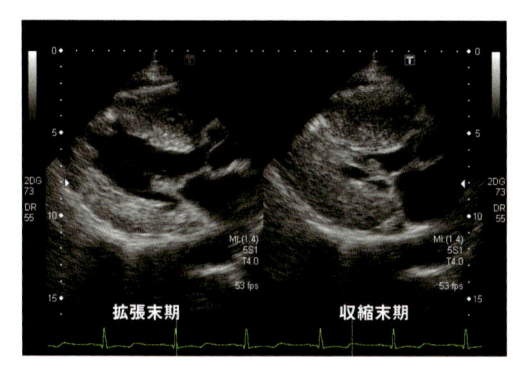

◀**左室形態と僧帽弁の肥厚**

胸骨左縁長軸断層像
左室内腔の狭小化と僧帽弁に肥厚が認められる。

LVDd：38mm

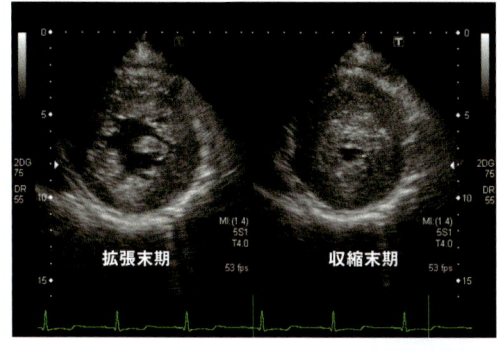

胸骨左縁短軸断層像（乳頭筋レベル）
求心性肥厚とgranular sparkringを認める。

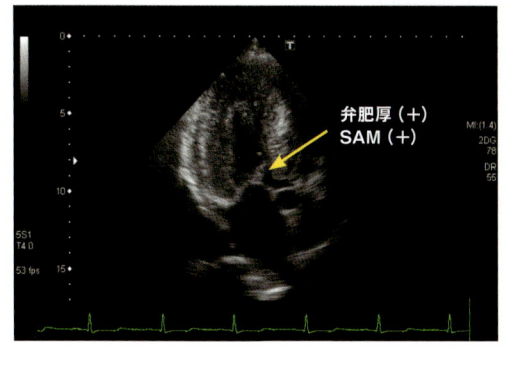

心尖部左室長軸断層像
左室内腔の狭小化を認め，僧帽弁収縮期前方運動（SAM）が確認できる。

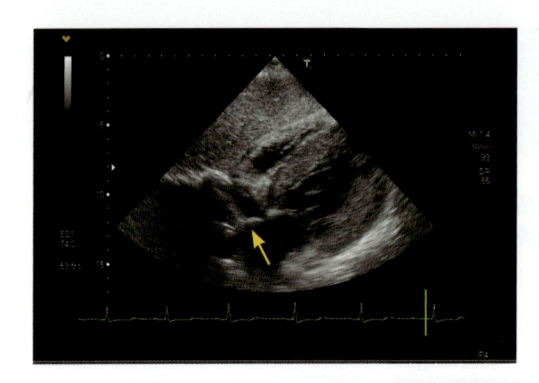

◀心房中隔の形態

心窩部四腔断層像
心房中隔に肥厚を認める（矢印）。

Check 02-01　ドプラ評価

カラードプラ法により，左室流出路に高速血流を示唆するモザイク血流を認める。連続波ドプラ法からは高度の圧較差を認めた。

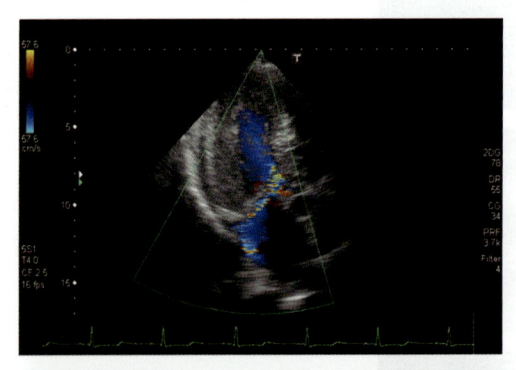

◀左室流出路障害

心尖部左室長軸断層像
（カラードプラ法）
左室流出路に高速血流を疑うモザイク血流を認める。
SAMにより偏位したMRが軽度認められる。

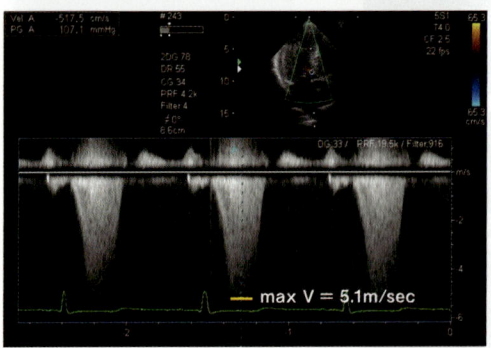

（連続波ドプラ法）
左室流出路血流速度はmax V＝5.1m/sec，圧較差：107mmHgを認める。

Check 02-02　ドプラ評価

パルスドプラ法を用いた左室流入血流速波形と，組織ドプラ法を用いた僧帽弁輪部速度波形から，左室拡張能を評価する。本例はE/E' = 19.5で拡張能低下を認め，推定肺楔入圧は26mmHgと上昇している。

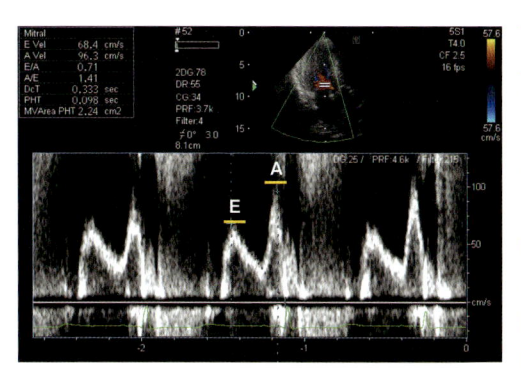

◀左室拡張能

左室流入血流速波形
（パルスドプラ法）
弛緩型を呈する。

E波：68cm/sec
A波：96cm/sec
E/A＝0.71
DcT＝333ms

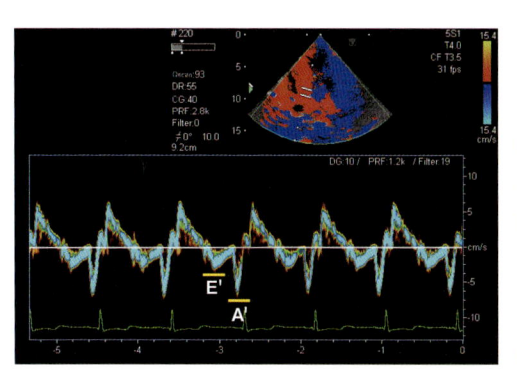

僧帽弁輪部速度波形
（組織ドプラ法）

E'＝3.5cm/sec
A'＝7.1cm/sec
E/E'＝19.5
推定PCWP＝26mmHg

PCWP：肺楔入圧

Important　左室流入血流速波形所見

左室流入血流速波形は心病変の進行とともに変化をきたし，E/Aは増大し，E波の減速時間decelerarasion time（DcT）は短縮する。重度になると拘束型を呈する。これらの指標は特に原発性アミロイドーシスの心予後予測に有用であり，A波の減高は，心房筋へのアミロイド沈着による心房機能異常と左室肥大による左室充満圧上昇が関与していると考えられている。

Case 12 | Study → 心筋症の臨床分類

心筋症の病型分類

特発性心筋症
1：肥大型心筋症
2：拡張型心筋症
3：拘束型心筋症
4：不整脈源性右室心筋症
5：分類不能の心筋症

特定心筋症（二次性心筋症）	
1：虚血性心筋疾患	
2：弁膜症性心筋疾患	
3：高血圧性心筋疾患	
4：炎症性心筋疾患	
5：代謝性心筋疾患	①内分泌性，②蓄積性，③欠乏性
6：全身性疾患	サルコイドーシス，アミロイドーシス
7：神経・筋疾患	筋ジストロフィーなど
8：過敏性・毒性疾患	アルコール性，薬剤性など
9：産褥性心筋疾患	

※ Richardson P, et al. Report of the 1995 World Health Organization/International Society and Federation of Cardiology Task Force on the Definition and Classification of cardiomyopathies. Circulation. 1996 Mar 1；93 (5)：841-2. より引用改変

拘束型に至る二次性心筋症

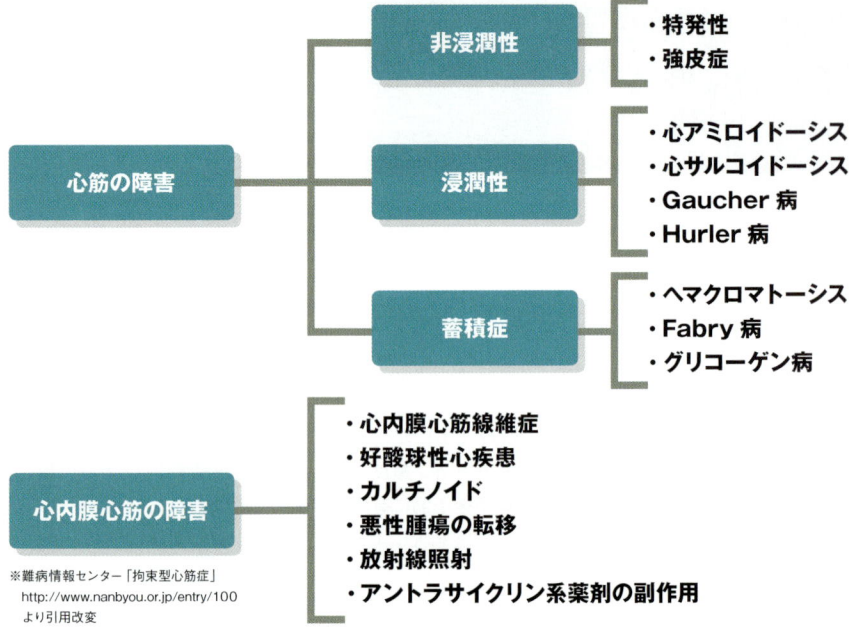

心筋の障害
- 非浸潤性
  - 特発性
  - 強皮症
- 浸潤性
  - 心アミロイドーシス
  - 心サルコイドーシス
  - Gaucher病
  - Hurler病
- 蓄積症
  - ヘマクロマトーシス
  - Fabry病
  - グリコーゲン病

心内膜心筋の障害
- 心内膜心筋線維症
- 好酸球性心疾患
- カルチノイド
- 悪性腫瘍の転移
- 放射線照射
- アントラサイクリン系薬剤の副作用

※難病情報センター「拘束型心筋症」
http://www.nanbyou.or.jp/entry/100 より引用改変

心臓超音波検査報告書 One Step Up の書き方 ← Report | Case 12

心アミロイドーシス報告書のkey sentence

- 左室肥大の形態と程度。
- 顆粒状の高輝度エコーgranular sparklingの評価。
- 房室弁肥厚と心房中隔肥厚の有無。
- 左室流出路狭窄合併の有無と圧較差の推定。
- 左室拡張能の評価。
- 僧帽弁逆流の程度。

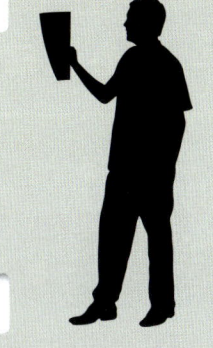

アドバイス

- 左室狭小化が著明になると，左室流出路狭窄を合併することがある。

US所見

- 左室：狭小化LVDd：38mm。求心性肥厚著明：19～21mm。
  顆粒状の高輝度エコーgranular sparkling（+）。
  EF：76%。拡張能低下。TMF：弛緩型，Dct：333ms。推定PCWP：26mmHg。
- 左室流出路：SAMを呈し，左室流出路狭窄に合致した血流パターンを示している。
  max V：5.1m/sec，max PG：107mmHg。
- 心房中隔：肥厚（+）。
- 大動脈弁：大動脈弁収縮期半閉鎖（+）。AS（−）。AR I/Ⅳ。
- 僧帽弁：弁肥厚（+）。MR mild。SAMのためLA後方側に偏位。

シェーマ
- 狭小化
- SAM（+）弁肥厚（+）
- MR
- モザイク高速血流
- 壁肥厚 granular sparkling

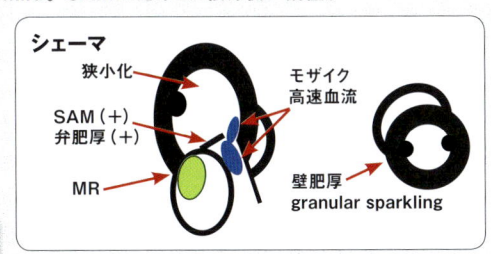

USコメント

- 心アミロイドーシスを疑う。
- 左室駆出率：75%。拡張能低下を認める。

左室狭小化と壁肥厚のため，左室流出路狭窄を合併しています。
SAMを呈し，107mmHgと高度の圧較差を認めます。

Case study
心電図を読んで心エコーを究める

心筋症

Case 13

不整脈原性右室心筋症

不整脈原性右室心筋症は，右室自由壁の脂肪浸潤と心筋細胞の脱落，線維化により，著明な右室拡大と心機能低下を認める。右室起源の心室性期外収縮や心室頻拍がみられ，若年性突然死の原因となる。突然死の多くは心室頻拍から心室細動への移行により生じると考えられている。

Case 13

arrhythmogenic right ventricular cardiomyopathy: ARVC

患者	79歳，男性
現病歴	数年前より三尖弁逆流と心不全の診断で，他院にて加療中であった。心不全症状の悪化を認めたため，精査加療目的にて当院紹介入院となった。

Case 13 | Step 01 → 心電図を読む

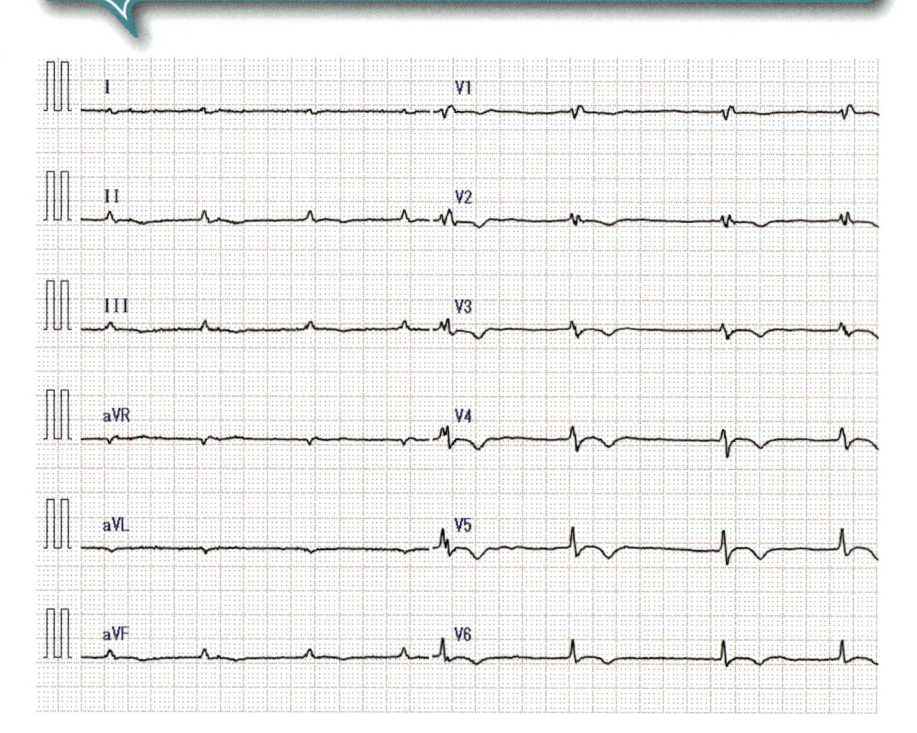

Case 13 | 不整脈原性右室心筋症 arrhythmogenic right ventricular cardiomyopathy: ARVC

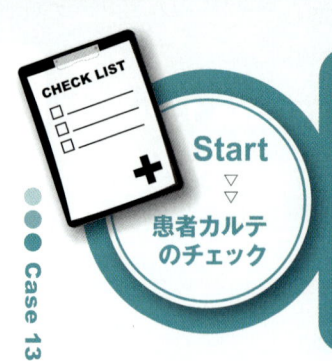

判読ポイント 01 ▶▶▶ 起電力

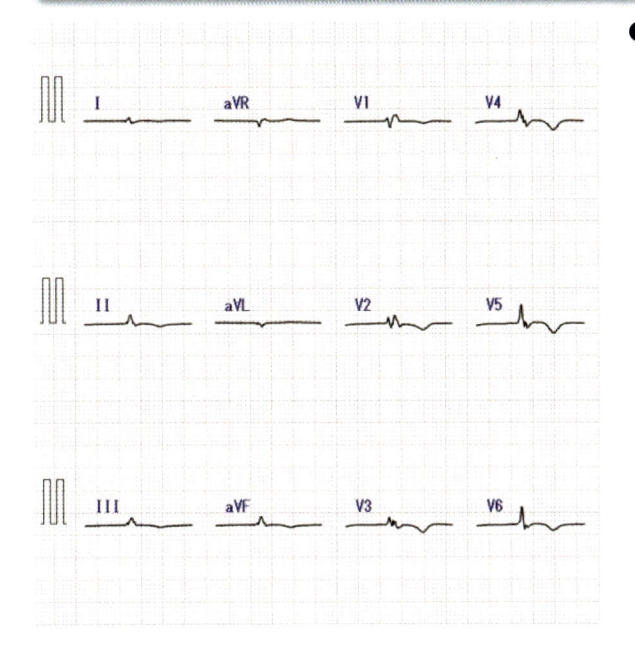

● 肢誘導ならびに胸部誘導の全誘導で低電位を認める。

判読ポイント 02 ▶▶▶ イプシロン波

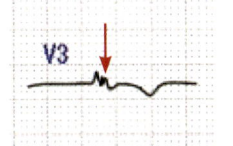

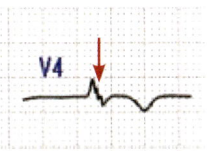

● V3, V4 の QRS 終末部に notch（ε波：イプシロン波）を認める（矢印）。

判読ポイント 03 ▶▶▶ 調律

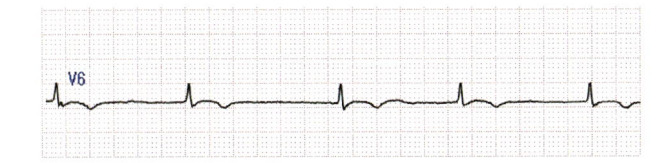

● 心房細動を認める。

Case 13 Step 02 → 心電図から心エコーへ

不整脈原性右室心筋症（ARVC）の診断基準

ARVCの診断基準は1994年にMcKennaによって提唱された診断基準が一般的に用いられていた。しかし，この基準は感度が低く見逃しを生じる可能性があるとされ，2010年にMarcusらによって診断基準の改変がされた。
カテゴリーは「①家族歴」「②心電図脱分極・伝導異常」「③心電図再分極異常」「④心室性不整脈」「⑤心筋組織学的変化」「⑥右室の機能的異常および形態的異常」からなる。それぞれのカテゴリーには大基準項目と小基準項目が設けられており，大基準2項目，大基準1項目＋小基準2項目，小基準4項目でARVCの可能性ありとされている。

本症例

本症例は著明な右室拡大と右室駆出率の低下より「⑥右室の機能の異常および形態的異常」，イプシロン波を有することより「②心電図脱分極・伝導異常」，MRI画像から脂肪変性が認められることより「⑤心筋組織学的変化」を満たす（「」内は大基準）。以上よりARVCと診断された。

生かそう心電図の情報！
本症例で最も見逃しようもない目を引く所見は，全誘導の低電位とイプシロン波である。低電位からは浮腫と心嚢液貯留があるだろうと推測がつく。イプシロン波は心室内伝導遅延により形成され，不整脈原性右室心筋症の特徴的所見である。

心エコーで絶対に確認！
心エコー検査の組み立てはCheck 01の断層像で各腔の大きさとバランスならびに右室収縮能をみる。Check 02，Check 03のドプラ法で三尖弁逆流の重症度評価と圧較差を評価する。

Check 01　断層像からの判読
- 各腔の大きさとバランス。
- RV-FAC（fractional area change）より右室収縮能を求める。

Check 02　三尖弁逆流の重症度評価
- カラードプラに加え，肝静脈血流波形から三尖弁逆流の重症度を評価する。

Check 03　ドプラ評価
- 下大静脈の径と呼吸変動から推定右房圧を推定する。
- 三尖弁逆流から右室圧を推定する。

Case 13　Step 03 → 心エコーで診る

Check 01　断層像からの判読

胸骨左縁断層像ならび心尖部四腔断層像から右室内腔の拡大を認める。
軽度の心囊液貯留を認める。

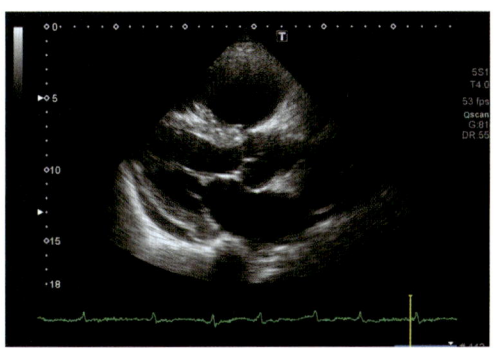

◀各腔の大きさとバランス

胸骨左縁長軸断層像
右室拡大と軽度心囊液貯留を認める。

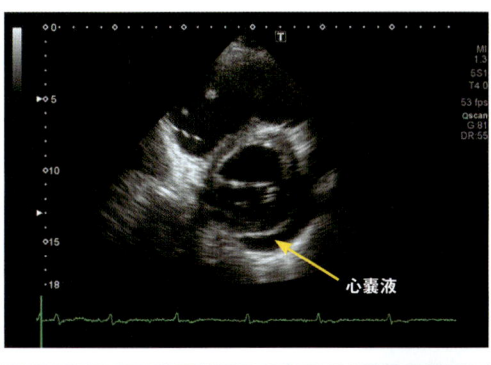

胸骨左縁短軸断層像（僧帽弁レベル）
右室拡大と左室後壁側に軽度心囊液貯留を認める（矢印）。

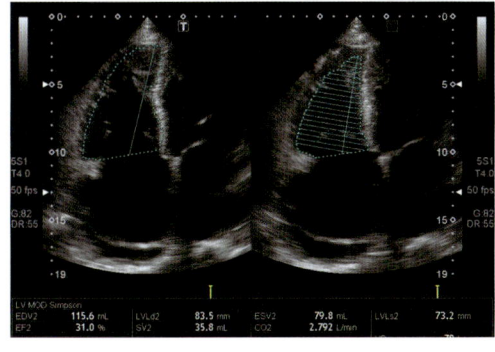

心囊液

◀右室収縮能

心尖部四腔断層像（RV-FAC測定）
右室収縮能低下を認める。

RV-FAC：31%
（基準値：35%以上）

Check 02　三尖弁逆流（TR）の重症度評価

中等度のTRを認める。肝静脈血流波形から逆行性の三尖弁逆流波形を認める。

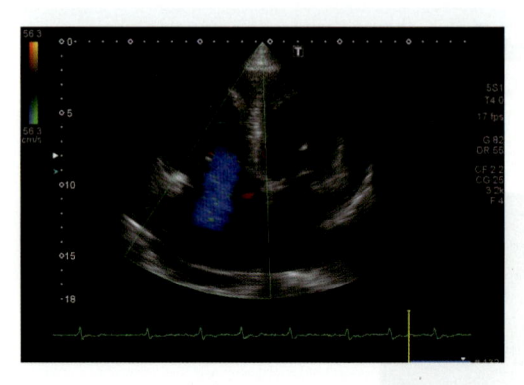

◀三尖弁逆流

心尖部四腔断層像
（カラードプラ法）
中等度TRを認める。

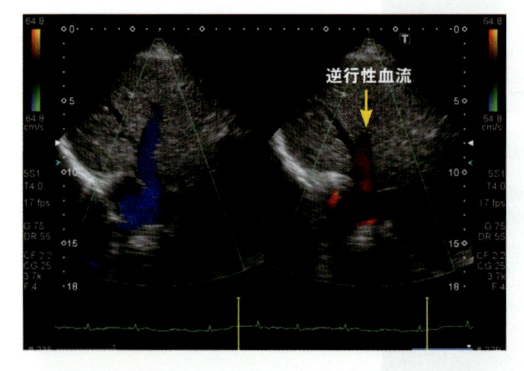

◀肝静脈血流

肋骨弓下断層像
（カラードプラ法）
逆行性血流が認められる。

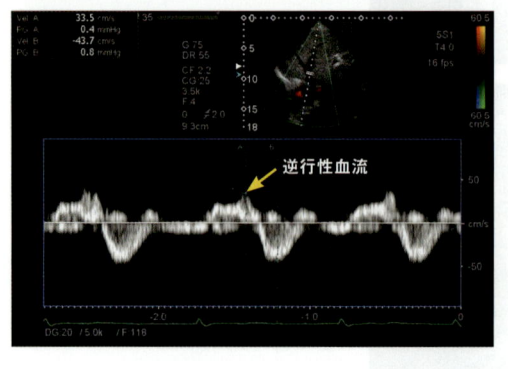

◀肝静脈血流波形

肋骨弓下断層像
（パルスドプラ法）
逆行性の収縮期逆流波形が認められる。

Check 03　ドプラ評価

右房圧の上昇が認められる。右室‐右房間の圧較差はごくわずかしか認められない。

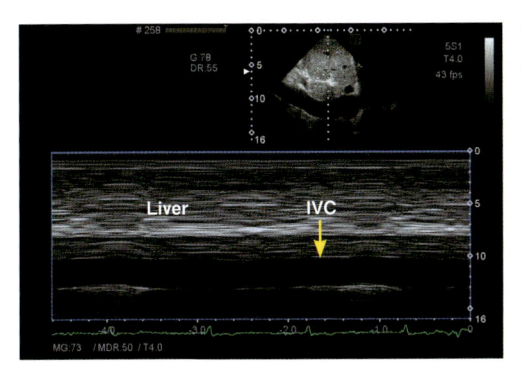

◀推定右房圧

肋骨弓下断層像
（Mモード法）

下大静脈は25mmと拡張し，呼吸変動は認めない。IVC径と呼吸変動より，右房圧は20mmHgと推定される。

Liver：肝臓
IVC：下大静脈

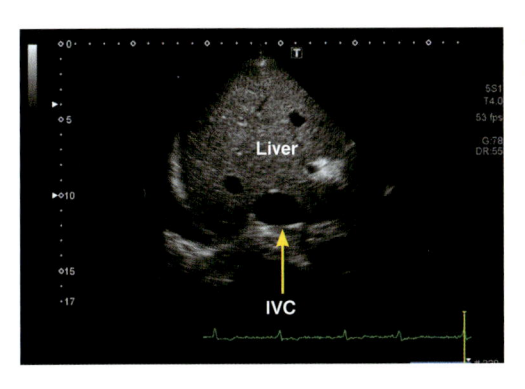

肋骨弓下断層像

IVC径と呼吸変動から右房圧が推定できる。

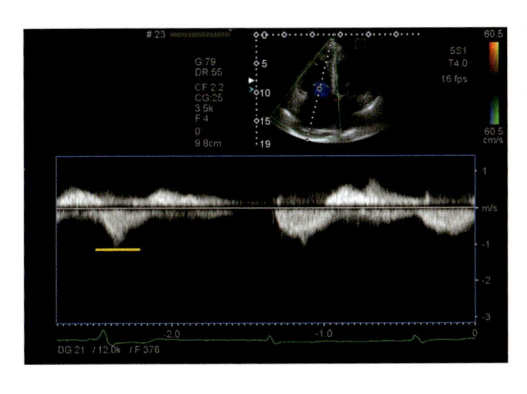

◀推定右室圧

三尖弁逆流波形
（連続波ドプラ法）

TR max V：1.0m/sec
(RV-RA) max PG：4mmHg
推定右室収縮期圧：24mmHg

Case 13 | Study → MRI・胸部X線所見

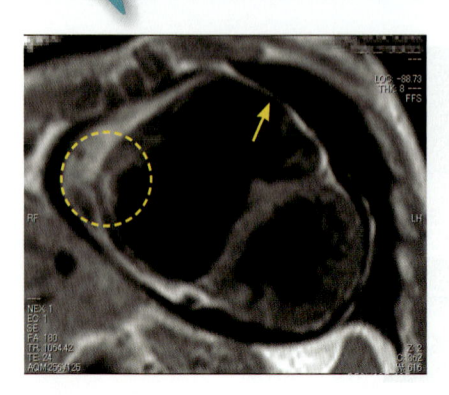

◀MRI所見

右室心筋に高輝度領域（脂肪浸潤：円）が認められる。また，右室の著明な拡大と菲薄化を認める（矢印）。

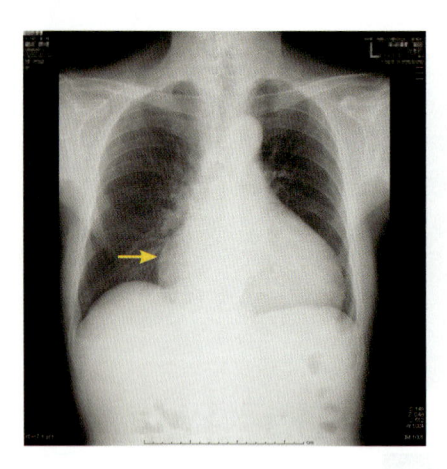

◀胸部X線所見

RA拡大（矢印）を認める。

心胸郭比：64%

RA：右房

心臓超音波検査報告書 One Step Up の書き方 ← Report Case 13

不整脈原性右室心筋症報告書の key sentence

- 右室の著明な拡大と機能低下。
- 右室の形態異常。
- 左室の機能障害の有無。
- 三尖弁逆流。

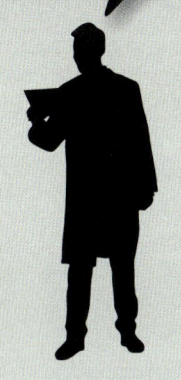

アドバイス

- 右室圧の上昇は認められない。

US所見

- 右室：著明な拡大と菲薄化を認め，内腔は不整を呈す。
  右室収縮能は31％と低下を認める。
  TR（RV-RA）max PG：4mmHg。推定右室圧：24mmHg。
- 右房：拡大（＋），IVC拡張（＋），推定右房圧：20mmHg。
- 三尖弁：弁輪拡大（＋），中等度TR，肝静脈逆行性血流波形（＋）。
- 左室：拡大（－），LVDd：50mm，LVDs：40mm。LVEF：41％。
- 左房：拡大（－）。
- 大動脈弁・僧帽弁：正常。

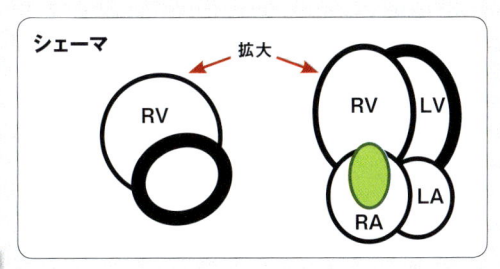

シェーマ ←拡大→ RV RV LV RA LA

USコメント

- 不整脈原性右室心筋症を疑う。
- 三尖弁逆流：中等度。
- 肺高血圧（－）。

著明な右室拡大と形態異常を示し，右室収縮能の低下を認めます。

Case study
心電図を読んで心エコーを究める

先天性心疾患

Case 14

心房中隔欠損症

心房中隔欠損症は，先天的な心房中隔の欠損により左-右シャントが生じ，右房，右室への容量負荷をきたす。肺静脈血流は欠損孔を通じて右房にシャントするので，左房の拡大は生じない。発見は幼児・学童期にされることが多いが，乳幼児期では無症状で経過し，しばしば見落とされることがある。成人では三尖弁逆流，肺高血圧症などの合併症により発見されることが多い。大きな欠損孔の場合は動悸，息切れなどの症状が出現する。さらに進行すると，左-右シャントは右-左シャントと逆転し，全身性チアノーゼが出現するEisenmengerを呈する。

Case 14
atrial septal defect: ASD

先天性心疾患

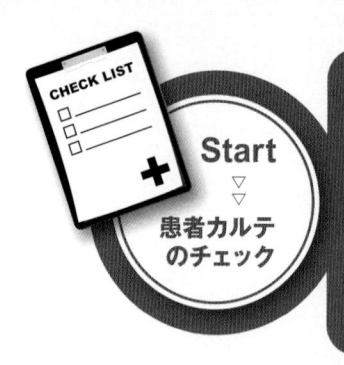

Case 14 | 心房中隔欠損症 | atrial septal defect: ASD

患者 29歳，男性

現病歴 数年前より動悸，胸部不快の自覚を認めていたが，受診せず放置。健康診断にて心電図異常を指摘され，他院を受診。精査目的にて当院紹介となった。

Step 01 → 心電図を読む

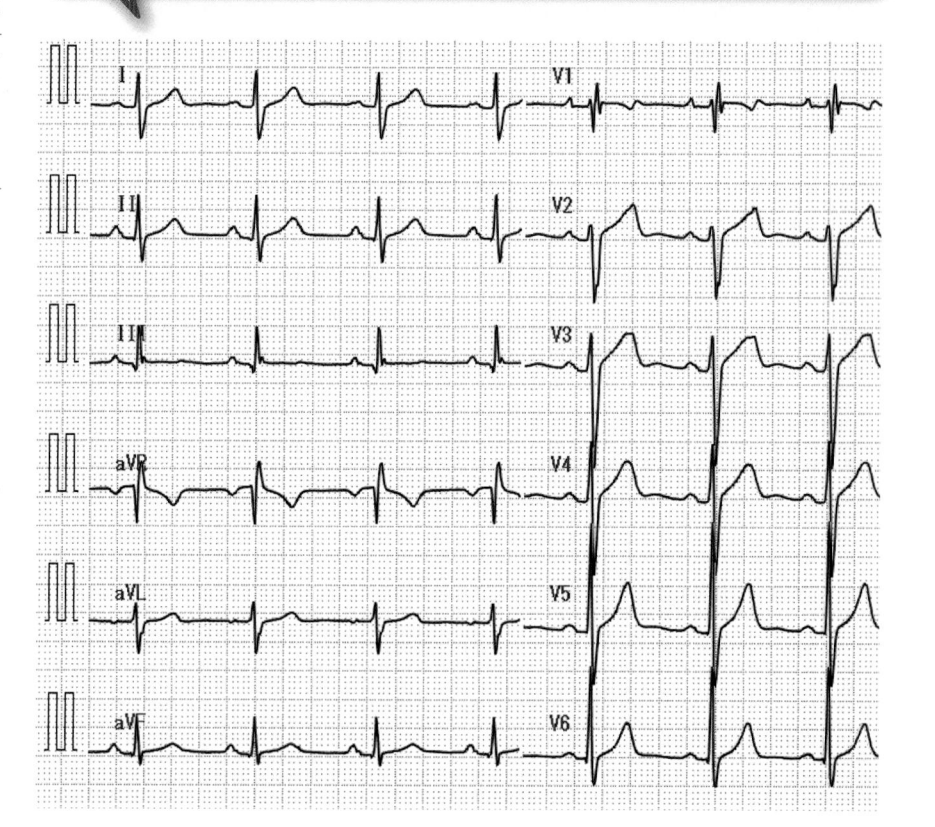

判読ポイント 01 ▶▶▶ 電気軸

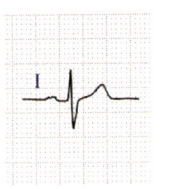

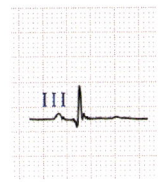

●I誘導：弱い下向き軸，III誘導：上向き軸。QRS電気軸は弱いながら右軸偏位となる。

判読ポイント 02 ▶▶▶ 不完全右脚ブロック型

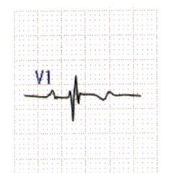

●V1のQRS波は不完全右脚ブロック型（rSR型）を呈する。

判読ポイント 03 ▶▶▶ ST-T変化

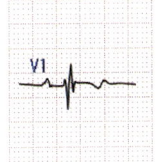

●V1は軽度の陰性T波を認める。右室容量負荷の所見である。

> **Important** ― 一次孔欠損型の心電図
>
> 心房中隔欠損症の分類は一次孔欠損型，二次孔欠損型，静脈洞欠損型，冠静脈洞欠損型に分けられる。一次孔欠損型では，僧帽弁裂隙による僧帽弁逆流を伴うことが多く，左室容量負荷の所見を呈する。電気軸は通常左軸偏位を呈する。

心房中隔欠損症の他の特徴的心電図所見

- PQ延長や心房細動を伴うことが多い。特に高齢者では心房細動が高頻度で認められる。
- P波はV1，V2で増高し，右房負荷を呈する。
- V5に深いS波を認める。

Case 14 Step 02 → 心電図から心エコーへ

生かそう心電図の情報！

本症例で最も見逃しようもない目を引く所見は，V1のrSR型の不完全右脚ブロックである．心房中隔欠損症は左‐右シャントにより右房，右室への容量負荷をきたす．右室拡大を呈することで伝導障害を起こし，不完全右脚ブロック型となる．
しかし，不完全右脚ブロックは心房中隔欠損症のみに認められる所見ではなく，若年健康人や右室拡大を起こす他の要因でも認められる．

心エコーで絶対に確認！

心エコー検査の組み立ては，Check 01の断層像から各腔の大きさとバランスを観察し，右室容量負荷を認めた場合は心房中隔欠損症を疑う．Check 02のカラードプラ法で欠損孔の位置と大きさを確認し，心房中隔欠損症の分類をする．Check 03で肺体血流比（Qp/Qs）と肺高血圧の評価を行う．

Check 01　断層像からの判読

- 心房中隔欠損症は右室容量負荷を呈する．特徴は，心室中隔が拡張期に後方に収縮期に前方に向かう奇異性運動と，拡張期の左室扁平化が挙げられる．

Check 02　カラードプラ法からの判読

- シャント血流の検出：多断面からアプローチを行い，欠損孔の位置と大きさを計測し，心房中隔欠損症の分類をする．
- 左上大静脈遺残（PLSVC），部分肺静脈還流異常（PAPVC）などの合併症に注意を払う．PLSVCは冠静脈洞型ASDに，PAPVCは静脈洞型ASDに合併することが多い．

Check 03　肺体血流比（Qp/Qs）とドプラ評価

- 肺体血流比と三尖弁逆流から右室圧を推定する．

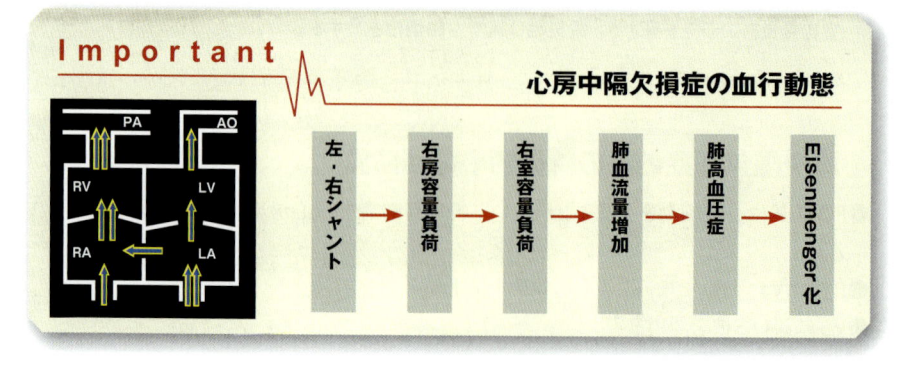

Important　心房中隔欠損症の血行動態

左・右シャント → 右房容量負荷 → 右室容量負荷 → 肺血流量増加 → 肺高血圧症 → Eisenmenger化

Case 14 | Step 03 → 心エコーで診る

Check 01　断層像からの判読

左室狭小化，右室拡大，心室中隔の拡張期扁平化を認める．右室容量負荷所見である．心房中隔の性状は欠損孔の辺縁が肥厚し，輝度上昇を認める．

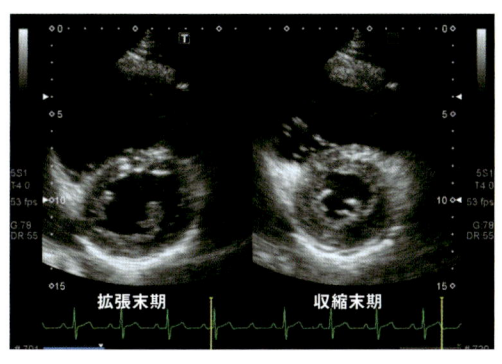

◀ 各腔の大きさとバランス

胸骨左縁短軸断層像（乳頭筋レベル）

右室拡大を認める．心室中隔は拡張末期に扁平化をきたしている．

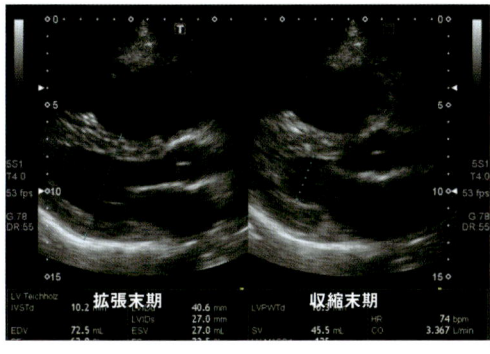

胸骨左縁長軸断層像

左室はLVDd：40mmで狭小化を呈する．

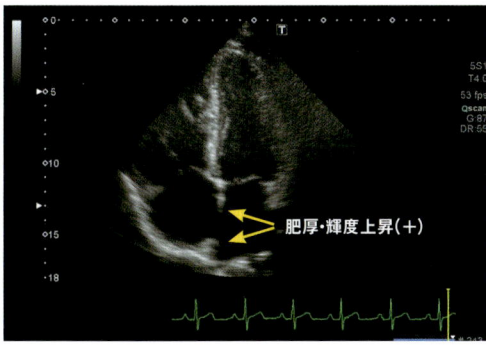

◀ 心房中隔の性状

心尖部四腔断層像

心房中隔が超音波ビームと平行になるため，ドロップアウトを起こすことがある．心房中隔の性状は，欠損孔の辺縁が肥厚し，輝度上昇を認める．

肥厚・輝度上昇（+）

Check 02　カラードプラからの判読

心房中隔二次孔に左-右シャントを認める。欠損孔は22mm。右肺静脈血流は左房に還流している。

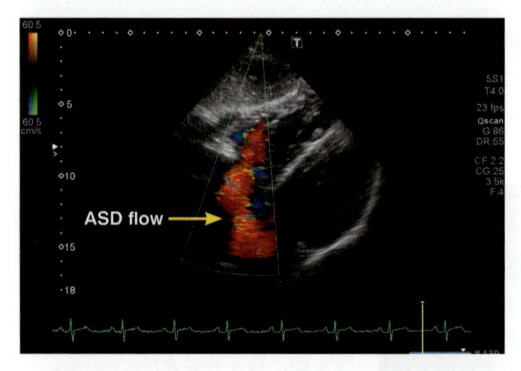

◀心房中隔左・右シャント

心窩部四腔断層像
（カラードプラ法）

左房から右房へ，左-右シャント血流を認める。

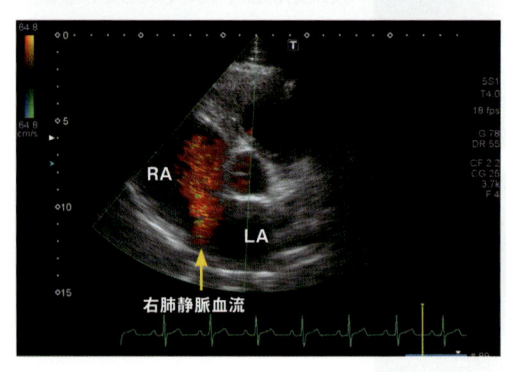

胸骨左縁短軸断層像
（カラードプラ法）

右肺静脈血流が，左房から欠損孔を介して右房にシャントしているのが確認できる。

心房中隔欠損症のアプローチ法

ASDシャント血流の検出には，心房中隔が超音波ビームに対し角度がつく，傍胸骨左縁，心窩部，胸骨左縁，胸骨右縁からのアプローチを用いる。

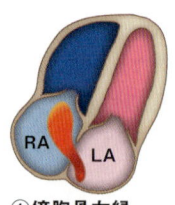

①傍胸骨左縁
　四腔断層像

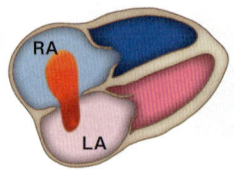

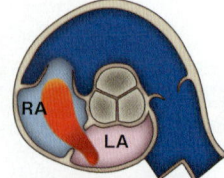

②心窩部四腔断層像

③胸骨左縁短軸断層像
　（大動脈弁レベル）

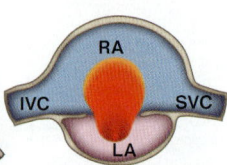

④胸骨右縁縦断層像

Check 03　肺体血流比(Qp/Qs)評価

Qpは右室流出路の径と流速時間積分値，Qsは左室流出路の径と流速時間積分値の比で求められる。

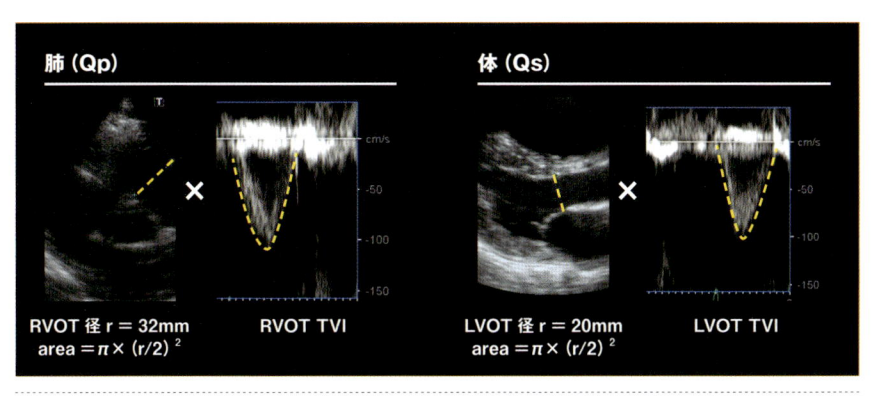

肺 (Qp)
RVOT 径 r = 32mm
area = π × (r/2)²
RVOT TVI

体 (Qs)
LVOT 径 r = 20mm
area = π × (r/2)²
LVOT TVI

Qp/Qs = 2.91

心房中隔欠損症の分類

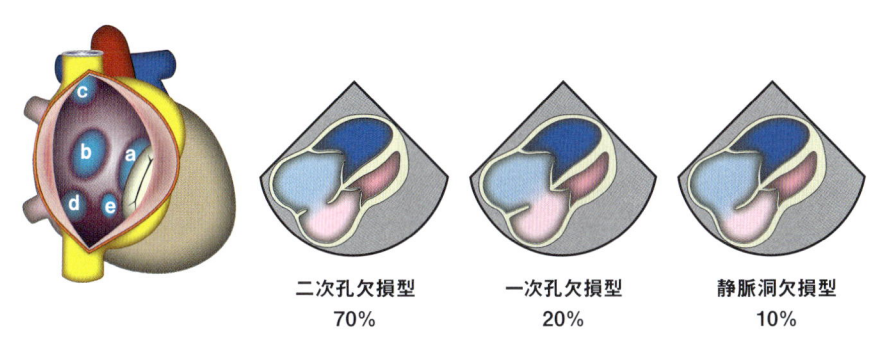

二次孔欠損型　70%
一次孔欠損型　20%
静脈洞欠損型　10%

一次孔欠損型(a)	心房中隔下方部の房室弁直上に欠損孔が存在する。心内膜床欠損症不完全型に属し，僧帽弁に裂隙(cleft)を有し，僧帽弁逆流を認める。
二次孔欠損型(b)	心房中隔中央部の卵円窩に欠損孔が存在する。胎児期の卵円孔形成異常によって生じる。
静脈洞欠損型(c,d)	上大静脈流入部の上位欠損型，下大静脈流入部の下位欠損型に分類される。上位欠損型が最も多く，部分肺静脈還流異常を伴うことが多い。
冠静脈洞型(e)	冠静脈洞に欠損孔を認める極稀な型で，左上大静脈遺残を伴うことがある。

先天性心疾患

Case 14 | Study → 心臓カテーテル・胸部X線・CT所見

▼心臓カテーテル所見

酸素飽和度：右房中位で90.2%とO_2step-upを認めた。二次孔欠損型ASDの所見。Qp/Qs：2.92。シャント率：66%。肺動脈収縮期圧/拡張期圧：28/13（mmHg）肺高血圧なし。肺動脈造影：4本の肺静脈が左房に流入しており肺静脈還流異常なし。

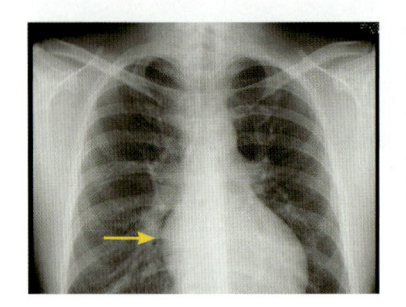

◀胸部X線所見

RA拡大（矢印）と第2弓のPAの拡張を認める。

心胸郭比：50%

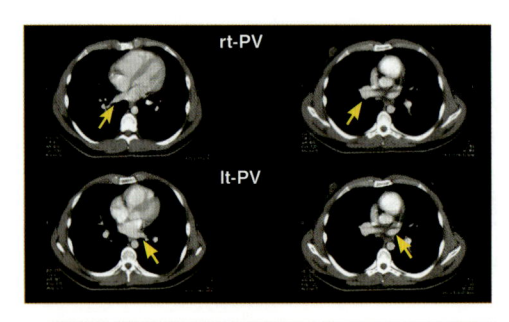

◀CT所見

4本のPVがLAに還流している。

Important　　　　　　　　　　　　　　　　手術適応

手術適応には肺体血流比（Qp/Qs），合併症，肺高血圧の程度が重要となる。
❶ 本症に由来する臨床症状を有する場合
❷ 臨床症状を有さなくとも年齢が40歳以上である場合
❸ Qp/Qsが2.0以上の左‐右シャントを有し，高度肺高血圧を伴わない場合
❹ Qp/Qsが2.0未満であっても，右‐左シャントの存在がコントラストエコーで確認され，脳梗塞を生じる可能性がある場合

心臓超音波検査報告書 One Step Up の書き方 ← Report Case 14

心房中隔欠損症報告書の key sentence

- 心房中隔欠損症は欠損孔の部位により，一次孔欠損型，二次孔欠損型，静脈洞欠損型，冠静脈洞欠損型に分類される。
- 右心系の拡大と左室の狭小化，心室中隔の拡張期扁平化。
- 重症度評価として欠損孔の大きさと Qp/Qs を計測する。
- シャント血流の方向とシャント波形をシェーマに記載する。
- 肺高血圧の有無と程度。

アドバイス

- シャント血流量とシャント方向は，欠損孔の大きさ，心房圧の差，心室のコンプライアンスの差によって決定される。
- 合併症の評価を忘れない。

US 所見

- ASD：二次孔欠損型。
- 心房中隔の二次孔に欠損を認める。欠損孔は 22mm。血流は左房から右房に向かう左 - 右シャント血流。パルスドプラ法から拡張早期と心房収縮期にピークを有する二峰性の連続血流波形が確認できる。明らかな右 - 左シャント血流は確認できない。Qp/Qs = 2.91。
- 左室：拡張期 IVS 扁平化（＋），LVDd：40mm 狭小化（＋），EF：62％。
- 右心系：右房，右室拡大著明。TR（＋）RV-RA ＝ 30mmHg。
- IVC：拡張（－）。
- CS：拡張（－）。

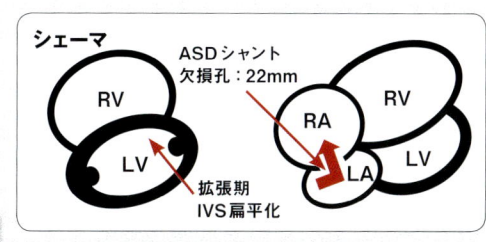

シェーマ
ASD シャント
欠損孔：22mm
RV   RV
 LV   RA LV
      LA
拡張期
IVS 扁平化

US コメント

- 心房中隔欠損症：二次孔欠損型，欠損孔：25mm，Qp/Qs：2.91。
- 有意な肺高血圧症は認められません。推定右室圧：35mmHg。

先天性心疾患

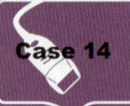

Case 14 | One More Step → 鑑別

ASDシャント血流波形と下大静脈血流波形の比較

下大静脈血流が心房中隔に沿って流入すると，シャント血流と紛らわしい場合がある．鑑別にはパルスドプラ法が有用である．

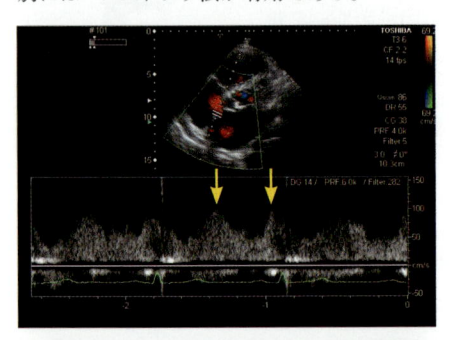

◀シャント血流の特徴

ASDシャント血流波形（パルスドプラ法）

拡張早期と心房収縮期にピークを有する二峰性の連続血流波形となる（矢印）．

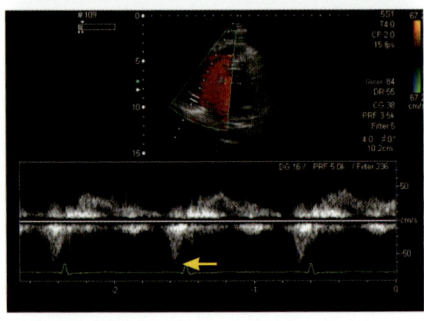

◀下大静脈血流の特徴

下大静脈血流波形（パルスドプラ法）

収縮期と拡張期にピークを有し，心房収縮期には逆流波形となる（矢印）．

心室中隔の奇異性運動

右室容量負荷を伴う心房中隔欠損症では，心室中隔は拡張期に扁平化し，収縮期には右室の収縮を補うため右室側に前方運動をする．

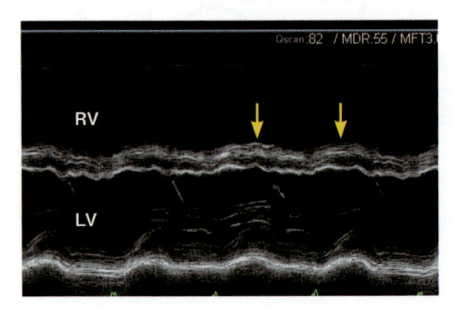

◀奇異性運動

腱索レベルMモード像

心室中隔は右室側に収縮して壁厚増加を認める奇異性運動を呈する（矢印）．

卵円孔開存症（patent foramen ovale：PFO）

心房中隔の形成では，一次中隔の形成後に二次中隔が形成される。それぞれの中隔には欠損孔が存在しており，一次中隔には二次孔が存在し，二次中隔には卵円孔が存在する。生後は直ちに肺循環が開始されるため，肺静脈血流が増し，左房圧が上昇する。左房圧が右房圧より高いため，心房中隔は機能的に閉鎖される。通常，1年以内に2枚の中隔が融合し，器質的な閉鎖がされるといわれている。しかし，融合が不完全のままになっている場合があり，これが卵円孔開存症である。いきむなどして右房圧が上昇すると，卵円孔を通じて一次中隔を押して右 - 左シャントが生じる。奇異性塞栓として知られている若年性脳梗塞は，卵円孔開存症によることが多い。

心房中隔の比較

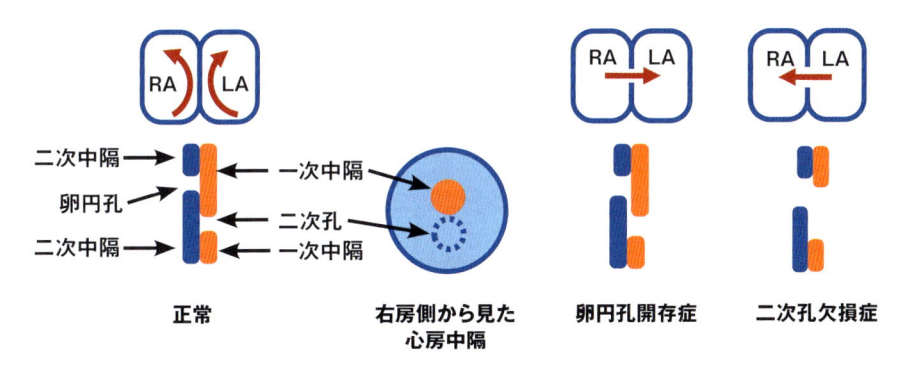

正常　　　　右房側から見た心房中隔　　　卵円孔開存症　　　二次孔欠損症

Important

stretched ASD (stretched foramen ovale)

重度僧帽弁狭窄，重度大動脈弁狭窄，重度僧帽弁逆流が生じた場合，左房圧ならびに左房拡大を呈する。重度三尖弁狭窄，Ebstein奇形，重度三尖弁逆流が生じた場合，右房圧ならびに右房拡大を呈する。このように心房の圧負荷や拡大を生じると心房中隔と卵円孔は拡張をきたす。卵円孔開存症の場合，一次中隔と二次中隔が融合していないため，一次中隔と二次中隔の間隙から左 - 右シャントまたは右 - 左シャントが生じる。これを stretched ASD または stretched foramen ovale と呼ぶ。

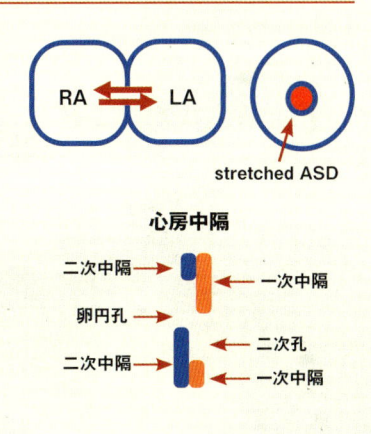

Case study
心電図を読んで心エコーを究める

先天性心疾患

Case 15

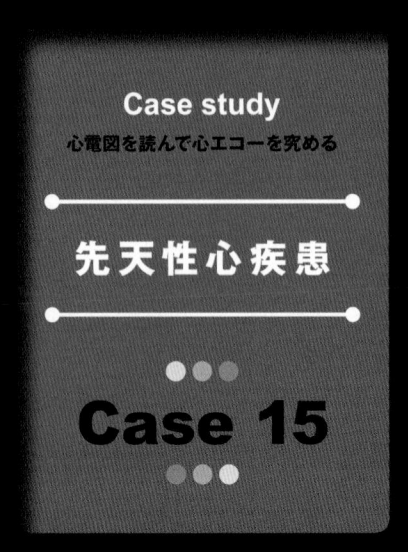

心室中隔欠損症
Eisenmenger 症候群

左‐右シャントの先天性心疾患は，肺血流量の増加に伴い，肺血管抵抗の上昇が起こり，肺高血圧に至る。肺動脈圧が大動脈圧を凌駕すると右‐左シャントとなり，チアノーゼ，血痰，ばち指などの症状が出現する。これがEisenmenger症候群である。Eisenmenger化すると，外科的手術は禁忌で，内科的治療法が行われるが，心不全，肺出血，失神など多種の合併症を併発し，予後は不良である。

••• Case 15 •••
ventricular septal defect: VSD

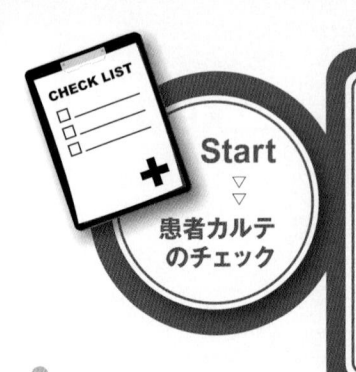

患者	36歳，女性
現病歴	4歳時，他医院にて心室中隔欠損症パッチ閉鎖術を施行されたが，シャントの残存があった。その後通院を中断し，7歳時に再受診したが，高度肺高血圧症のため手術を断念した。29歳時，肺炎にて当院へ緊急搬送されたのを契機に内科的治療を継続し，経過観察となっている。

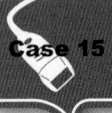

Case 15 Step 01 → 心電図を読む

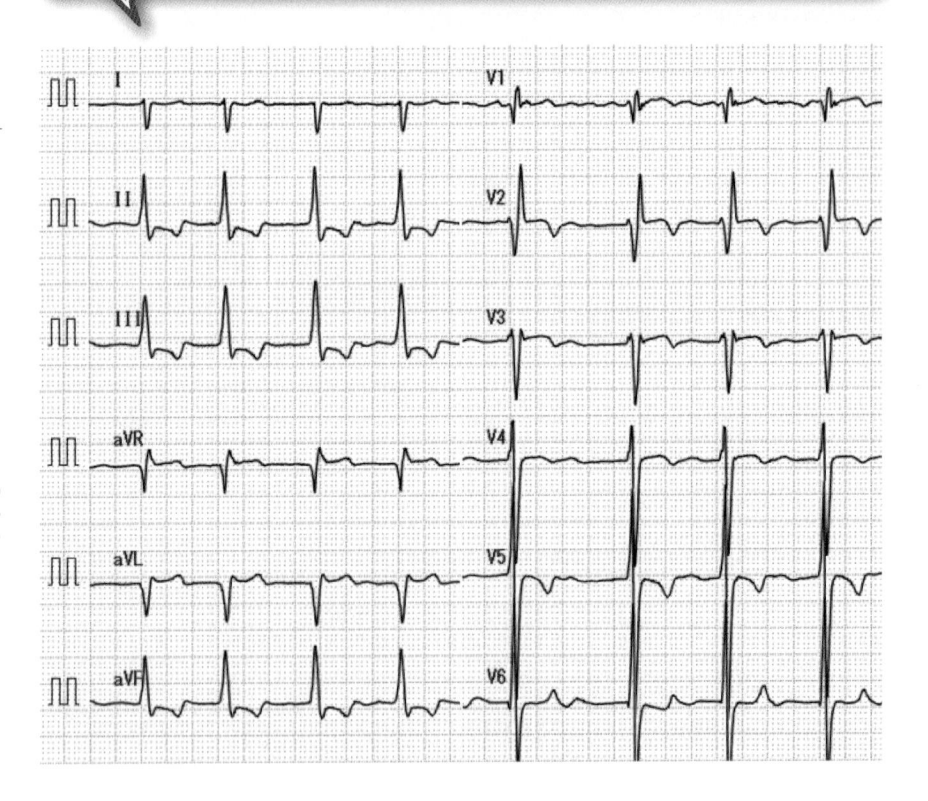

判読ポイント 01 ▶▶▶ 電気軸

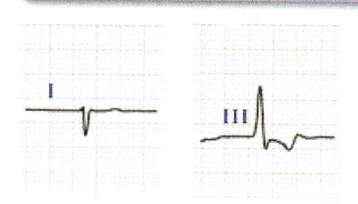

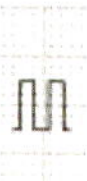

校正波：5mm/mV
起電力：2倍

- Ⅰ誘導下向き軸，Ⅲ誘導上向き軸であるのでQRS電気軸は右軸偏位となる。

判読ポイント 02 ▶▶▶ 右室側誘導のST-T変化とR波

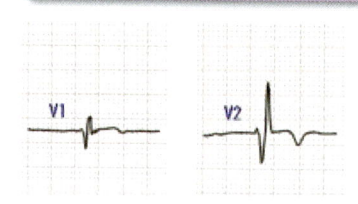

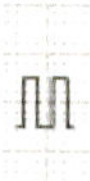

校正波：5mm/mV
起電力：2倍

- V1に変化は認められないが，V2は陰性T波とR波の増高（RV2 = 20mm）を認める。右室圧負荷による右室肥大を疑う所見である。

判読ポイント 03 ▶▶▶ 左室側誘導のST-T変化とR波

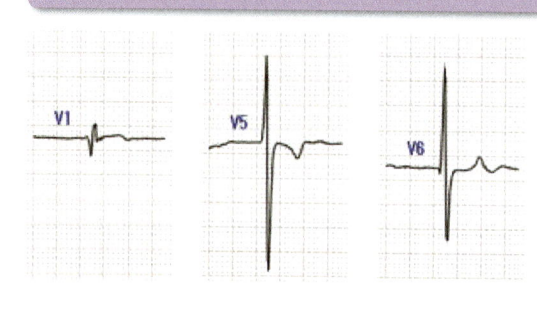

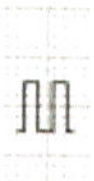

校正波：5mm/mV
起電力：2倍

- RV5 = 35mm，RV5 + SV1 = 43mmで左室肥大に一致する。遠心性左室肥大を疑う所見である。

判読ポイント 04 ▶▶▶ 移行帯

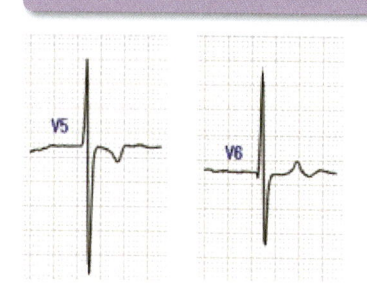

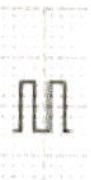

校正波：5mm/mV
起電力：2倍

- 右室拡大に伴い，R波≒S波の移行帯がV6に左方移動している。
- 移行帯は心室中隔付近を示し，通常はV3またはV4にある。

Case 15　Step 02 → 心電図から心エコーへ

両室肥大の心電図診断基準

下記のいずれかを認める場合は両室肥大と診断する。

❶ 右室肥大および左室肥大の基準をともに満たす
❷ V5，V6のR波の増高に加えて，V1，V2のR波増高，S波減高を伴う
❸ V1，V2でR波の増高に加えて，V5，V6のR波増高と深いS波
❹ 左軸偏位に加えてV1，V2のR波増高または不完全右脚ブロックを呈する
❺ 左室肥大に加えて，V1〜V3の陰性T波，右房負荷所見をみる
❻ V5，V6で高いR波と深いS波

生かそう心電図の情報！

本症例は心房細動で右軸偏位，V2，V6のR波増高，左方移動が認められる。最も見逃しようもない目を引く所見は，V2誘導のR波増高に加えて，V5，V6のR波増高と深いS波で両室肥大を示唆する所見である。心電図から右室拡大，左室拡大，圧排による心室中隔扁平化があるだろうと推測がつく。

心エコーで絶対に確認！

心エコー検査の組み立ては，Check 01の断層像から各腔の大きさとバランスならびに心室中隔扁平化の程度，右室肥大の有無を観察する。Check 02からVSDシャントの大きさとシャント方向を観察する。Check 03のドプラ法と断層像から推定肺動脈圧の重症評価をする。

Check 01　断層像からの判読

● 各腔の大きさとバランス，心室中隔扁平化の程度，右室肥大の程度，心房中隔の左房側への圧排像を評価する。

Check 02　VSDシャントの評価

● シャント方向の評価とシャント血流の圧較差を計測する。

Check 03　肺高血圧の評価

● 右房圧と肺動脈圧を推定する。

Case 15 Step 03 → 心エコーで診る

Check 01　断層像からの判読

胸骨左縁断層像からは，左室拡大，心室中隔扁平化，右室肥大を認める。心室中隔扁平化は左室拡大のため圧負荷のわりに強くない。心尖部四腔断層像からは，右室，右房の拡大と心房中隔の左房側へ圧排が認められる。

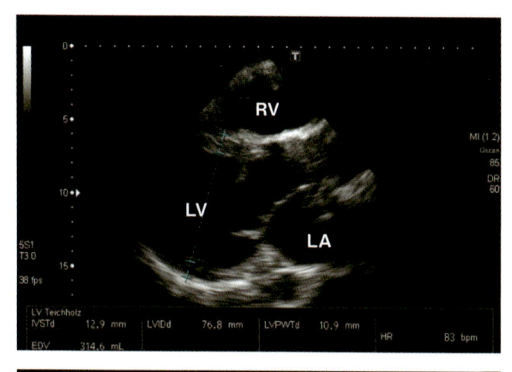

◀各腔の大きさとバランス

胸骨左縁長軸断層像
左室拡張末期径：76mmと著明な拡大を呈している。心室中隔の軽度扁平化を認める。

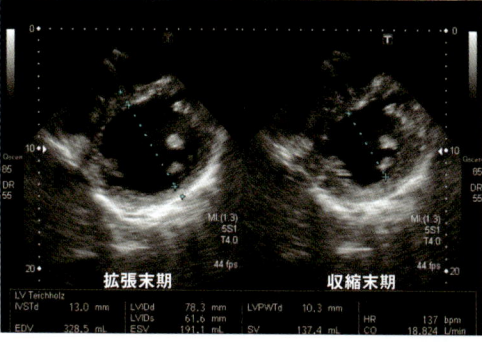

◀心室中隔の扁平化

胸骨左縁短軸断層像
（乳頭筋レベル）
左室拡大のため，心室中隔の扁平化は軽度。右室肥大を認める。

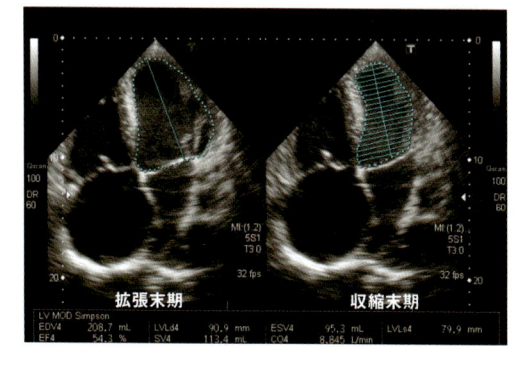

◀心房中隔の偏位

心尖部四腔断層像
右室，右房は拡大を呈す。心房中隔は左房側へ圧排され，右房圧上昇を示唆する断層像である。

LVEF：54%

Check 02　　VSDシャントの評価

カラードプラ法から膜様部中隔に欠損を認め，右-左シャントが確認できる。連続波ドプラ法から右-左シャント血流が確認でき，右室-左室間の圧較差を求める。

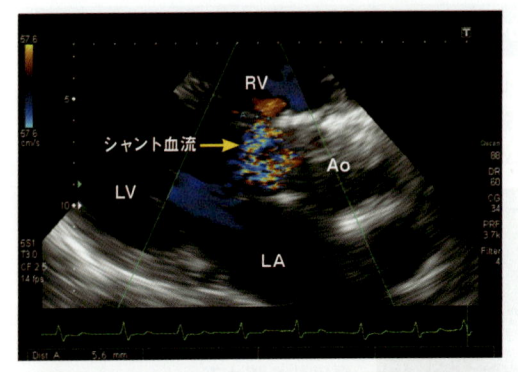

◀心室中隔欠損症シャント血流

胸骨左縁長軸断層像
（カラードプラ法）

心室中隔に約6mmの欠損孔を認める。右室圧が左室圧を凌駕し，右室から左室流出路に向かうシャント血流（矢印）が認められる。

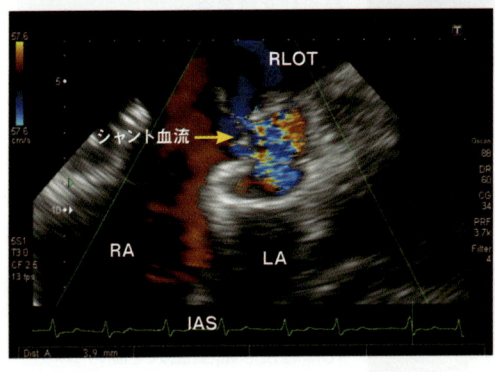

胸骨左縁短軸断層像
（カラードプラ法）

膜様部中隔に欠損孔を認め，右室から左室に向かう右-左シャント血流（矢印）が認められる。

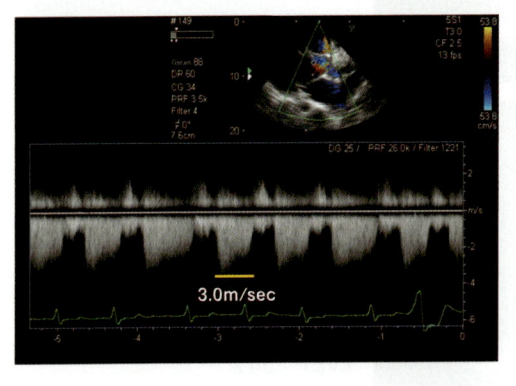

◀心室中隔欠損症シャント血流波形

胸骨左縁長軸断層像
（連続波ドプラ法）

シャントの血流速度波形は右-左シャント血流波形で，max V：3.0m/sec, max PG：36mmHgを認める。

Check 03-01　肺高血圧の評価

右室肥大を伴っている圧負荷は，中等度以上の三尖弁逆流(TR)を呈することが多い。TRから収縮期肺動脈圧を求める。また，肺動脈弁逆流(PR)の拡張末期流速から，拡張期肺動脈圧を求める。肺動脈圧は求めた圧較差に拡張期右室圧を加えることで推定できる。拡張期右室圧は右房圧に等しいため，右房圧を用いる。

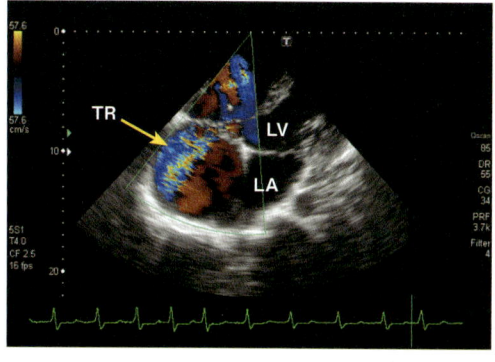

◀TR，PRからの圧較差

傍胸骨左縁四腔断層像（カラードプラ法）

右室，右房の拡大ならびに中等度TRを認める。

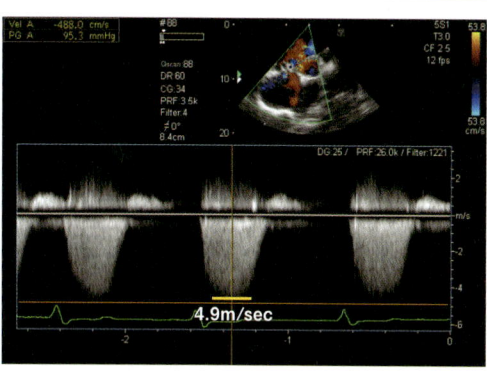

三尖弁逆流波形（連続波ドプラ法）

右室・右房間の最大圧較差は95mmHgを認める。

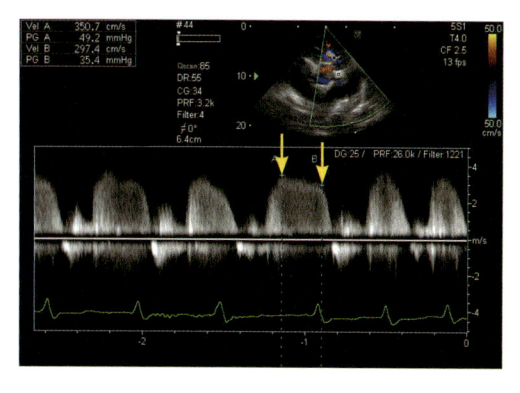

肺動脈弁逆流波形（連続波ドプラ法）

肺動脈・右室間の圧較差は，拡張末期血流速度から35mmHg，拡張期最大血流速度から49mmHgを認める。

Check 03-02　肺高血圧の評価

下大静脈径と呼吸変動から，右房圧を推定する．

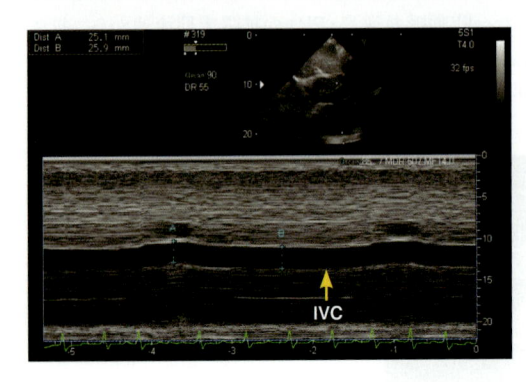

◀右房圧の推定

肋骨弓下断層像（Mモード法）

下大静脈は静脈還流異常のため，25mmと拡張し，呼吸変動は認めない．IVC径と呼吸変動より，右房圧は20mmHgと推定される．

Kirklinの分類

Ⅰ型：漏斗部中隔欠損型（右室流出路の肺動脈直下の欠損）
Ⅱ型：膜様部欠損型（心室中隔の膜性部およびその周辺の欠損）
Ⅲ型：心内膜床欠損型（三尖弁中隔尖の下方の欠損）
Ⅳ型：筋性部欠損型（心尖部寄りの筋性部中隔欠損）

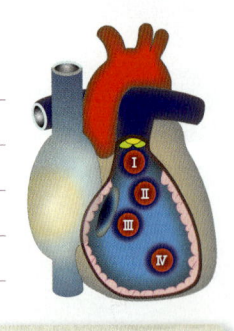

Important　心室中隔欠損症とEisenmengerの血行動態

心室中隔欠損症

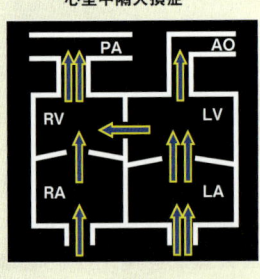

収縮期左-右シャント
↓
肺血流量増加
↓
左房容量負荷
↓
左室容量負荷
↓
肺高血圧症
↓
Eisenmenger化

Eisenmenger

VSDシャント血流は収縮期に直接肺動脈へ駆出される．そのため肺血流量の増加をきたし，左房，左室は容量負荷となり拡大する．また，肺血管は直接圧負荷がかかるため，閉塞性肺血管病変が進展し，肺高血圧を引き起こす．
Eisenmenger化すれば，圧負荷による二次性の右心系拡大が起こる．心室中隔はかつて存在していた左室容量負荷による左室拡大が維持するため，肺動脈圧が高くても扁平化を伴わないことがあるので注意を要する．

心臓超音波検査報告書 One Step Up の書き方 ← **Report** | Case 15

心室中隔欠損症，Eisenmenger症候群報告書のkey sentence

- 心室中隔欠損症のKirklinの分類。
- 右室‐左室間のシャント血流の検出。
- 左心系拡大の程度。
- 右心系拡大と右室肥大の程度。
- 肺高血圧の程度。
- 推定肺動脈圧，推定右房圧。

アドバイス

- 心室中隔欠損症によるEisenmenger症候群は，左心系，右心系ともに拡大を呈する。

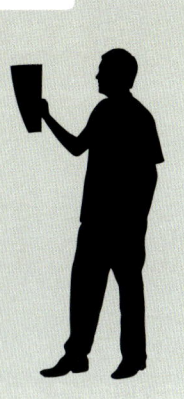

US所見

- VSD：Kirklin分類Ⅱ型（膜様部欠損型）。欠損孔は約6mm。
  膜様部中隔に，右室から左室に向かうシャント血流を認める。
  シャント血流は最大流速：3.0m/sec，圧較差：36mmHgを示す。
- 左室：拡大（＋）LVDd：76mm，IVS扁平化軽度，EF：54％。
- 右心系：拡大（＋），右室肥大（＋），TR中等度。推定右房圧：20mmHg。
- 推定肺動脈圧＝115mmHg/55mmHg。
- 僧帽弁：明らかな逆流（－）。

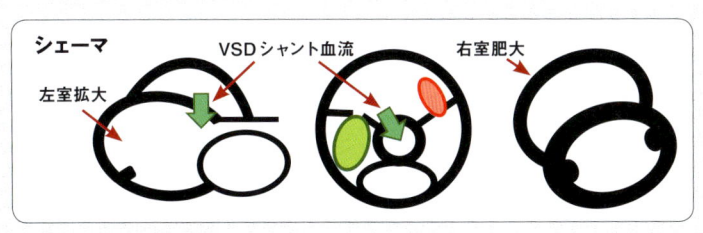

シェーマ

左室拡大　　VSDシャント血流　　右室肥大

USコメント

- Kirklin分類Ⅱ型VSD手術後。
- 欠損孔約6mmのR‐Lシャントあり，Eisenmenger症候群。
- 左心系拡大と右室肥大を認める。
- 推定肺動脈圧：115mmHg/55mmHg。高度の肺高血圧を呈しています。

Case study
心電図を読んで心エコーを究める

先天性心疾患

Case 16

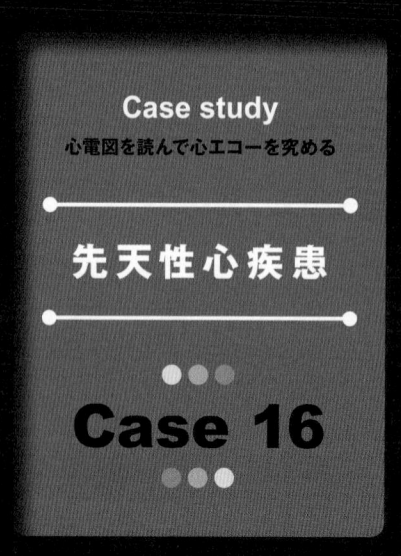

動脈管開存症

動脈管は大動脈と肺動脈をつなぐ胎児期の小血管で,生後肺循環開始後,動脈血酸素分圧が上昇することで収縮し,数週間以内に器質性に閉鎖する。動脈管開存症は先天性風疹症候群や低酸素血症などにより,動脈管が完全閉鎖しなかったため生じる先天性心疾患であり,女性に多い。症状は通常,うっ血性心不全の発症がみられるまで現れにくい。肺と左心系への容量負荷が高まると咳が認められ,重症化すると肺高血圧を呈し,呼吸苦が出現する。

Case 16
patent ductus arteriosus: PDA

Case 16　Step 01 → 心電図を読む

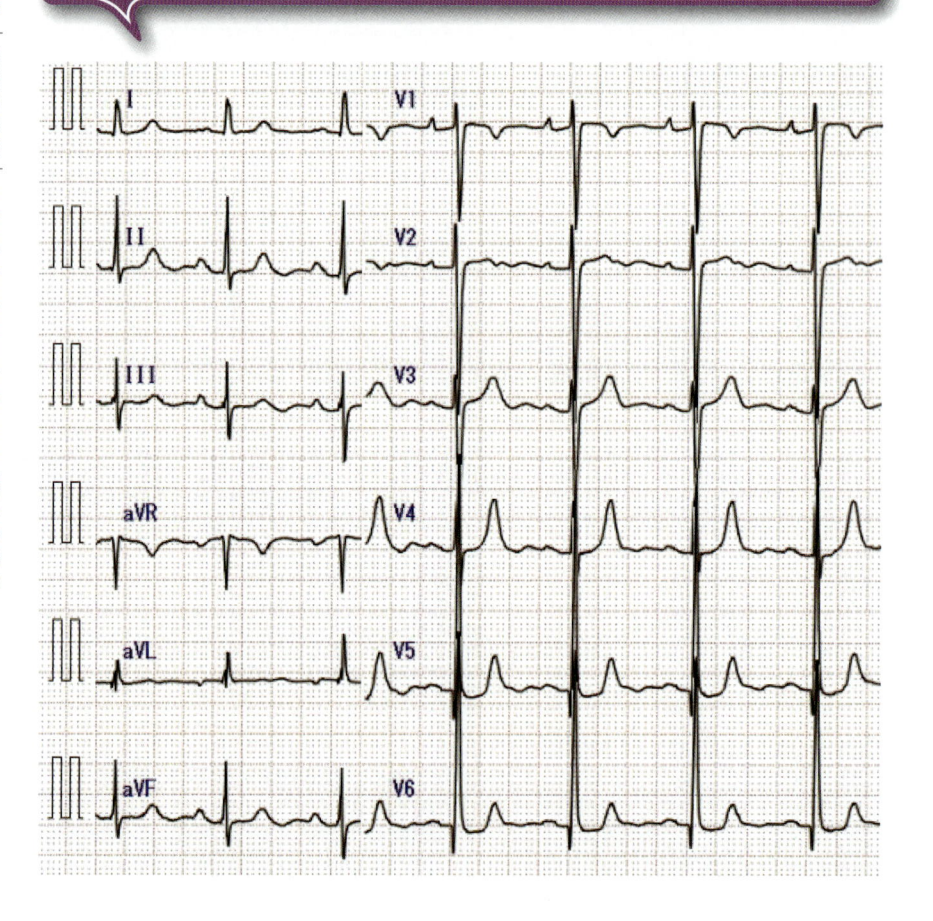

患者　75歳，女性

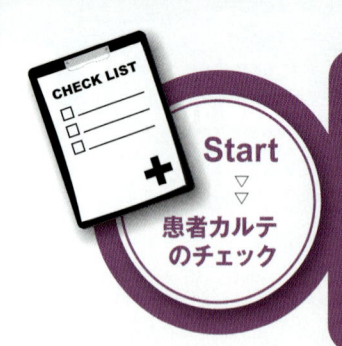

現病歴　以前から心雑音を指摘されていたが，放置していた。息苦しさが出現，持続したため，近医を受診。精査目的で当院紹介となった。

Case 16 ｜ 動脈管開存症 ｜ patent ductus arteriosus: PDA

判読ポイント 01 ▶▶▶ 電気軸

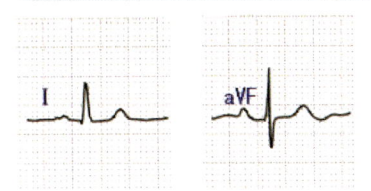

●電気軸は正常範囲。

判読ポイント 02 ▶▶▶ 起電力：V1のS波とV5, V6のR波

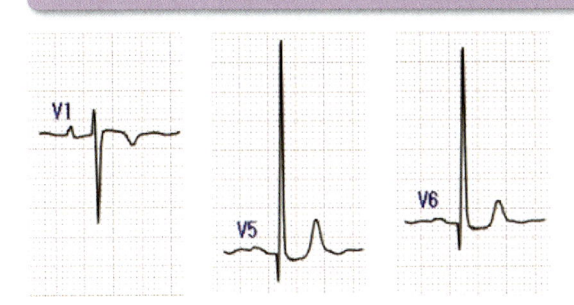

●右側胸部誘導のV1で深いS波と，左側胸部誘導のV5で高いR波が認められる。左室側の起電力が大きいことを示唆する所見である。

判読ポイント 03 ▶▶▶ 尖鋭な高いT波およびST低下

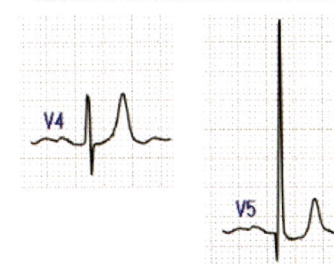

●V4に尖鋭な高いT波と，V5にST低下を認める。

Case 16　Step 02 → 心電図から心エコーへ

動脈管開存症の特徴的心電図所見

❶電気軸はほぼ正常範囲，❷心室興奮時間延長，❸V5，V6の高いR波，❹ST低下および尖鋭な高いT波，❺V1の二相性P波

Important　心室興奮時間（ventricular activation time：VAT）

QRS幅は心室の興奮を示し，心室興奮時間は興奮が心内膜から心外膜まで通過するのに要する時間であり，Qの始まりからR波の頂点までの時間をいう。心室興奮時間に延長があれば，左室容量負荷を示唆する所見である。

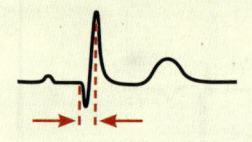

生かそう心電図の情報！
本症例から動脈管開存症を断定することは難しい。しかし，V5，V6の高いR波，V4の尖鋭な高いT波，V5のST低下から左室容量負荷による遠心性肥大があると推測できる。

生かそう聴診の情報！
動脈管開存症は聴診が有効であり，連続性雑音が聴取できる。

心エコーで絶対に確認！
心エコー検査の組み立てはCheck 01の断層像から各腔の大きさとバランスを観察する。左心不全と有意な弁膜症がなく左心系容量負荷を認めた場合，動脈管開存症を疑う。Check 02のカラードプラ法で主肺動脈へのシャントを確認する。Check 03で肺体血流比（Qp/Qs）を求める。肺高血圧の評価として，三尖弁逆流からドプラ評価を行う。

Check 01　断層像からの判読
● 動脈管開存症は左室，左房の左心系容量負荷を呈する。

Check 02　ドプラ評価
● 肺静脈血流量と主肺動脈へのシャントおよび，PDA血流波形を確認する。

Check 03　ドプラ評価
● 肺体血流比（Qp/Qs）を求める。
● 三尖弁逆流から右室圧を推定する。

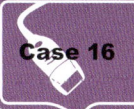

Case 16 Step 03 → 心エコーで診る

Check 01　断層像からの判読

胸骨左縁断層像からは，左室拡大，左房拡大の左心系容量負荷を呈している。

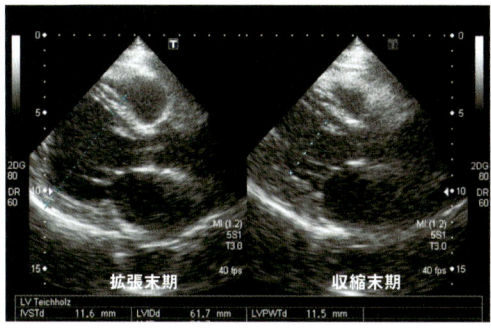

◀各腔の大きさとバランス

胸骨左縁長軸断層像
左室拡大，左房拡大が認められる。

LVDd：62mm
LVDs：40mm
LAD：45mm

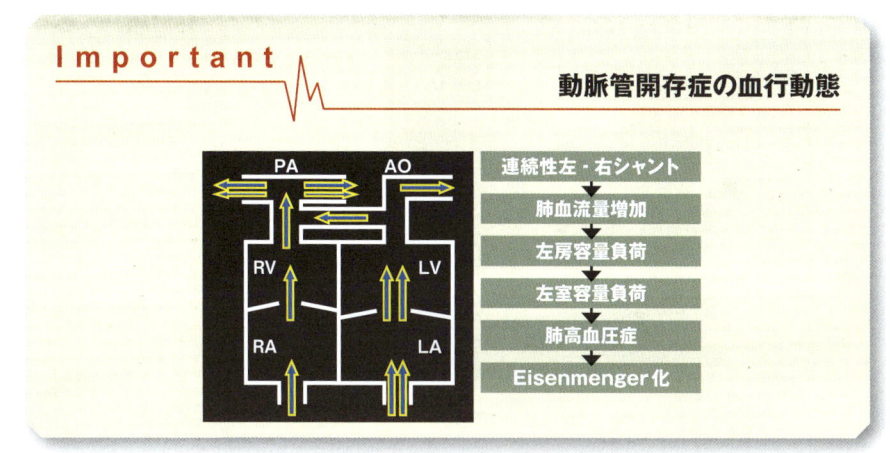

心尖部四腔断層像
左室拡大，左房拡大が認められる。

Important　動脈管開存症の血行動態

連続性左・右シャント
↓
肺血流量増加
↓
左房容量負荷
↓
左室容量負荷
↓
肺高血圧症
↓
Eisenmenger化

Check 02　　ドプラ法からの評価

カラードプラ法から，肺静脈血流量の増大と主肺動脈へのシャントを確認する。連続波ドプラ法を用い，連続性のPDA血流波形を確認する。

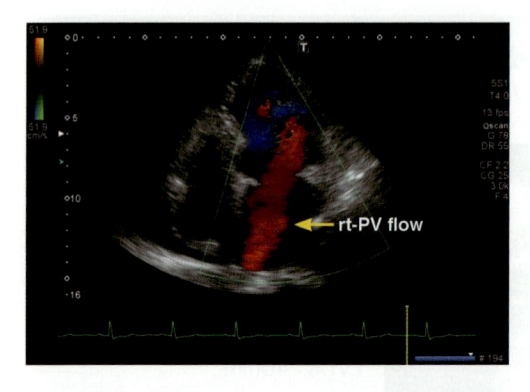

◀肺静脈血流量

**心尖部四腔断層像
（カラードプラ法）**

動脈管開存のため，右肺静脈血流量（矢印）が増大している。左室容量負荷のため，左房・左室拡大が認められる。

rt-PV flow：右肺静脈血流

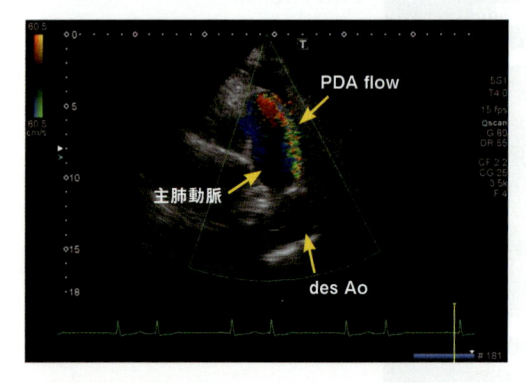

◀動脈管開存症シャント血流

**肺動脈長軸断層像
（カラードプラ法）**

下行大動脈から主肺動脈へのシャントを認める。シャント血流は連続性のカラー信号を呈す。

des Ao：下行大動脈

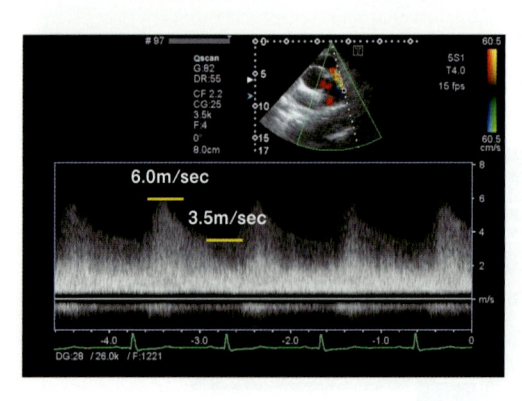

◀動脈管開存症シャント血流速波形

**肺動脈長軸断層像
（連続波ドプラ法）**

シャント血流速波形は収縮期：6m/sec，拡張期：3.5m/secの連続性波形を認める。

Check 03-01　肺体血流比(Qp/Qs)評価

Qpは右室流出路の径と流速時間積分値，Qsは左室流出路の径と流速時間積分値の比で求められる。

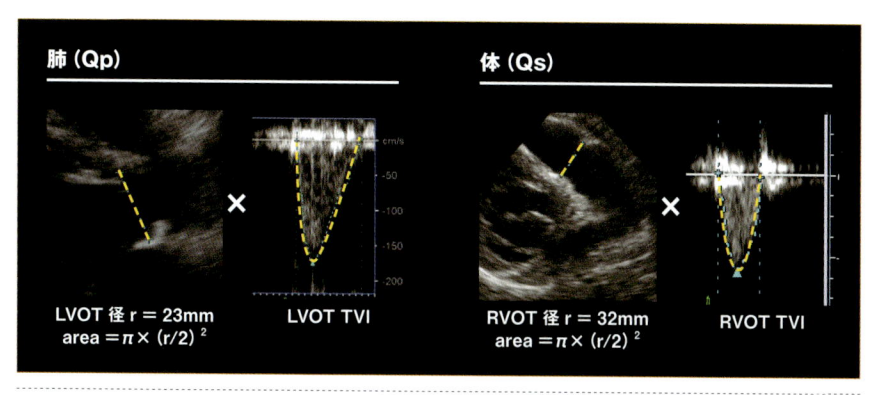

肺 (Qp)	体 (Qs)
LVOT 径 r = 23mm　area = π × (r/2)² × LVOT TVI	RVOT 径 r = 32mm　area = π × (r/2)² × RVOT TVI

Qp/Qs = 1.87

肺体血流比(Qp/Qs)の測定

動脈管開存症は，心室中隔や心房中隔のシャントではなく，大動脈と肺動脈間のシャントであるため，心室中隔欠損症や心房中隔欠損症の場合と異なり，肺体血流比(Qp/Qs)の測定は，逆となるので注意を要する。
肺血流量(Qp)は左室流出路面積と左室駆出血流量を用い，体血流量(Qs)は右室流出路面積と右室駆出血流量を用いて計測する。

Check 03-02　三尖弁逆流からドプラ評価

有意な三尖弁逆流はなく，明らかな肺高血圧は認められない。

冠動脈瘻との鑑別

冠動脈瘻との鑑別では，冠動脈瘻は肺動脈弁付近に連続性もしくは拡張期優位の血流が認められる。また，血流速からも鑑別は比較的容易であり，冠動脈瘻の流速は動脈管開存症より遅い。

Case 16 Study → 3DCT・造影CT所見，動脈管の形態分類

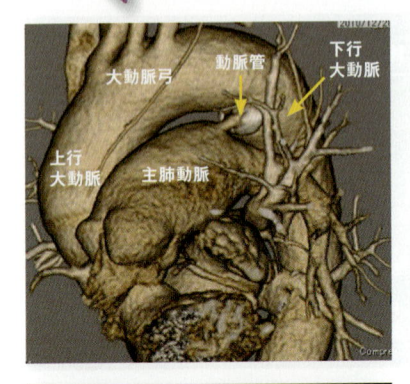

◀ 3DCT所見

管型の動脈管を認める。

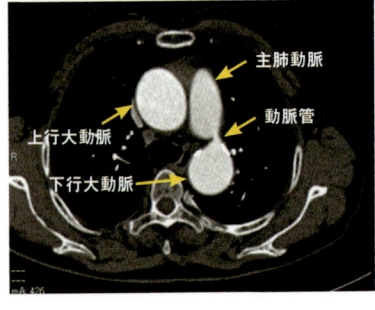

◀ 造影CT所見

下行大動脈と肺動脈をつなぐ動脈管が確認できる。

動脈管の形態分類

動脈管の形態分類にはKrichenko分類が用いられており，中央部が細くなった円錐型（鼓型）が最も多く約65%を占める。他には瘤状を呈した型や短く不明瞭なもの，長く蛇行したものなどさまざまである。

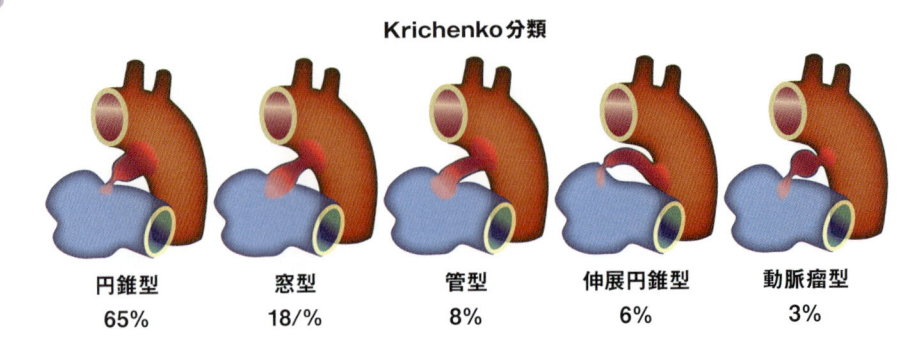

Krichenko分類

円錐型	窓型	管型	伸展円錐型	動脈瘤型
65%	18/%	8%	6%	3%

心臓超音波検査報告書 One Step Up の書き方 ← Report | Case 16

動脈管開存症報告書の key sentence

- 大動脈 - 肺動脈間のシャント血流の検出。
- 左房・左室の拡大の有無。
- 肺体血流比（Qp/Qs）の算出。
- 肺高血圧の有無と程度。
- 冠動脈瘻との鑑別。
- その他の心奇形の有無。

アドバイス

- 左心不全と有意な弁膜症がなく左室拡大が認められた場合，動脈管開存症を疑う。

US所見

- PDA：下行大動脈から主肺動脈に向かうシャント血流を認める。シャント血流は収縮期：6.0m/sec，拡張期：3.5m/sec の連続性血流。Qp/Qs = 1.87。
- 左室：動脈管開存による左室容量負荷のため，左室拡大を認める。LVDd：62mm，EF：64%。
- 右心系：肺動脈拡大（＋），TR（－）明らかな PH（－）。
- IVC：拡張（－）。

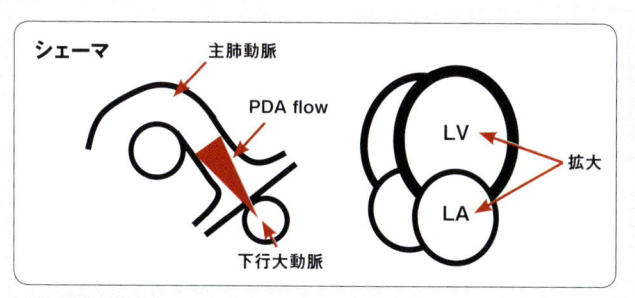

シェーマ

主肺動脈、PDA flow、下行大動脈、LV、LA、拡大

USコメント

- 動脈管開存症：Qp/Qs = 1.87。
- 左房・左室拡大認める。明らかな肺高血圧（－）。左室駆出率：64%。
- 心臓カテーテル検査にて精査してください。

Case study
心電図を読んで心エコーを究める

先天性心疾患

Case 17

Ebstein 奇形

Ebstein奇形は稀な先天性心疾患であり，全出生20万人当たり1〜5人とされ，病因は明らかでない。三尖弁の位置異常と右室心筋の形成異常のため，右房化右室が形成される。三尖弁逆流を合併することが多く，息切れ，呼吸困難，浮腫，チアノーゼなどの症状を呈する。

Case 17
Ebstein's anomaly

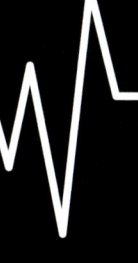

先天性心疾患

患者	76歳，女性
現病歴	以前より心不全にて入退院を繰り返していた。気分不快と呼吸苦を主訴に緊急入院となった。

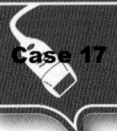

Case 17 | Step 01 → 心電図を読む

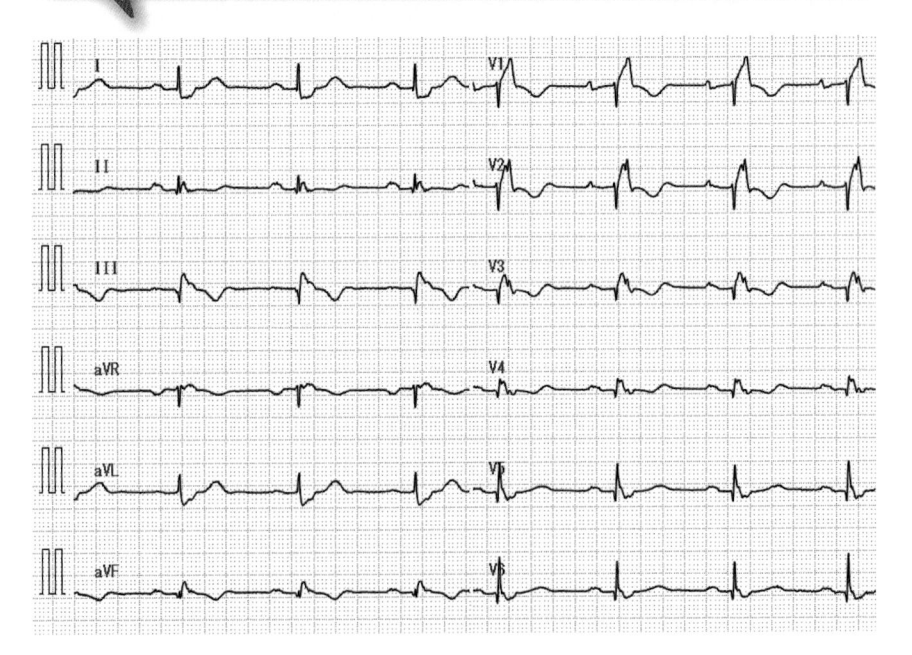

Case 17 | Ebstein奇形 | Ebstein's anomaly

判読ポイント 01 ▶▶▶ 完全右脚ブロック

● V1，V2の高いR波と陰性T波，V5，V6の幅広いS波を認める。QRS幅は192msと延長している。これは右脚からの興奮がなく，興奮が左室から右室へ伝わり，心室内に伝導のずれを生じている。完全右脚ブロックである。

Important — 右脚ブロックの機序

V1誘導

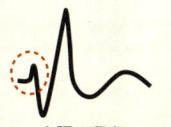

中隔の興奮
心室脱分極の最初は正常と変わらず，続けて起こるべき右脚の興奮がないため，小さい陽性のr波が生じる。

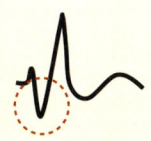

左室の興奮
右脚がブロックされているため左脚が先に興奮する。V1では興奮が離れていくため，陰性のS波が生じる。

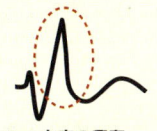

右室の興奮
左室が興奮後，左室心筋から右室心筋に伝わる。左室からの刺激が向かってくるので，大きな陽性のR波が生じる。

（図中ラベル：房室結節，His束，左脚，左脚前枝，右脚ブロック，右脚，左脚後枝）

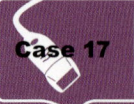

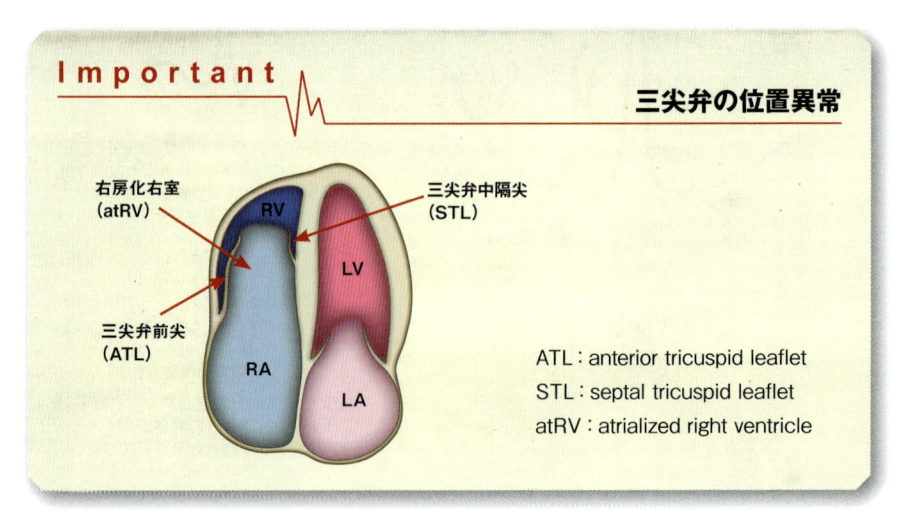

Case 17　Step 02 → 心電図から心エコーへ

Ebstein奇形の副伝導路

Ebstein奇形は，WPW症候群typeBの合併が約20〜25％認められるといわれている。頻脈性不整脈の精査目的で心エコーを依頼された場合は，Ebstein奇形を念頭に置く。

生かそう心電図の情報！

本症例で最も見逃しようもない目を引く所見は，完全右脚ブロックである。右脚は細く長く伝導障害を生じやすいため，健常者でも認められることがある。

Ebstein奇形は，著明な右室拡大による器質的障害から完全右脚ブロックを呈することが多い。ほかには虚血性心疾患，高血圧性心疾患でも認められることがある。

心エコーで絶対に確認！

心エコー検査の組み立ては，Check 01の断層像で各腔の大きさとバランスおよび，三尖弁と右室を観察する。Check 02のドプラ法では三尖弁逆流の重症度と圧較差を評価する。

Check 01　断層像からの判読

● 各腔の大きさとバランスおよび，右室形態と三尖弁の位置異常を観察する。

Check 02　ドプラ評価

● 三尖弁逆流の重症度と圧較差を評価する。

Important　　　　　　　三尖弁の位置異常

右房化右室（atRV）
三尖弁中隔尖（STL）
三尖弁前尖（ATL）

ATL: anterior tricuspid leaflet
STL: septal tricuspid leaflet
atRV: atrialized right ventricle

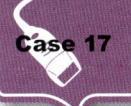

Case 17 | Step 03 → 心エコーで診る

Check 01　　断層像からの判読

胸骨左縁断層像ならびに心尖部四腔断層像から，右室の著明な拡大を認める。三尖弁は，右室心尖部側に偏位している中隔尖と，余剰の前尖が認められる。

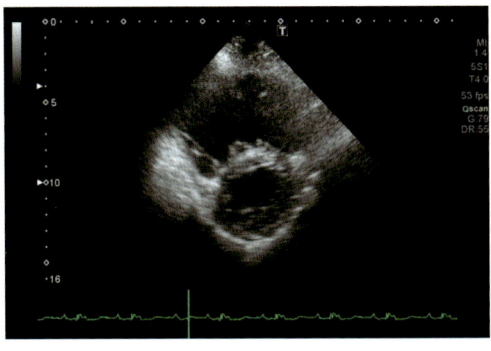

◀右室形態と三尖弁

胸骨左縁短軸断層像
右室の著明な拡大と左室の狭小化が認められる。

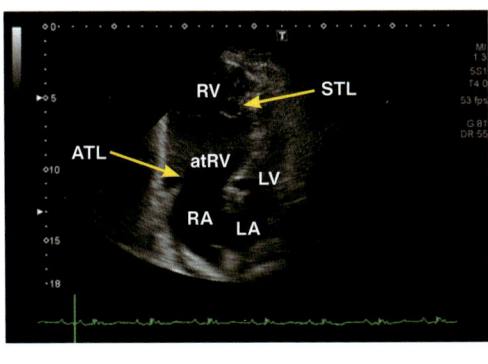

心尖部四腔断層像
右室心尖部に偏位しているSTLと巨大化したATLを認める。右房，右室は拡大し，右房化右室を認める。

Important　　**Ebstein奇形心エコー診断基準**

Ebstein奇形は三尖弁と右室流入路の奇形で，右室心筋の形成不全を伴う。正常な三尖弁は右室心筋内から分離して形成されるが，Ebstein奇形では，形成過程で右室壁から完全に分離せず，低形成と位置異常を呈する。

診断基準は，三尖弁中隔尖の付着位置が正常より $8mm/m^2$ もしくは成人では20mm以上とされている。本症例では，三尖弁中隔尖の付着位置は右室心尖側へ52mm偏位している。

先天性心疾患

Check 02　三尖弁逆流の重症度評価と圧較差

高度三尖弁逆流と軽度の右室 - 右房間圧較差を認める。

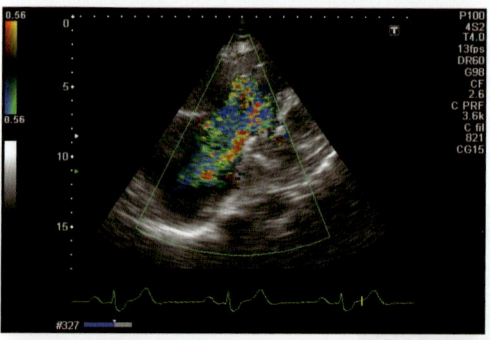

◀三尖弁逆流

傍胸骨左縁四腔断層像
（カラードプラ法）

高度TRを認める。

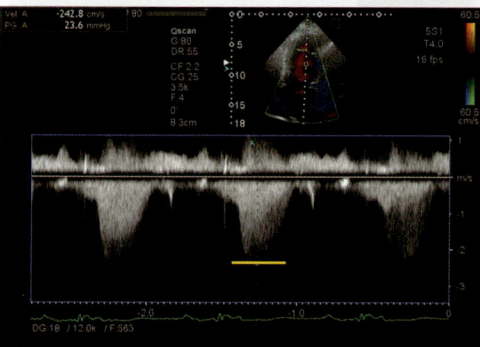

◀圧較差

傍胸骨左縁四腔断層像
（連続波ドプラ法）

TR max V：2.4m/sec
（RV-RA）max PG：24mmHg

Case 17　Study → CT所見

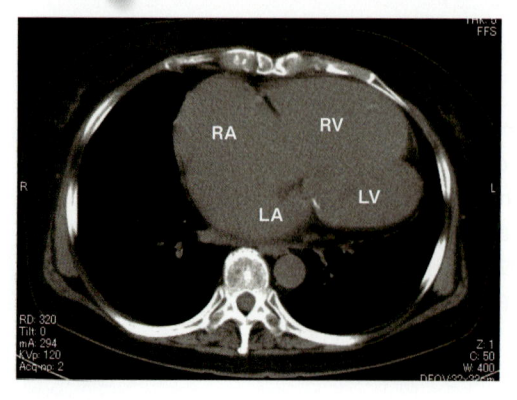

◀CT所見

RA，RVの拡大とLA，LVの狭小化を認める。

心臓超音波検査報告書 One Step Up の書き方 ← Report | Case 17

Ebstein奇形報告書のkey sentence

- 右室の著明な拡大と形態異常。
- 三尖弁中隔尖の右室心尖側への偏位。
- 三尖弁前尖の巨大化。
- 高度三尖弁逆流。

アドバイス

- 右房化右室の確認。

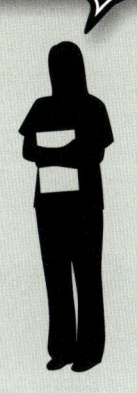

US所見

- 右室：内腔は拡大し，右房化右室を認める。
  右室圧上昇（−）TR（RV-RA）max PG：24mmHg。
- 右房：拡大（＋），心房中隔瘤を認められる。血栓（−）。
- 三尖弁：中隔尖の右室心尖側への偏位：52mm。前尖の巨大化（＋）。高度TR。
- 左室：狭小化，LVDd：34mm，LVDs：19mm。LVEF：76％。
- 左房：狭小化。
- 大動脈弁・僧帽弁：正常。

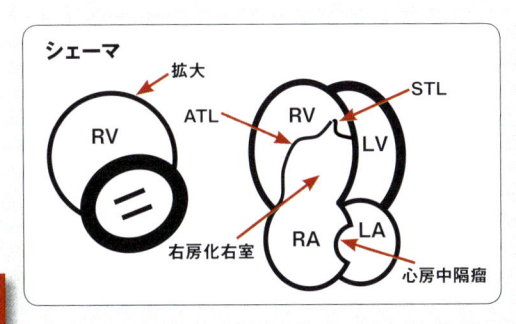

シェーマ
拡大 / RV / ATL / RV / STL / LV / 右房化右室 / RA / LA / 心房中隔瘤

USコメント

- 著明な右室拡大と形態異常を示し，右房化右室を認める。
- 三尖弁：中隔尖の右室心尖側への偏位と前尖の巨大化を認める。
- 三尖弁逆流：高度。
- 左室：狭小化，LVDd：34mm。
- 肺高血圧（−）。

Ebstein奇形に合致したエコー所見です。

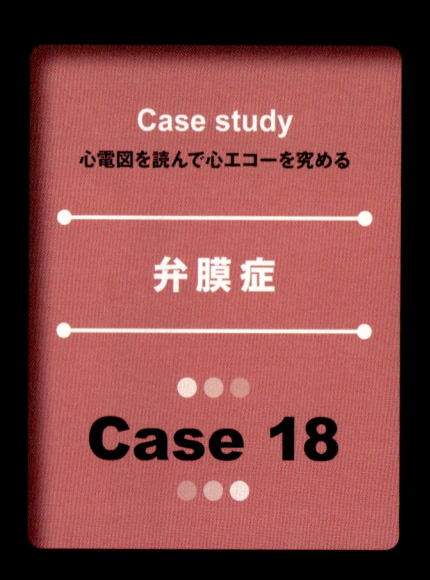

Case study
心電図を読んで心エコーを究める

弁膜症

Case 18

大動脈弁狭窄症

大動脈弁は通常3枚の弁尖からなり，約 $3.0cm^2$ の弁口面積を有する。しかし，リウマチ性，動脈硬化性，先天性二尖弁などによる弁変性が進行すると，弁口面積が減少し，左室から大動脈への駆出が障害される大動脈弁狭窄症を生じる。左室が圧負荷に対して代償するため無症状で長期に経過するが，進行すると労作時息切れ，全身倦怠感から始まり，重症時には狭心痛，めまい，意識消失，夜間発作性呼吸困難が出現する。無治療で経過した場合の平均余命は，狭心痛5年，失神発作3年，心不全2年といわれている。

Case 18
aortic valve stenosis: AS

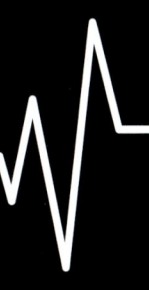

患者	73歳，男性
現病歴	数年前から，労作時息切れと安静時の軽度呼吸苦が出現していた．しかし，狭心痛がなかったため，受診せず放置していた．発作性夜間呼吸困難と起座呼吸が出現し，救急搬送となった．

Case 18 | Step 01 → 心電図を読む

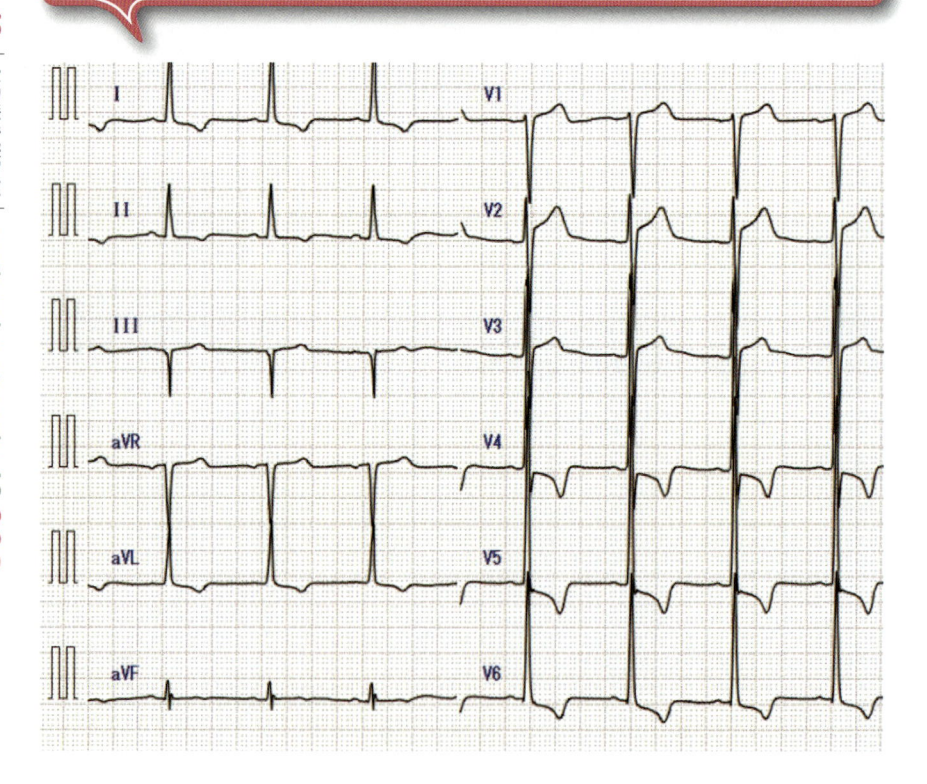

Case 18 | 大動脈弁狭窄症 | aortic valve stenosis: AS

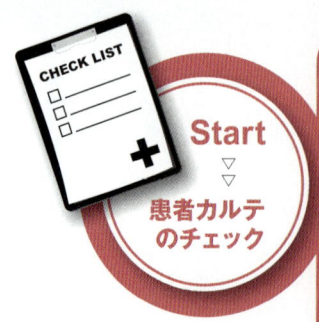

判読ポイント 01 ▶▶▶ 起電力：V1のS波とV5，V6のR波

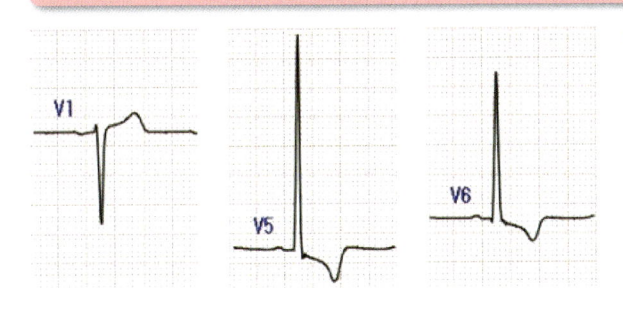

● 右側胸部誘導のV1で深いS波と，左側胸部誘導のV5，V6で高いR波が認められる。左室側の起電力が大きいことを示唆する所見である。

判読ポイント 02 ▶▶▶ ST変化

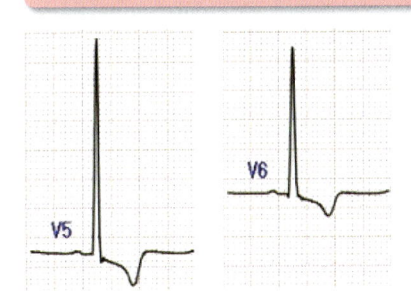

● V5，V6でストレイン型を認める。左室内側心筋の虚血性変化を疑う。

判読ポイント 03 ▶▶▶ 電気軸

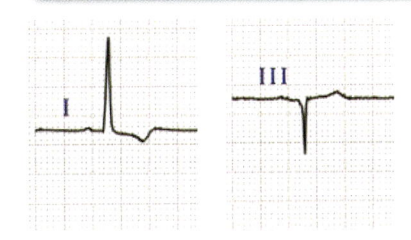

● I誘導上向き軸，III誘導下向き軸であるのでQRS電気軸は左軸偏位となる。

Important 　　左室圧負荷と左室容量負荷

左室肥大には左室圧負荷による求心性肥大と左室容量負荷による遠心性肥大がある。両者ともに左室側の起電力が大きくなるため，左側胸部誘導のV5，V6で高いR波と右側胸部誘導のV1で深いS波が認められる。大きく異なる点は，左室圧負荷ではT波が陰性でストレイン型STを示し，左室容量負荷ではT波が陽性で増高することが多い。

Case 18 Step 02 → 心電図から心エコーへ

左室肥大の心電図診断基準

左室肥大の心電図診断基準にはSokolow-Lyonの基準が広く用いられている。しかし，基準値のRV5 ≧ 25mm，SV1 +RV5 ≧ 35mmは，胸壁の厚さが薄い日本人には不適切とされている。これをそのまま日本人に適用すると，正常日本人青年男性の1/4〜1/3が誤って「左室肥大」と診断されてしまう。日本人には以下の値が適切とされる。

RV5 ≧ 30mm，SV1 +RV5 ≧ 40mm（30歳以下の若年男性では50mm）

> **生かそう 心電図の情報！**

最も見逃しようもない目を引く所見は，V5，V6の高いR波とV1の深いS波である。日本人に適切といわれているSokolow-Lyonの心電図診断基準を当てはめると，本症例はRV5 = 35mm，SV1 + RV5 = 52mmであり，左室肥大に一致する。もう一つは，左室圧負荷に特徴的なV5，V6のストレイン型STである。その機序は肥大による左室心筋内側の虚血性変化と考えられている。圧負荷による左室肥大と左室拡張能低下があるだろうと推測がつく。

> **生かそう 聴診の情報！**

左室肥大を疑う心電図は弁膜症を考慮し，聴診が有効となる。大動脈弁狭窄症は収縮期駆出性雑音が聴取される。

> **心エコーで 絶対に確認！**

Check 01：断層像で大動脈弁の形態・性状と左室肥大の程度を評価。若年齢の場合，先天性の二尖弁を疑う必要あり。Check 02：重症度評価。Check 03：左室拡張能，右室圧の推定，大動脈弁逆流の有無を評価。

Check 01　　断層像からの判読

- 大動脈弁：肥厚，石灰化，交連部癒合，ドーミング，二尖弁の有無を評価する。
- 左室肥大の程度は，大動脈弁狭窄症の進展経過を推測するうえで重要である。
- 左室径，左房径，左室収縮能は代償機構の破綻を判断するうえで重要である。

Check 02　　重症度評価

- 弁口面積：プラニメトリ法と連続の式を用いる。
- 左室 - 大動脈間圧較差：心尖部アプローチと右傍胸骨アプローチを併用する。

Check 03　　左室拡張能と合併症の評価

- 左室流入血流速波形と僧帽弁輪部速度波形から左室拡張能を評価する。
- カラードプラ法から大動脈弁逆流の有無と程度を判断する。

Case 18　Step 03 → 心エコーで診る

Check 01-01　胸骨左縁断層像からの判読

胸骨左縁短軸断層像大動脈弁レベルから大動脈弁の肥厚，石灰化，交連部癒合，開放制限を認める。肥厚，石灰化が強く，rapheならびにドーミングははっきりしないが，二尖弁を疑う。左室肥大の程度は，大動脈弁狭窄症の進展経過を推測するうえで重要となる。

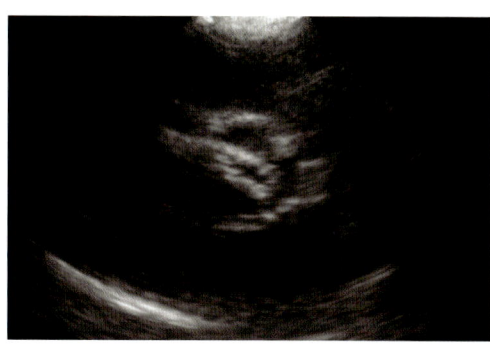

◀大動脈弁の性状

胸骨左縁短軸断層像
（大動脈弁レベル）

垂直型（左右型）の大動脈二尖弁を疑う。rapheははっきりしない。

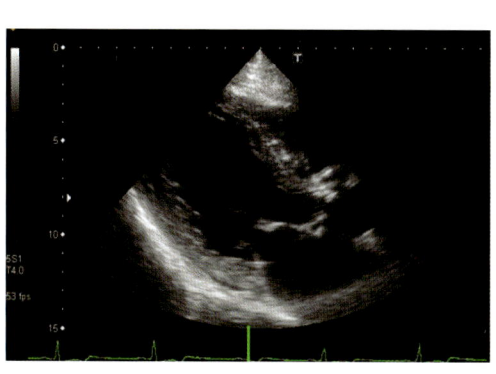

raphe：縫線，融合した接合線の痕跡

胸骨左縁長軸断層像

大動脈弁の石灰化が強く，ドーミングは確認できない。

ドーミング：交連部癒着により弁尖の開口が制限され，収縮期の弁開口時に弁腹部分が弓形を形成すること

Important　大動脈二尖弁の頻度と器質性変化

大動脈二尖弁は，先天性心疾患のなかで最も頻度の高い疾患であり，人口のおよそ1〜2％の頻度と推定されている。男女比は2：1で男性に多い。二尖弁では，正常三尖弁と比較して，開閉部分が2つしかないため力学的に無理が生じ，弁の器質性変化が早い。稀に治療をせず一生を送る場合もあるが，ほとんどの場合は弁変性による狭窄や閉鎖不全を引き起こし，治療を要する。

Check 01-02　胸骨左縁短軸断層像，心尖部断層像からの判読

左室求心性肥大を認める。軽度左室収縮能低下を認める。

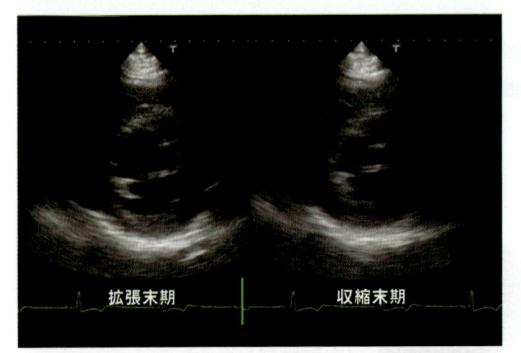

◀ **左室求心性肥大**

胸骨左縁短軸断層像
（乳頭筋レベル）
壁厚は13mmで左室求心性肥大を呈する。

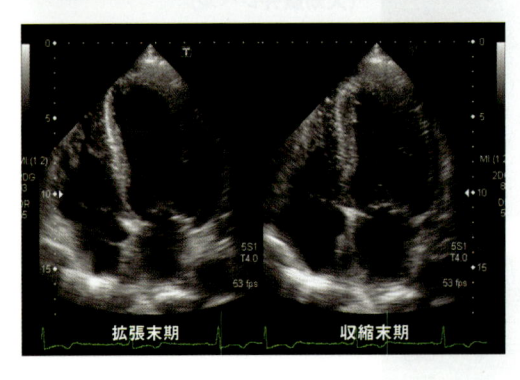

拡張末期　収縮末期

◀ **左室壁運動**

心尖部四腔断層像
軽度の左室拡大とびまん性左室壁運動低下を認める。明らかな左房，右房，右室の拡大は認められない。

EF：48%
1回拍出量（SV）：66mL

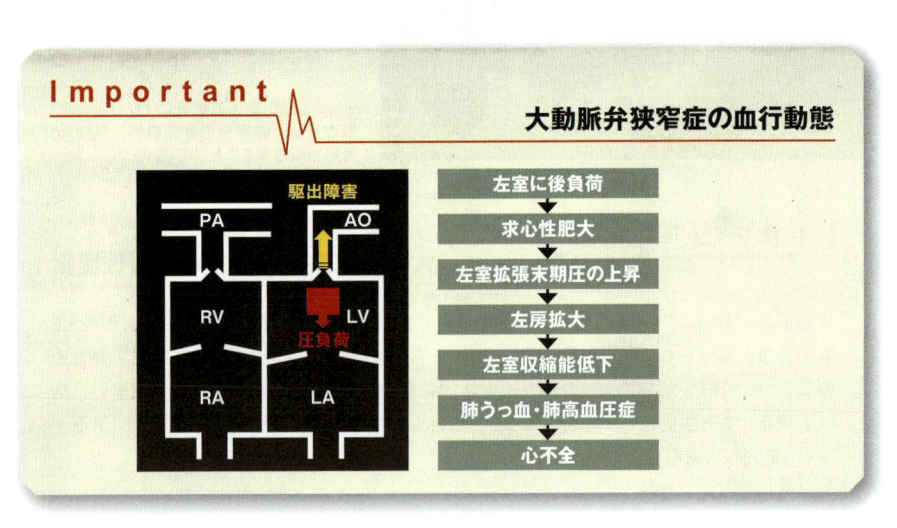

拡張末期　収縮末期

Important　大動脈弁狭窄症の血行動態

駆出障害
PA　AO
RV　LV　圧負荷
RA　LA

左室に後負荷
↓
求心性肥大
↓
左室拡張末期圧の上昇
↓
左房拡大
↓
左室収縮能低下
↓
肺うっ血・肺高血圧症
↓
心不全

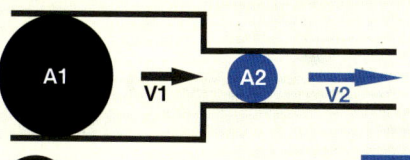

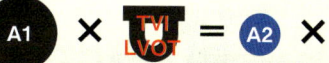

Check 02-01　重症度評価：弁口面積

プラニメトリ法と連続の式から，高度の大動脈弁狭窄を認める。

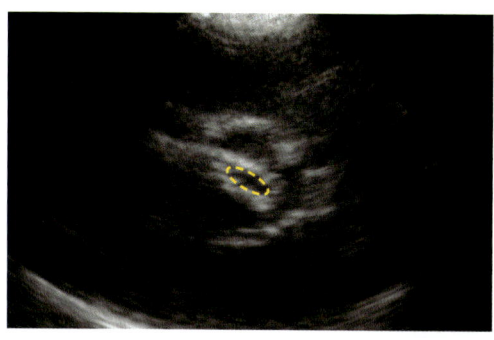

◀弁口面積

大動脈弁短軸断層像：拡大画像
（プラニメトリ法）

大動脈弁口面積＝ 0.53cm^2

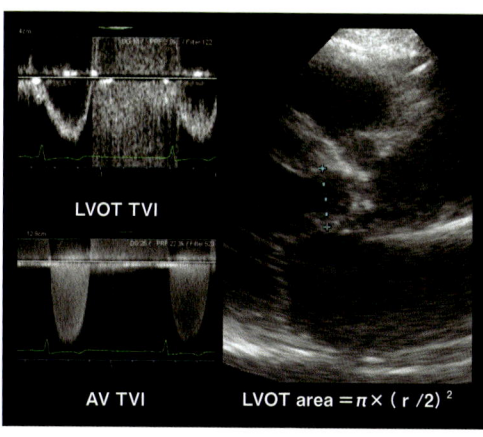

連続の式

大動脈弁口面積＝ 0.51cm^2
大動脈弁口面積
＝LVOT TVI×LVOT area/AV TVI

LVOT TVI：左室流出路での流速時間積分値。traceで求められる
AV TVI：大動脈弁での流速時間積分値。traceで求められる
LVOT area：r径を測定することで自動計算される

LVOT TVI
AV TVI
LVOT area ＝π×(r /2)^2

Important　　連続の式の機序

「左室流出路血流量は大動脈弁口の通過血流量に等しい」の関係から式を展開させ，弁口面積の推定を行う。

A1×V1＝A2×V2 の式から
A2＝(V1×A1)÷V2 が成り立つ。

A1 × TVI/LVOT ＝ A2 × TVI/AVI

A2 ＝ A1 × TVI/LVOT ÷ TVI/AVI

Check 02-02　重症度評価：左室・大動脈間圧較差

左室・大動脈間圧較差は，心尖部と右傍胸骨からのアプローチを併用して，どちらか高値の方を採用する。大動脈弁に近い右傍胸骨アプローチの方が高値を示すことが多い。本例は高度の圧較差を認める。

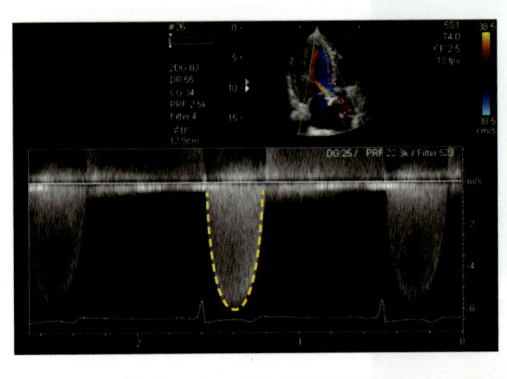

◀左室・大動脈間圧較差

心尖部左室長軸断層像
（最大・平均圧較差）

最大流速：6.0m/sec

最大圧較差：144mmHg

平均圧較差：76mmHg

重症度	弁口面積（cm^2）	最大圧較差（mmHg）	平均圧較差（mmHg）
正常	3.0～5.0		
軽度	1.1～1.9	≦35	≦20
中等度	0.76～1.0	36～74	21～49
高度	≦0.75	≧75	≧50

Important　心臓カテーテルと心エコーの圧較差の違い

連続波ドプラ法で得られる値は瞬時最大圧較差（peak gradient）であり，心臓カテーテルで得られる値は左室と大動脈の収縮期最高血圧の差（peak to peak）である。よって，連続波ドプラで求めた最大圧較差の方が，心臓カテーテル検査で求めた値よりも高い値を示す。しかし，平均圧較差に関しては良好な相関を示す。

CW Doppler (peak gradient)　　　**心臓カテーテル (peak to peak)**

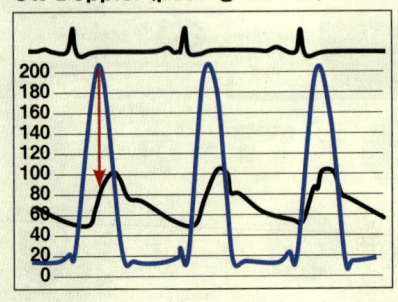

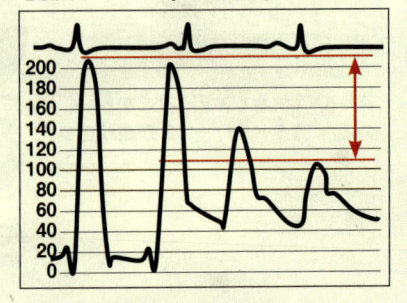

Check 03　　左室拡張能と合併症の有無の評価

左室拡張能は偽正常化型を呈しており，コンプライアンス低下が認められる。$E/E' = 24.9$ と高値を示し，左房圧上昇を示唆する結果である。二尖弁のため，大動脈弁逆流の合併を認める。

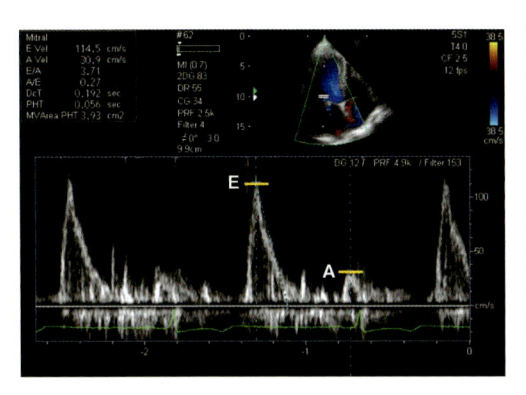

◀左室拡張能

左室流入血流速波形

偽正常化型を呈する。

E波：114cm/sec
A波：31cm/sec
$E/A = 3.71$
$DcT = 192ms$

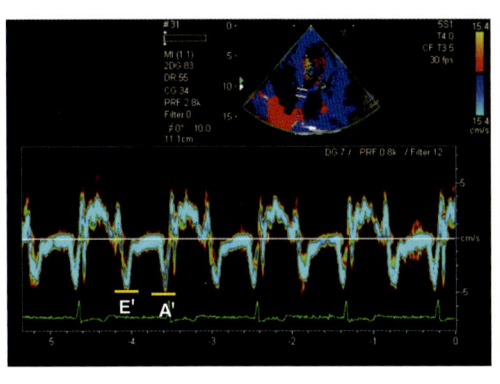

僧帽弁輪部速度波形（組織ドプラ法）

E'（拡張早期波）：4.6cm/sec
A'（心房収縮波）：4.8cm/sec
$E/E' = 24.9$
推定PCWP＝32mmHg

PCWP：肺楔入圧

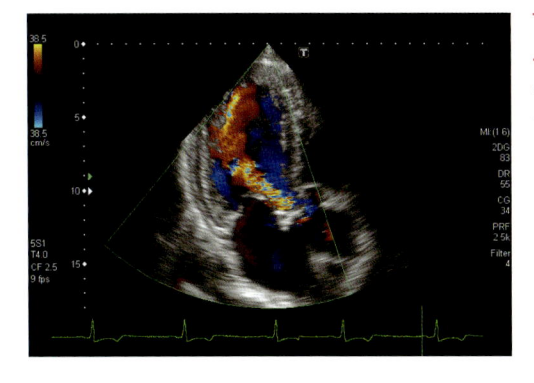

◀大動脈弁逆流の合併

心尖部左室長軸断層像

大動脈弁逆流Ⅲ/Ⅳを認める。

Case 18　Study → 心臓カテーテル・CT所見

▼心臓カテーテル所見

圧データ（mmHg）	弁口面積	圧較差
Ao：116/50 (s/d)	AVA：0.35cm^2	peak to peak：134mmHg
LV：250/20 (s/e)		Mean：62mmHg
PCWP：39/25 (a/v)		
PA：52/17 (s/d)		
RV：52/12 (s/e)		

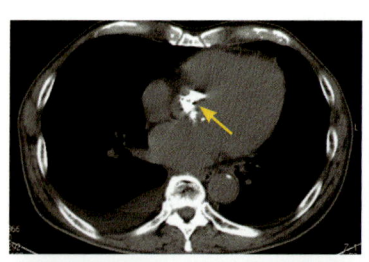

◀CT所見

大動脈弁
重度の石灰化を認める（矢印）。

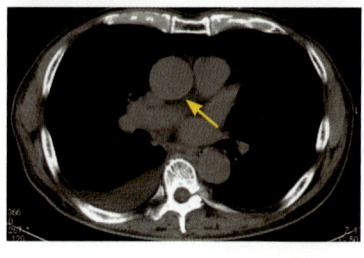

上行大動脈
post stenotic dilatationにて43mmと軽度拡大を認める（矢印）。

Important　本症例での大動脈弁置換術（aortic valve replacement：AVR）

人工弁には，牛心のう膜を用いたステント付生体弁のCarpentier-Edwards PERIMOUNT（CEP）が選択された。この生体弁は石灰化を抑制する処理がされており，耐久性に優れているといわれている。

心臓超音波検査報告書 One Step Up の書き方 ← Report Case 18

大動脈弁狭窄症報告書の key sentence

- 成因は先天性，リウマチ性，動脈硬化の３つがある。
- 重症度評価に最大圧較差，平均圧較差，弁口面積を用いる。
- 弁口面積には連続の式とプラニメトリ法を用いる。
- 上行大動脈拡大の有無。拡大があれば人工血管置換術も加えられる。
- LVEFの評価。LVEF50％未満の重度大動脈弁狭窄症は手術適応となる。

アドバイス

- 圧較差は弁口面積と１回拍出量で決まる。
  弁口面積に比べて圧較差が小さいときは，１回拍出量が減少している。
  弁口面積に比べて圧較差が大きいときは，pressure recovery を考える。

US所見

- 大動脈弁：垂直型二尖弁を認める。raphe はっきりしない。石灰化・肥厚強く，ドーミングは消失している。(LV-Ao) max PG：141mmHg，mean PG：76mmHg。
  弁口面積（AVA）：プラニメトリ法：0.53cm^2，連続の式：0.51cm^2。
  弁輪径：22mm。上行大動脈：41mm，軽度拡大。大動脈弁逆流：Ⅱ/Ⅳ。
- 左室：求心性肥大（＋）LVDd：55mm。駆出率：48％，１回拍出量：66mL。
  拡張能：偽正常化型 E/E'：24.9，推定PCWP：32mmHg。
- 左房：拡大（－）。
- 右心系：拡大（－）。TR軽度（RV-RA）max PG：42mmHg。

シェーマ

大動脈二尖弁（垂直型）　　求心性肥大

USコメント

- AS（高度）mean PG：76mmHg。弁口面積：0.51～0.53cm^2。AR：Ⅲ/Ⅳ。
- 左室収縮能低下：EF：48％。LVH。軽度肺高血圧症（推定右室圧 47mmHg）。
  左室充満圧の上昇（推定PCWP＝32mmHg）を伴った心不全が疑われます。
  心臓カテーテルにて確認ください。

Case study
心電図を読んで心エコーを究める

弁膜症

Case 19

僧帽弁狭窄症

僧帽弁狭窄症は，僧帽弁口の面積減少により，血液の左房から左室への流入障害を生じるため，左房圧上昇，左房拡大，肺高血圧をきたす。症状は労作時呼吸困難，息切れ，動悸などがある。また，左房負荷により，大半は心房細動を合併する。心房細動と左室流入障害が持続すると左房内の血流はうっ帯し，左房内血栓を形成することがある。血栓の多くは左心耳に形成される。

Case 19
mitral stenosis: MS

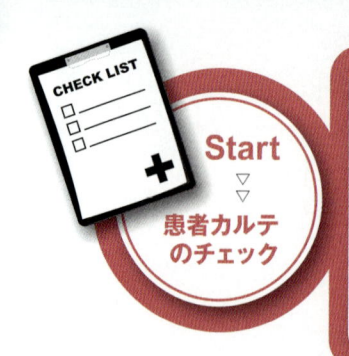

患者	68歳，女性
現病歴	幼少時にリウマチ熱に罹患。40歳の時，心房細動，僧帽弁狭窄症，三尖弁逆流と診断される。43歳の時，他院にて経皮経静脈的僧帽弁交連裂開術（PTMC）を施行した。当院循環器内科で経過観察中である。

Case 19　Step 01 → 心電図を読む

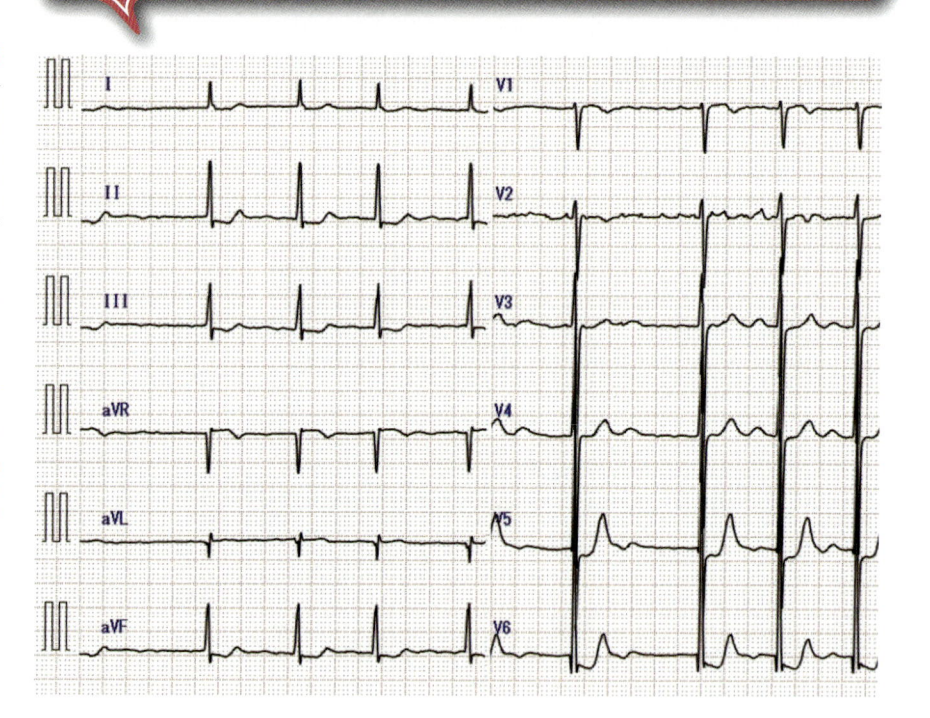

判読ポイント 01 ▶▶▶ f波

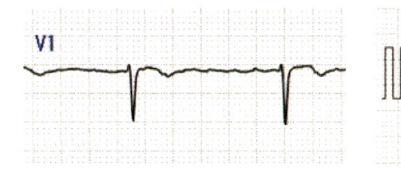

校正波：10mm/mV

● V1のf波の低電位を認める。

判読ポイント 02 ▶▶▶ 起電力

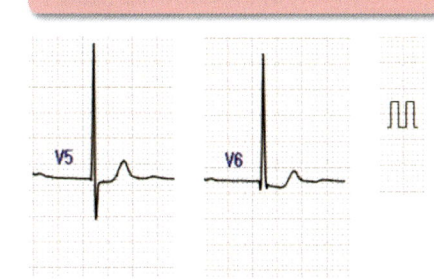

校正波：5mm/mV
起電力：2倍

● V5，V6に高電位を認める。

判読ポイント 03 ▶▶▶ ST低下とT波

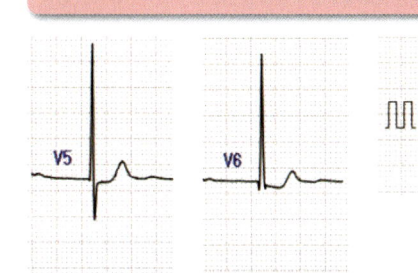

校正波：5mm/mV
起電力：2倍

● V5，V6にST低下を認める。
● V5，V6のT波の立ち上がりが急で先鋭。

Important　　　　心房細動のf分類

慢性化した心房細動ではf波の電位は低くなる。f波の電位の低い持続性心房細動，慢性心房細動は，除細動されにくい。

分類	定義
発作性心房細動	7日以内に自然停止する
持続性心房細動	7日以内に自然停止しない
慢性心房細動	半年以上持続

Case 19　Step 02 → 心電図から心エコーへ

心房細動の原因

心房細動を引き起こす基礎疾患には心房に容量負荷または圧負荷がかかる僧帽弁狭窄症，僧帽弁閉鎖不全症，心房中隔欠損症，虚血性心疾患，心筋症等が挙げられる。また，基礎疾患がなくとも加齢のほか飲酒，喫煙，過労，ストレス，睡眠不足などでも引き起こす。

> **生かそう心電図の情報！**

Afから僧帽弁狭窄症を断定することはできない。しかし，僧帽弁狭窄症の多くの症例はAfに移行することを念頭に置く。

本症例の最も見逃しようもない目を引く所見は，V1のf波の低電位とV5，V6の高電位である。V1のf波の低電位からは慢性心房細動。V5，V6の高電位，ST低下，先鋭T波から左室容量負荷による遠心性肥大が推定できる。また，慢性心房細動と遠心性肥大から僧帽弁輪拡大による僧帽弁逆流があるだろうと推測できる。

> **心エコーで絶対に確認！**

心エコー検査の組み立ては，Check 01の断層像で各腔の大きさとバランス，僧帽弁と弁下組織の性状を観察する。Check 02で僧帽弁狭窄症の重症度評価をする。Check 03のMモード法で僧帽弁拡張期後退速度を測定する。Check 04のドプラ法で僧帽弁逆流，三尖弁逆流の程度と肺高血圧の程度を評価する。

> **生かそう聴診の情報！**

僧帽弁狭窄症は「fout-ta-ta-rou」と表現されるMS melodyとして知られている。拡張期雑音（拡張期ランブル）が聴取される。

Check 01　断層像からの判読

- 各腔の大きさとバランスを観察し，modified Simpson法にてLVEFを評価する。
- 僧帽弁の性状ならびに弁下組織の性状を観察し，成因を導き出す。

Check 02　重症度評価

- 重症度は弁口面積と左室流入波形の平均圧較差で評価する。弁口面積はプラニメトリ法とドプラ法のPHT（pressure half time）を用いる。

Check 03　Mモード法の判読

- 僧帽弁拡張期後退速度を評価する。

Check 04　ドプラ評価

- 僧帽弁逆流，三尖弁逆流，肺高血圧の重症度評価をする。

Case 19 Step 03 → 心エコーで診る

Check 01　断層像からの判読

胸骨左縁断層像ならび心尖部四腔断層像から左房，右房の拡大，僧帽弁の肥厚を認める。弁下組織の肥厚，硬化，石灰化は強くない。

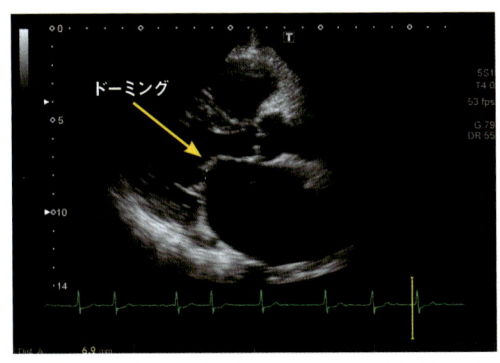

◀各腔の大きさとバランス

胸骨左縁長軸断層像
左房の拡大を認める。僧帽弁の可動性は保たれ，前尖のドーミングが認められる。

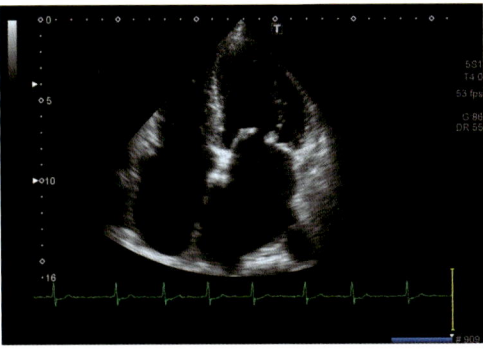

ドーミング

心尖部四腔断層像
左房，右房，左室の拡大を認める。

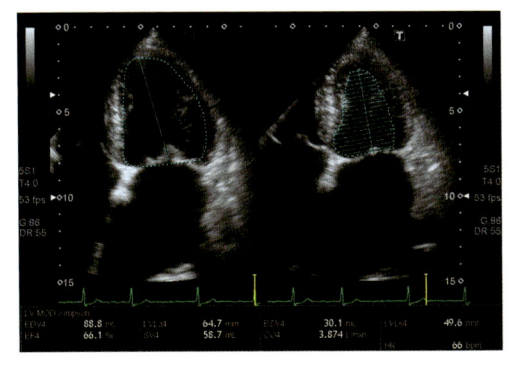

◀左室収縮能

心尖部四腔断層像
（modified Simpson法）
壁運動異常は認めない。

EF：66%

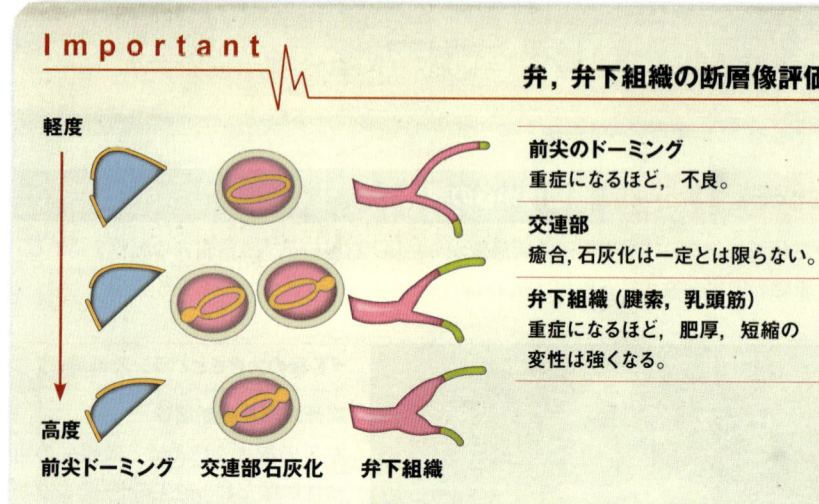

Important 弁，弁下組織の断層像評価

軽度 → 高度

前尖のドーミング
重症になるほど，不良。

交連部
癒合，石灰化は一定とは限らない。

弁下組織（腱索，乳頭筋）
重症になるほど，肥厚，短縮の変性は強くなる。

前尖ドーミング　交連部石灰化　弁下組織

Check 02-01　重症度評価：弁口面積（プラニメトリ法）

プラニメトリ法は弁口部の内周をトレースする方法。注意点は胸骨左縁長軸断面と短軸断面の僧帽弁の径が等しくなるように短軸断面を描出する。

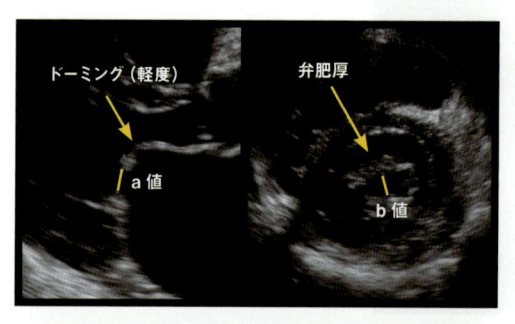

ドーミング（軽度）　a値
弁肥厚　b値

◀ **正しい弁口面積の描出方法**

胸骨左縁断層像（僧帽弁レベル）

胸骨左縁長軸断面のa値と短軸断面のb値が等しい。

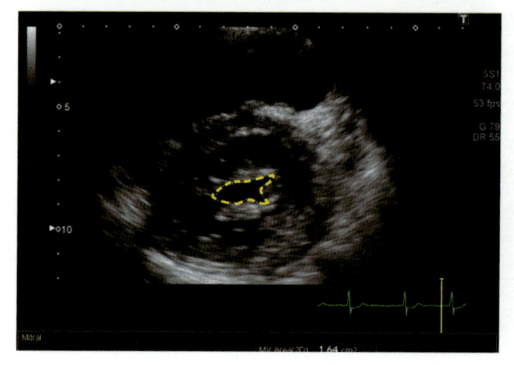

a値＝b値＝ 6.9mm

◀ **プラニメトリ法**

胸骨左縁短軸断層像（僧帽弁レベル）

弁口面積（プラニメトリ法）：
$1.47cm^2$

Check 02-02　重症度評価：弁口面積（PHT法：pressure half time）と平均圧較差

PHT法による弁口面積は220/PHTで求められる。PHTは血流速度が最大速度の$1/\sqrt{2}$（約0.7倍）になるのに要する時間である。220は理論的根拠のない経験的定数である。

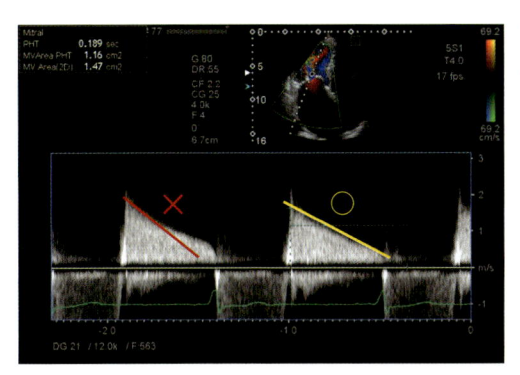

◀弁口面積（PHT法）

左室流入血流速波形（連続波ドプラ法）

拡張中期の傾きに沿って接線を引き計測する。

弁口面積（PHT法）：1.16cm^2

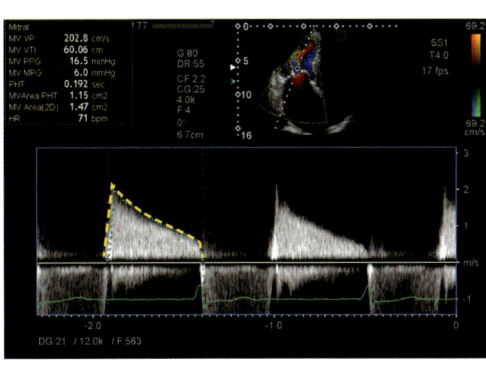

◀平均圧較差

左室流入血流速波形（連続波ドプラ法）

平均圧較差はドプラ波形をトレースして求める。

平均圧較差：6mmHg

僧帽弁狭窄症の重症度評価

重症度	弁口面積 (cm^2)	平均圧較差 (mmHg)	収縮期肺動脈圧 (mmHg)
軽度	> 1.5	< 5	< 30
中等度	1.0 ～ 1.5	5 ～ 10	30 ～ 50
高度	< 1.0	> 10	> 50

※ Baumgartner H, et al. Echocardiographic assessment of valve stenosis：EAE/ASE recommendations for clinical practice. Eur J Echocardiogr. 2009；10(1)：1-25. より引用改変

Check 03　Mモード法での僧帽弁拡張期後退速度（diastolic descent rate：DDR）

DDRとは，左室拡張期の急速流入期に僧帽弁前尖の最大に開放したE点と，半閉鎖を示すF点を結んだ勾配をいう。急速流入期における僧帽弁通過血流量，僧帽弁の可動性を反映している。

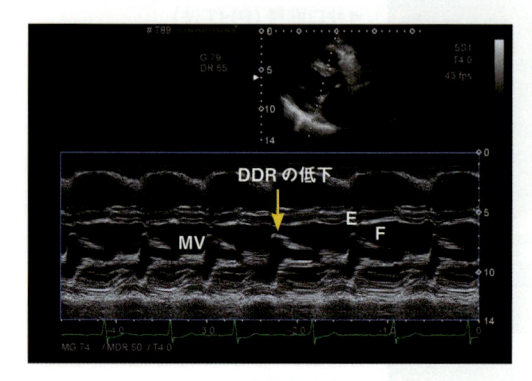

◀僧帽弁拡張期後退速度

僧帽弁Mモード法
DDRの低下を認める。

Check 04-01　僧帽弁逆流（MR）

カラードプラ法を用い，僧帽弁逆流の重症度評価を行う。

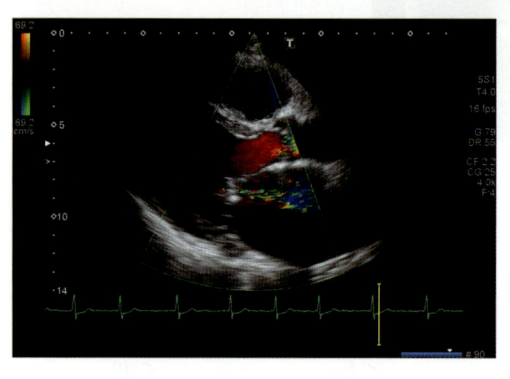

◀僧帽弁逆流

胸骨左縁長軸断層像（カラードプラ法）
弁輪拡大により，中等度のMRを認める。

Check 04-02　三尖弁逆流(TR)と圧較差

カラードプラ法を用い，三尖弁逆流の重症度評価を行う。三尖弁逆流波形から連続波ドプラ法を用い，肺静脈性肺高血圧の重症度を求める。

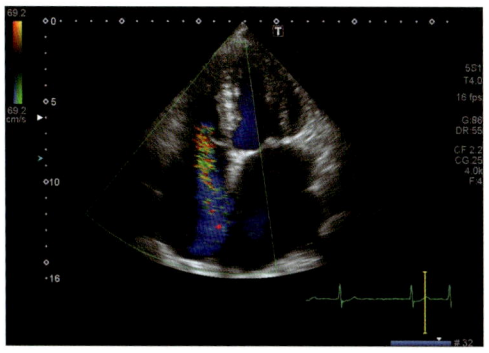

◀三尖弁逆流

心尖部四腔断層像
(カラードプラ法)
高度TRを認める。

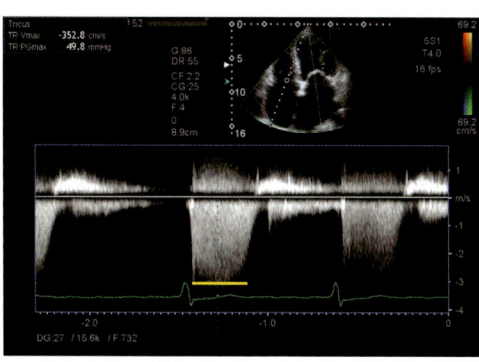

◀圧較差

三尖弁逆流波形
(連続波ドプラ法)

TR max V：3.5m/sec

(RV-RA) max PG：50mmHg

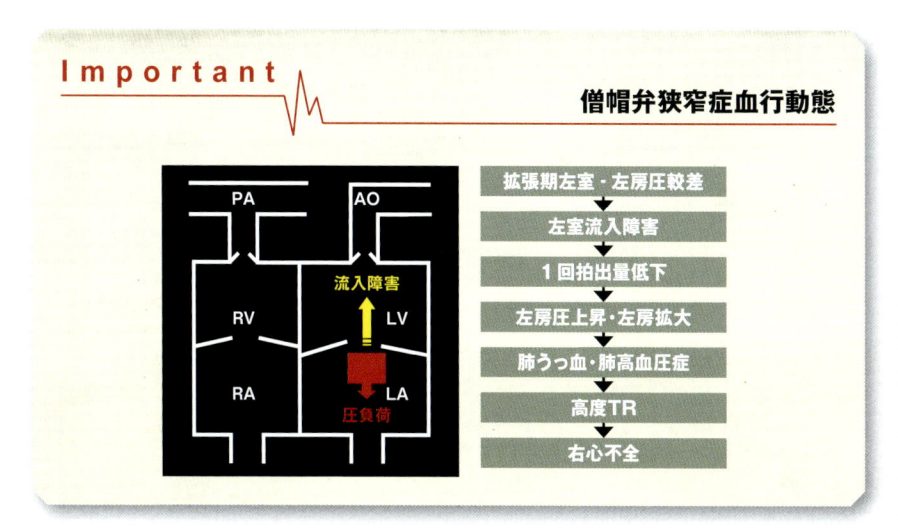

Important　　僧帽弁狭窄症血行動態

拡張期左室・左房圧較差
↓
左室流入障害
↓
1回拍出量低下
↓
左房圧上昇・左房拡大
↓
肺うっ血・肺高血圧症
↓
高度TR
↓
右心不全

Case 19 Study → 経皮経静脈的僧帽弁交連裂開術

経皮経静脈的僧帽弁交連裂開術

経皮経静脈的僧帽弁交連裂開術（percutaneous transvenous mitral commissurotomy：PTMC）は，カテーテルを経静脈的に挿入し，心房中隔を穿通させ，僧帽弁にひょうたん型のバルーン（井上バルーン）を膨らませ，僧帽弁交連部を裂開する治療．

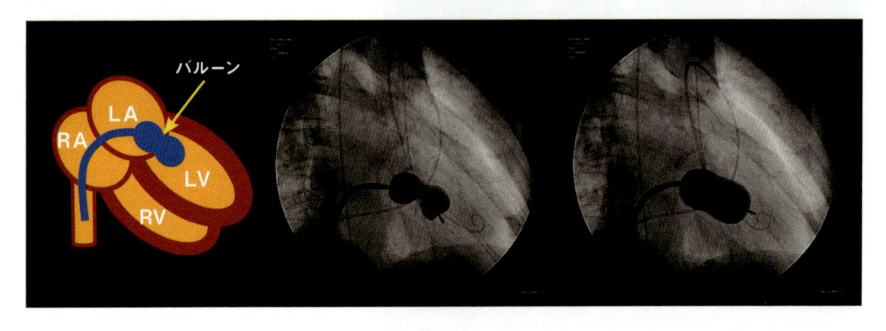

PTMC不適応

①心房内血栓，②中等度以上の僧帽弁逆流，③高度弁下組織変性，④片側の交連部の癒合，石灰化のある症例には適応がない．

Important　Wilkinsのエコースコアーインデックス

Grade	可動性	弁下組織の肥厚	弁の肥厚	弁の石灰化
1	わずかな制限	弁尖直下のみ	ほぼ正常	わずか
2	腹・弁輪部良好	腱索(1/3)に及ぶ	弁尖に限局	弁尖のみ
3	弁輪部可動性あり	腱索(1/3)を超える	弁全体	弁腹に及ぶ
4	ほとんど可動性なし	乳頭筋に及ぶ	弁全体（高度）	弁全体著しい

4項目の合計が8点以下でPTMCの適応．12点以上でMVR適応となる．
MVR（mitral valve replacement）：僧帽弁置換術

心臓超音波検査報告書 One Step Up の書き方 ← Report Case 19

僧帽弁狭窄症報告書の key sentence

- 各腔の大きさとバランス。
- 弁，弁下組織は①前尖のドーミング，②交連部，③腱索，乳頭筋を評価する。
- 重症度は，弁口面積と左室流入波形の平均圧較差で評価する。弁口面積はプラニメトリ法と PHT 法を用いる。
- 左房内血栓の有無。
- 肺高血圧の有無。
- 僧帽弁逆流の程度。

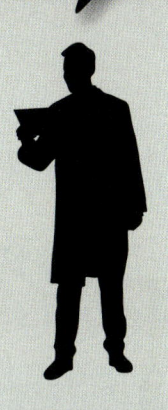

アドバイス

- 心房細動の合併頻度が高い。計測値は数ビートの平均値を用いる。

US所見

- 僧帽弁：リウマチ性変化。PTMC後。
  弁尖の肥厚著明。交連部の癒合，石灰化は認められず，可動性は保たれている。前尖の拡張期ドーミングを軽度認める。弁下組織の短縮，肥厚は軽度。
  弁口面積(MVA)：プラニメトリ法：$1.16cm^2$，PHT法：$1.47cm^2$。
  左室流入血流速波形：平均圧較差：6mmHg。僧帽弁逆流中等度。
- 左室：拡大(+) LVDd：53mm。
- 左房：拡大(+)，明らかな血栓は認められない。
- 右心系：拡大(−)。TR(RV-RA) max PG：50mmHg。
- IVC：拡張(+)：20mm，呼吸変動(−)。
  推定右房圧：20mmHg。

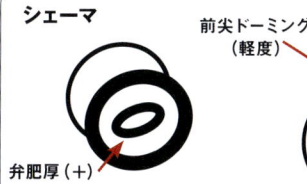

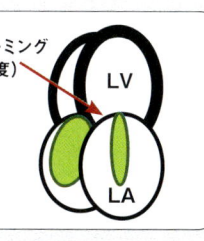

シェーマ
弁肥厚(+) / 前尖ドーミング(軽度) / LV / LA

USコメント

- PTMC後僧帽弁狭窄逆流症(中等度)。
  調律は心房細動。僧帽弁狭窄逆流症(MSR)により左房圧上昇を疑います。
  高度TRを認め，推定右室圧：70mmHg。肺静脈性肺高血圧を呈しています。

Case study
心電図を読んで心エコーを究める

弁膜症

Case 20

大動脈弁閉鎖不全症（大動脈弁逆流）
大動脈弁輪拡張症

大動脈弁閉鎖不全症は急性と慢性に区別される。急性ARは重篤な血行動態の悪化に伴い，著しい心拍出量低下とともに心原性ショックに陥る。一方，慢性ARは逆流により左室拡大を伴う遠心性肥大を生じ，比較的長期にわたって無症状に経過する。代償機構が破綻すると，労作時息切れ，全身倦怠感が現れる。重症になると起座呼吸，夜間発作性呼吸困難が出現し，ときに狭心痛を伴う。

Case 20

aortic regurgitation: AR

annuloaortic ectasia: AAE

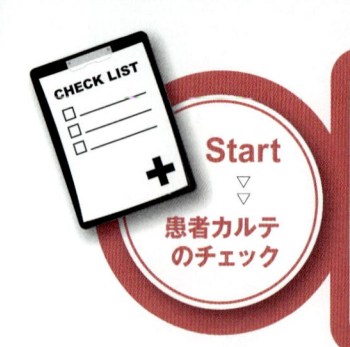

患者	37歳，女性
現病歴	他医院で心拡大を指摘され，精査目的のため当院循環器内科に紹介入院となった。

Case 20 Step 01 → 心電図を読む

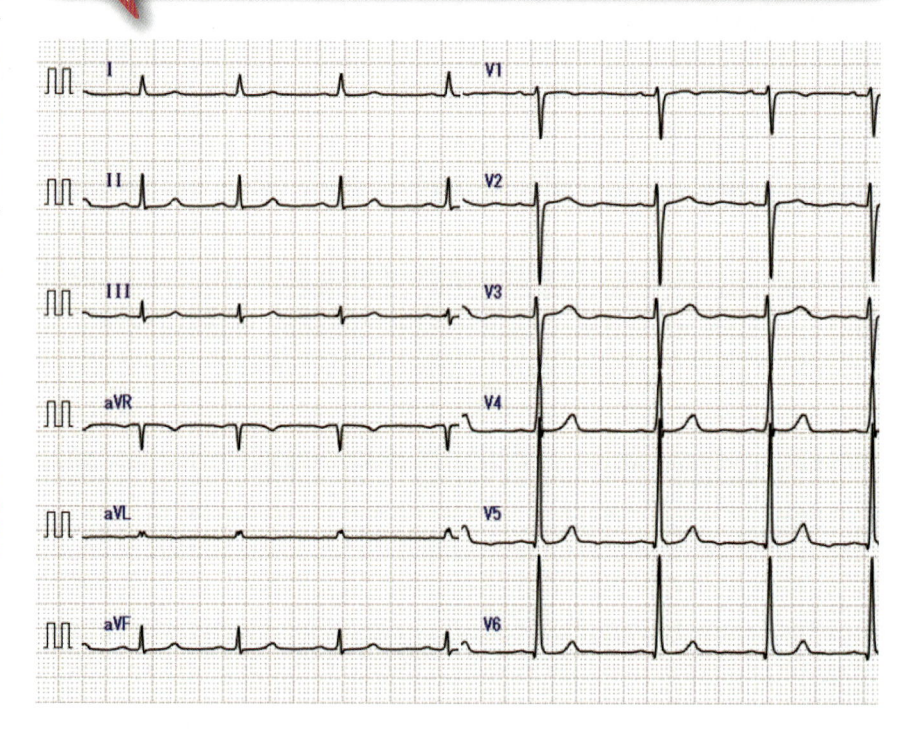

Case 20 ｜ 大動脈弁閉鎖不全症 ｜ aortic regurgitation: AR

判読ポイント 01 ▶▶▶ 起電力：V1のS波とV5，V6のR波

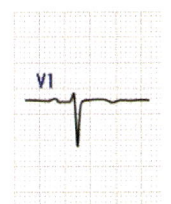

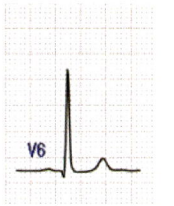

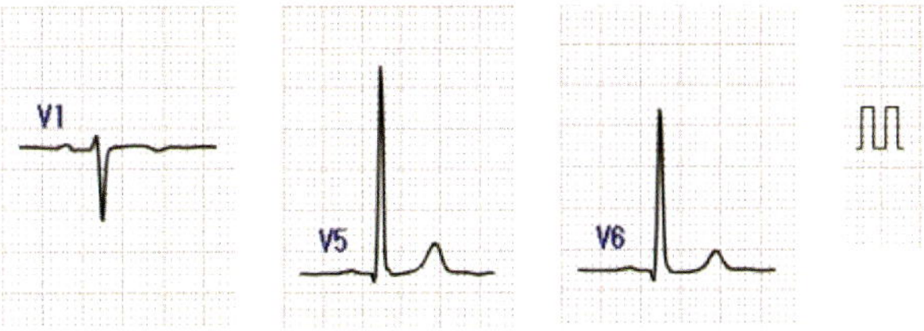

校正波：5mm/mV
起電力：2倍

● 右側胸部誘導のV1で深いS波と，左側胸部誘導のV5，V6で高いR波が認められる。左室側の起電力が大きいことを示唆する所見である。

判読ポイント 02 ▶▶▶ 初期中隔ベクトル

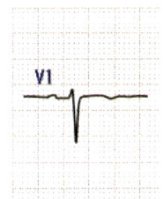

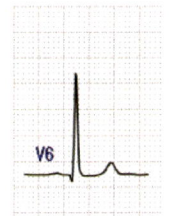

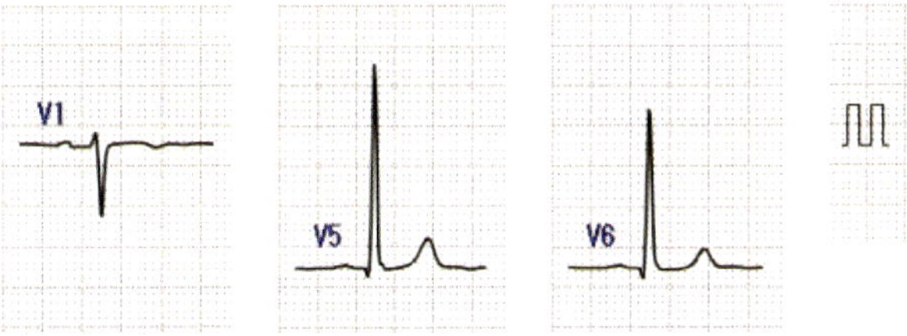

校正波：5mm/mV
起電力：2倍

● V1のr波とV5，V6のq波の増高。

判読ポイント 03 ▶▶▶ T波

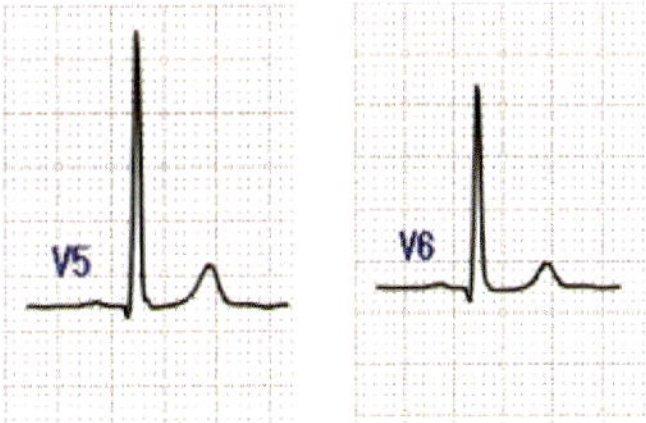

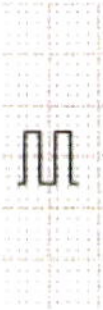

校正波：5mm/mV
起電力：2倍

● V5，V6の陽性T波。

Important — 初期中隔ベクトル

心電図の脚は左脚の方が右脚より高位に位置しているため，心室興奮初期の心室中隔の起電力は左から右に向かう。左室容量負荷では中隔肥大が生じるため，V1のr波とV5，V6のq波の増高を認める。一方，左室圧負荷では，壁の線維化が起こるため減高する。

Case 20 Step 02 → 心電図から心エコーへ

生かそう心電図の情報！

本症例から大動脈弁逆流を断定することは難しい。しかし，V5，V6の高いR波，V1の深いS波，陽性T波から遠心性肥大があると推測できる。なお，左室容量負荷を生じる代表的な疾患は大動脈弁閉鎖不全症，僧帽弁閉鎖不全症，心室中隔欠損症，動脈管開存症が挙げられる。

心エコーで絶対に確認！

心エコー検査の組み立ては，Check 01の断層像で各腔の大きさとバランスをみる。また，大動脈弁の性状および大動脈を観察する。Check 02のMモード法で僧帽弁の開放を観察する。Check 03のカラードプラ法で弁逆流の重症度評価をする。Check 04のドプラ法で重症度評価をする。

Check 01　断層像からの判読

- 各腔の大きさとバランスを観察し，modified Simpson法にてEFを評価する。
- 大動脈弁の性状，大動脈基部，弓部・下行大動脈を評価する。

Check 02　Mモード法

- 僧帽弁早期閉鎖の有無を確認する。

Check 03　カラードプラ法による重症度評価

- 左室流出路における逆流面積比，加速度血流の有無，vena contracta（縮流部），AR幅・持続時間を用いて重症度を評価する。

Check 04　ドプラ法による重症度評価

- PHT（pressure half time），下行大動脈の拡張期逆行性血流を評価する。

Important　大動脈弁逆流（AR）の原因

急性ARの原因として，大動脈解離，感染性心内膜炎，外傷による大動脈弁障害がある。

大動脈弁自体の病変	二尖弁，四尖弁，大動脈弁逸脱，感染性心内膜炎，リウマチ，粘液腫様変性，動脈硬化など。
大動脈基部の異常	大動脈弁輪拡張症，大動脈解離，梅毒性大動脈炎など。

Case 20　Step 03 → 心エコーで診る

Check 01-01　断層像からの判読

胸骨左縁断層像および心尖部四腔断層像から左室拡大を認める。大動脈弁輪，Valsalva洞の拡張を認める。

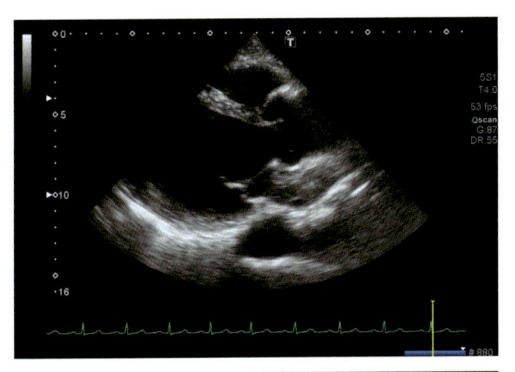

◀各腔の大きさとバランス

胸骨左縁長軸断層像
左室拡大と大動脈弁輪拡張を認める。

LVDd：64mm

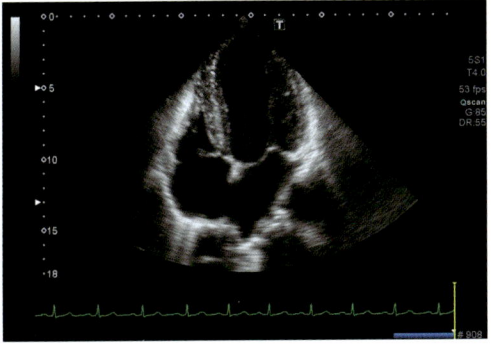

心尖部四腔断層像
左室拡大を認める。

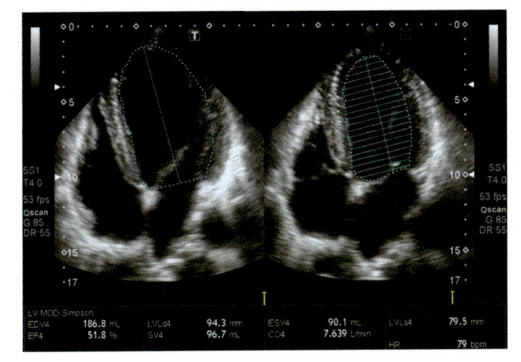

◀左室収縮能

心尖部四腔断層像
（modified Simpson法）
全周性の軽度低収縮を認める。

EF：52%

Check 01-02　断層像からの判読

大動脈弁の性状は変性なく問題ない。大動脈弁輪から上行大動脈にかけて拡張を認める。

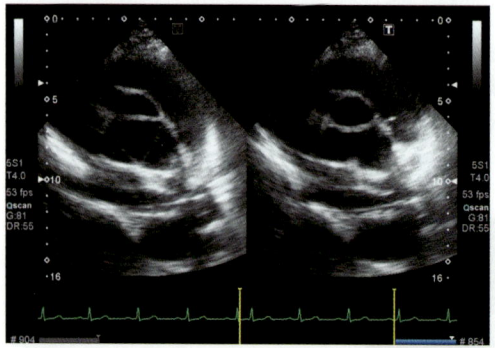

◀ 大動脈弁の性状

胸骨左縁短軸断層像
（大動脈弁レベル）
大動脈弁輪拡張のため，弁尖の接合が悪い。

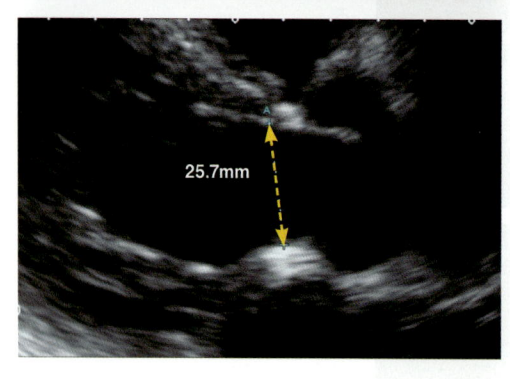

胸骨左縁長軸断層像
（大動脈弁拡大像）
弁輪拡大を認める。

弁輪径：25.7mm

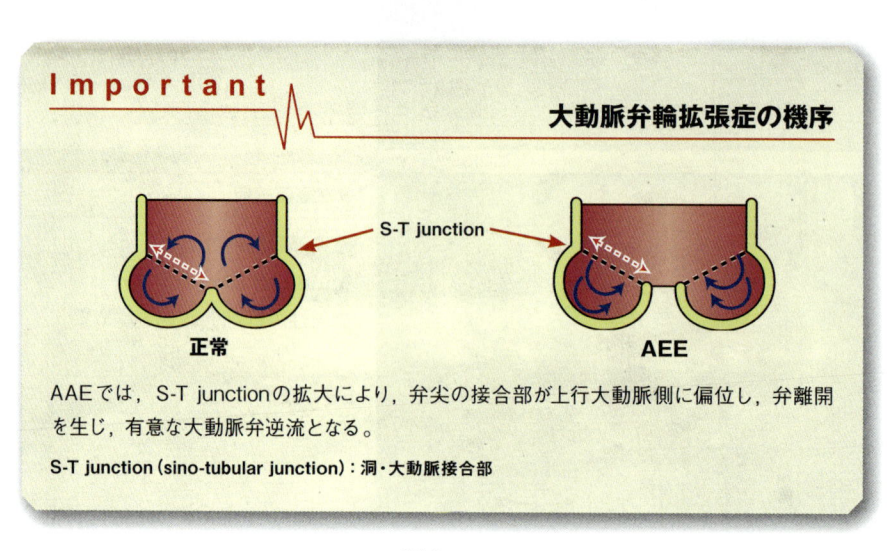

Important　大動脈弁輪拡張症の機序

正常　　　AAE

S-T junction

AAEでは，S-T junctionの拡大により，弁尖の接合部が上行大動脈側に偏位し，弁離開を生じ，有意な大動脈弁逆流となる。

S-T junction (sino-tubular junction)：洞・大動脈接合部

Check 01-03　断層像からの判読

胸骨上窩よりアプローチし，上行大動脈から下行大動脈の拡張の有無を観察する。併せて大動脈解離の有無も観察する。

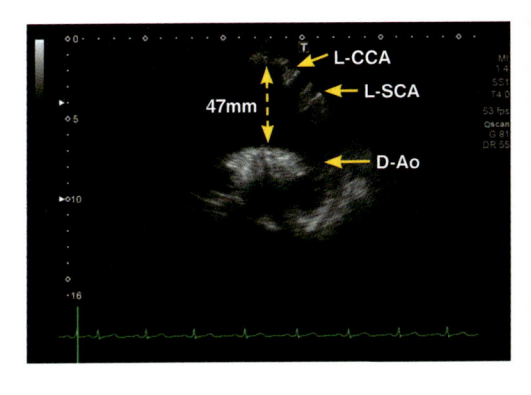

◀大動脈弓部

胸骨上窩断層像

上行大動脈から大動脈弓にかけ拡張を認める。明らかな解離内膜（intimal flap）は認められない。

L-CCA：左総頸動脈
L-SCA：左鎖骨下動脈
D-Ao：下行大動脈

Check 02　Mモード法からの判読

僧帽弁早期閉鎖の有無を確認する。

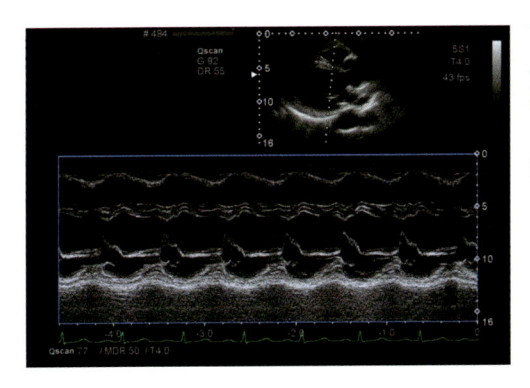

◀僧帽弁早期閉鎖の有無

Mモード法
(僧帽弁レベル)

明らかな僧帽弁早期閉鎖は認められない。

Important　僧帽弁早期閉鎖の機序

急性ARの場合，急激な容量負荷に左室が代償できないため，左室拡張末期圧の上昇に伴い僧帽弁早期閉鎖を生じる。

Check 03　カラードプラ法による重症度評価

左室流出路における大動脈弁逆流面積比，加速度血流の有無，AR幅，到達距離，持続時間から高度大動脈弁逆流を認める。

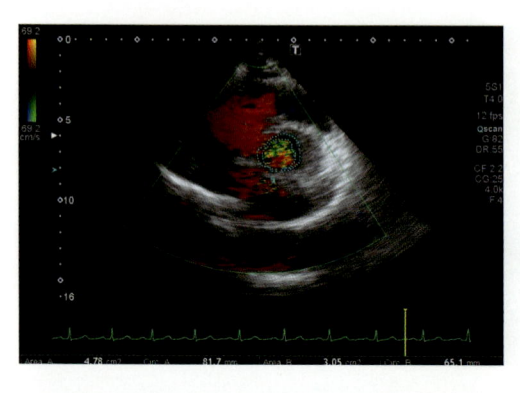

◀左室流出路における
　大動脈弁逆流面積比

**胸骨左縁短軸断層像：左室流出路
（カラードプラ法）**

高度ARを認める。

大動脈弁逆流面積比：65%

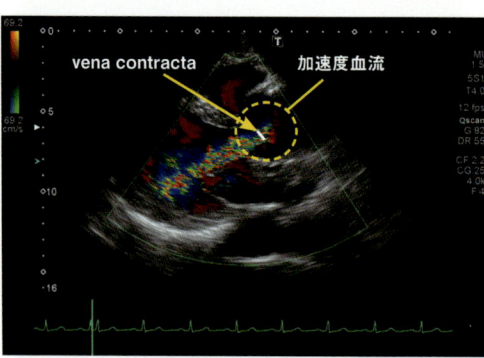

◀加速度血流

**胸骨左縁長軸断層像
（カラードプラ法）**

加速度血流（円）とvena contracta（矢印）を認める。

vena contracta：8.2mm
（軽度：3mm以下，高度：7mm以上）

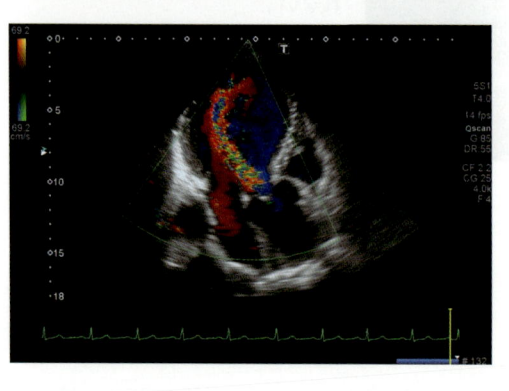

◀AR幅，持続時間，到達距離

**心尖部長軸断層像
（カラードプラ法）**

AR幅，持続時間，到達距離より高度ARを認める。

Important 重症度評価：大動脈弁逆流面積比

重症度	逆流面積 / 左室流出路面積
軽度	30%未満
中等度	30 ～ 59%
高度	60%以上

Check 04-01　ドプラ法による重症度評価：PHT法

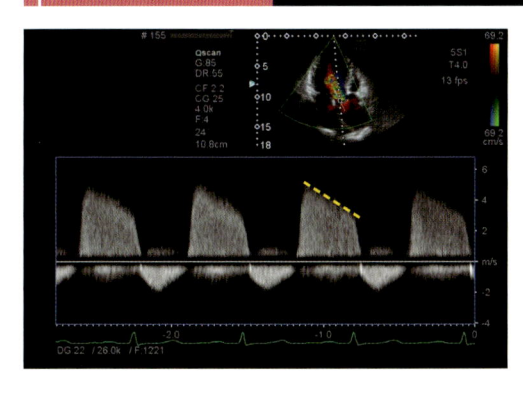

PHT法
（連続波ドプラ法）
高度ARを認める。

PHT：220msec

Important 重症度評価：PHT法

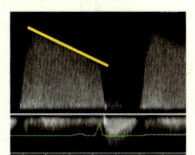

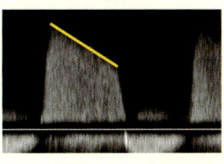

PHT=510msec　　PHT=220msec

重症度	PHT
軽度	＞500msec
中等度	300 ～ 500msec
高度	＜300msec

大動脈圧
軽度 AR　　左室圧　　高度 AR

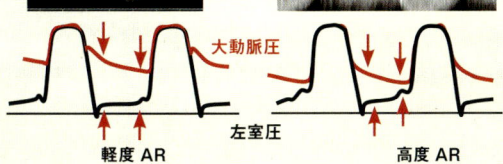

拡張期の大動脈 - 左室間の圧較差を反映している。ARが高度になれば，拡張期大動脈圧は急激に低下し，LVEDPは早期に上昇する。

Check 04-02　ドプラ法による重症度評価：拡張期逆行性血流

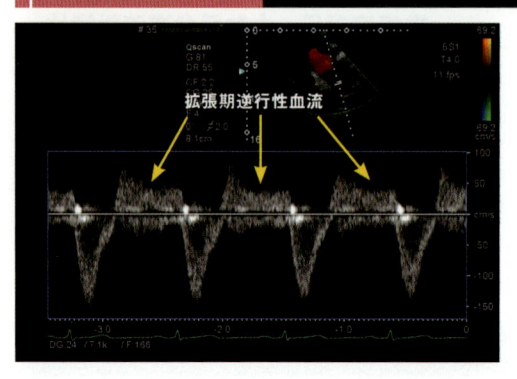

◀下行大動脈拡張期逆行性血流

下行大動脈
（パルスドプラ法）
高度ARのため，拡張期逆行性血流を認める（矢印）。

Important　重症度評価：拡張期逆行性血流

拡張期逆行性血流が全拡張期に認められれば，中等度以上のARと判断ができる。ただし，動脈管開存症でもみられる所見である。動脈管開存症は大動脈-肺動脈シャント疾患。全時相で高圧から低圧に連続して流入する。

Important　定量評価：パルスドプラ法（volumetric法）

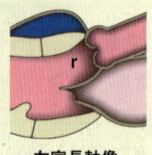

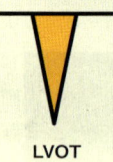

左室長軸像　LVOT

AV stroke volume：AvSv
$\pi \times (r/2)^2 \times TVI\ LVOT$

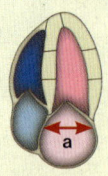

四腔像　二腔像　TMF

MV stroke volume：MvSv
$\pi \times a/2 \times b/2 \times TVI\ TMF$

逆流量（mL）＝ AvSv − MvSv　　軽度＜30　高度≧60
逆流率（％）＝ AvSv − MvSv /AvSv　軽度＜30　高度≧50

Important 大動脈弁逆流の血行動態

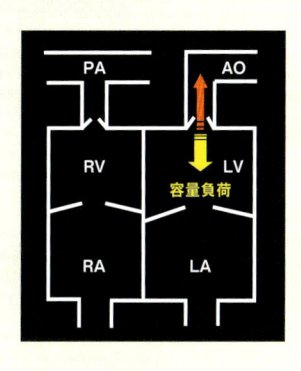

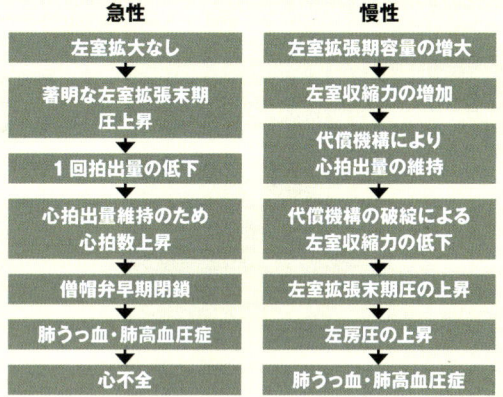

急性
- 左室拡大なし
- 著明な左室拡張末期圧上昇
- 1回拍出量の低下
- 心拍出量維持のため心拍数上昇
- 僧帽弁早期閉鎖
- 肺うっ血・肺高血圧症
- 心不全

慢性
- 左室拡張期容量の増大
- 左室収縮力の増加
- 代償機構により心拍出量の維持
- 代償機構の破綻による左室収縮力の低下
- 左室拡張末期圧の上昇
- 左房圧の上昇
- 肺うっ血・肺高血圧症

(図：PA, AO, RV, LV, RA, LA、LVへの容量負荷)

Important 大動脈弁逆流の手術適応と術後生存率

大動脈弁逆流の手術適応
- LVEFが50%以下で，LVDdが75mm以上またはLVDsが55mm以上の場合。

術後生存率
- 術前の左室収縮能であるLVEFが関与している。

術前LVEF	10年生存率
50%以上	70 ± 3%
35〜50%	56 ± 5%
35%以下	41 ± 9%

※ Chaliki HP, et al. Outcomes after aortic valve replacement in patients with severe aortic regurgitation and markedly reduced left ventricular function. Circulation. 2002;106(21):2687-93. より引用改変

Case 20 Study → 心臓カテーテル・MRI所見

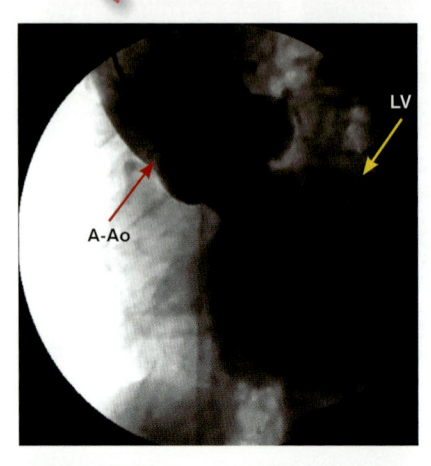

Case 20　大動脈弁閉鎖不全症　aortic regurgitation: AR

◀心臓カテーテル所見

大動脈造影（AOG）所見（左前斜位LAO60°）
ARの重症度はSellers分類Ⅳ度を認める。

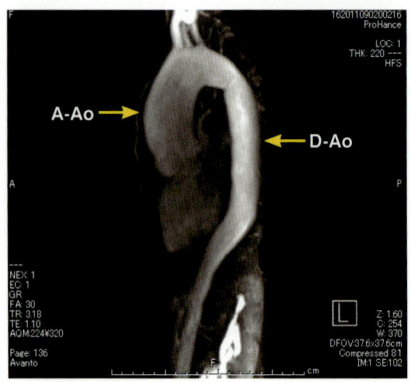

◀MRI所見

上行大動脈から大動脈弓にかけ拡張を認める。明らかな解離内膜は認められない。

Important　心臓カテーテル検査重症度評価：大動脈造影によるSellers分類

Ⅰ度	左室への逆流ジェットを認めるが，左室腔全体が造影されない
Ⅱ度	左室への逆流ジェットによって左室全体が淡く造影される
Ⅲ度	左室全体が大動脈と同じ濃さに造影される
Ⅳ度	左室全体が大動脈よりも濃く造影される

心臓超音波検査報告書 One Step Up の書き方 ← Report　Case 20

大動脈弁輪拡張症報告書の key sentence

- 左室拡大の有無。
- 弁輪，S-T junction，上行大動脈，大動脈弓，下行大動脈の拡張の有無。
- 解離内膜の有無。
- 重症度は半定量評価が簡便。評価項目は左室流出路における逆流面積比，加速度血流の有無，vena contracta，AR幅と持続時間，PHT法，下行大動脈の拡張期逆行性血流の有無を用いる。
- LVEFと左室径が手術適応の決め手。

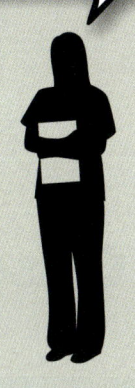

アドバイス

- 定量評価はパルスドプラ法（volumetric法）が簡便。

US所見

- 大動脈弁：弁輪拡張を認める。弁尖は器質性変化なく正常。大動脈弁逆流は弁の中心部から面積の広いジェットを呈し，加速度血流を認める。
  重症度評価は高度。PHT：220msec，左室流出路における逆流面積比：65％。vena contracta：8.2mm。下行大動脈の拡張期逆行性血流（＋）。
- 大動脈：S-T junctionから大動脈弓まで軽度拡張。大動脈弓：47mm。下行大動脈（－）。解離内膜（－）。
- 左室：拡大（＋），LVDd：64mm。LVDs：46mm。LVEF：52％。
- 右心系：拡大（－）。TR（－）。

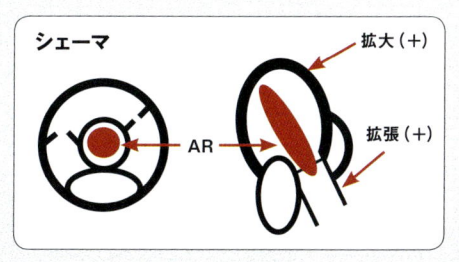

シェーマ　拡大（＋）　AR　拡張（＋）

USコメント

- 大動脈弁輪拡張症：大動脈弁逆流（高度）。
- 大動脈：S-T junctionから大動脈弓まで軽度拡張。解離内膜（－）。
  左室はLVDd：64mmと拡大し，EF：52％と軽度低下しています。

Case study
心電図を読んで心エコーを究める

弁膜症

Case 21

僧帽弁閉鎖不全症（僧帽弁逆流）

僧帽弁閉鎖不全症は急性と慢性に区別される。急性MRは左房，左室の急激な容量負荷に対し代償が働かないため，重篤な血行動態の悪化を認める。肺うっ血ならびに著しい心拍出量の低下により，心原性ショックに陥る。一方，慢性MRは左房，左室の拡大により容量負荷を代償するため，無症状で経過する。しかし，経過とともに左室拡大と駆出率（EF）の低下が進行し，心不全に陥る。

••• Case 21 •••
mitral regurgitation: MR

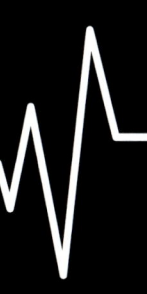

弁膜症

Case 21 Start ▽▽ 患者カルテのチェック

患者	73歳，女性
現病歴	5年前，感染性心膜炎の診断で内科的治療を行った．今回，動悸・不快感を訴えたため，精査目的で入院となった．

Case 21 | Step 01 → 心電図を読む

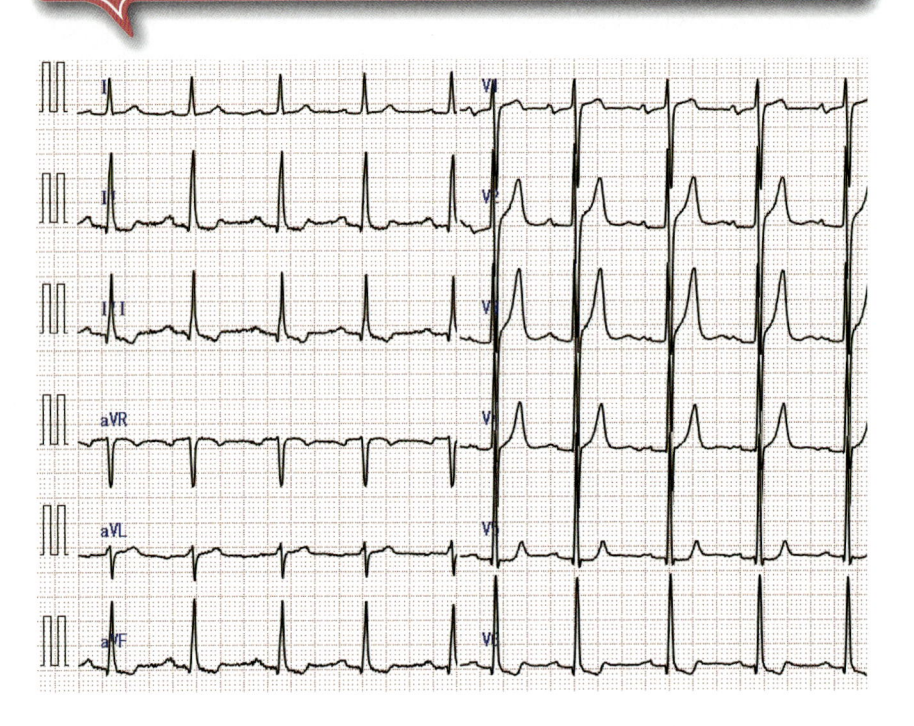

Case 21 僧帽弁閉鎖不全症 mitral regurgitation: MR

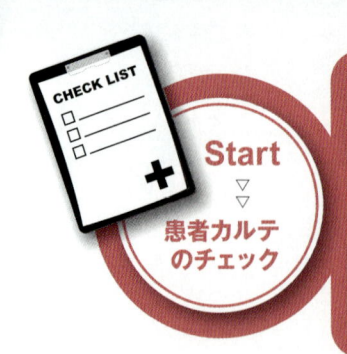

判読ポイント 01 ▶▶▶ 起電力：V1のS波とV5のR波

● 右側胸部誘導のV1で深いS波と，左側胸部誘導のV5で高いR波が認められる。左室側の起電力が大きいことを示唆する所見である。

判読ポイント 02 ▶▶▶ P波

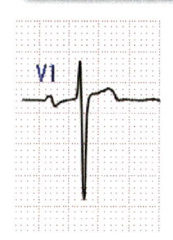

● V1のP波後半部の陰性化とP波興奮伝導時間の延長を認める。P波の後ろ2/3は左房成分であるため，左房負荷を示唆する所見である。

判読ポイント 03 ▶▶▶ ST低下

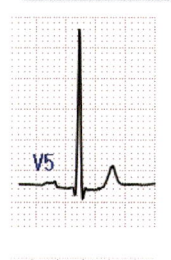

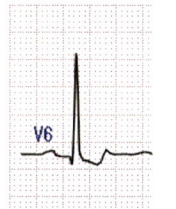

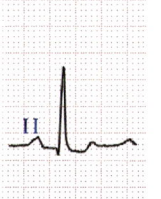

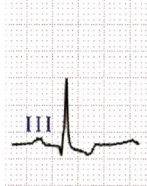

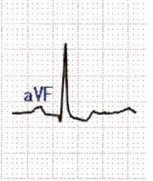

● 左室側誘導のV5，V6，Ⅱ，Ⅲ，aVFに心筋障害を疑うST低下を認める。

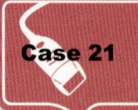

Case 21 Step 02 → 心電図から心エコーへ

僧帽弁逆流（MR）の原因

①マルファン症候群	粘液変性による僧帽弁逸脱症
②感染性心内膜炎	腱索断裂による僧帽弁逸脱症，弁穿孔，弁破壊
③急性心筋梗塞	乳頭筋断裂による僧帽弁逸脱症
④外傷	腱索断裂による僧帽弁逸脱症
⑤心内膜床欠損症	裂隙（cleft）
⑥機能性僧帽弁逆流	左室拡大に伴う tethering

生かそう心電図の情報！

本症例から僧帽弁逆流を断定することは難しい。しかし，V1の深いS波とV5の高いR波から遠心性肥大があると推測できる。V1のP波からはterminal forceの増大が認められ，左房負荷があると推測できる。また，左室側誘導でST低下を認める。これは，しばしば慢性MRにみられ，心筋障害を示唆する所見である。

心エコーで絶対に確認！

心エコー検査の組み立てはCheck 01の断層像で各腔の大きさとバランスならびに僧帽弁・腱索の性状をみる。Check 02のカラードプラ法で僧帽弁逆流の重症度評価をする。Check 03で逆流の定量評価をする。Check 04で左室拡張能を評価する。

Check 01　断層像からの判読
- 僧帽弁・腱索の性状を観察し，MRの成因を導き出す。

Check 02　カラードプラ法による重症度評価
- 逸脱部位と逆流方向を同定する。
- 加速度血流，vena contracta（縮流部），MR幅から重症度を評価する。

Check 03　定量評価
- PISA法：proximal isovelocity surface area（近位部等流速表面）を用いて評価する。

Check 04　ドプラ評価
- 左室流入血流速波形と僧帽弁輪部速度波形より左室拡張能を評価する。

Case 21 Step 03 → 心エコーで診る

Check 01-01　断層像からの判読

胸骨左縁断層像および心尖部四腔断層像から左室の拡大を認める。腱索断裂による僧帽弁逸脱症を認める。

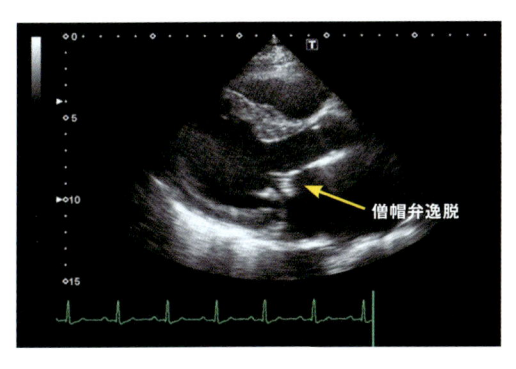

◀各腔の大きさとバランスならびに僧帽弁と腱索の性状

胸骨左縁長軸断層像
腱索断裂による僧帽弁逸脱を認める（矢印）。

LVDd：63mm
LVDs：41mm
LAD：53mm

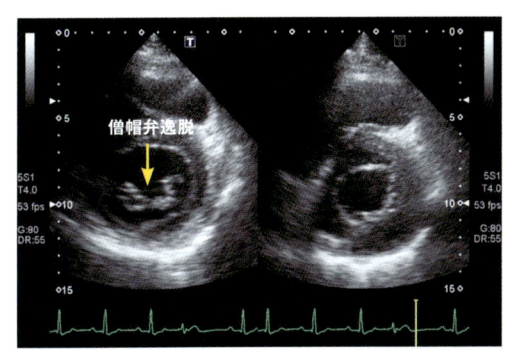

胸骨左縁短軸断層像
前尖中央に僧帽弁逸脱を認める（矢印）。

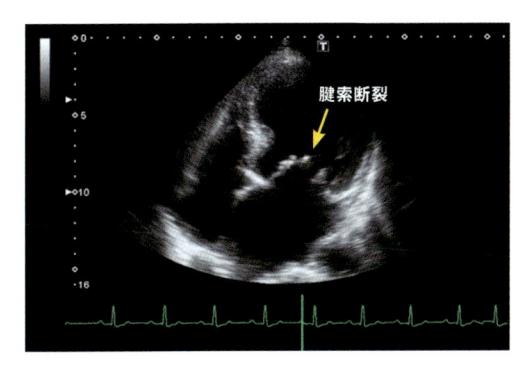

心尖部四腔断層像
左房，左室の拡大および輝度上昇した腱索断裂を認める（矢印）。

Check 02　カラードプラ法による重症度評価

MRは僧帽弁前尖中央の逸脱部位より左房後方に偏位する．加速度血流，vena contracta（縮流部），MR幅，到達距離から高度MRを認める．

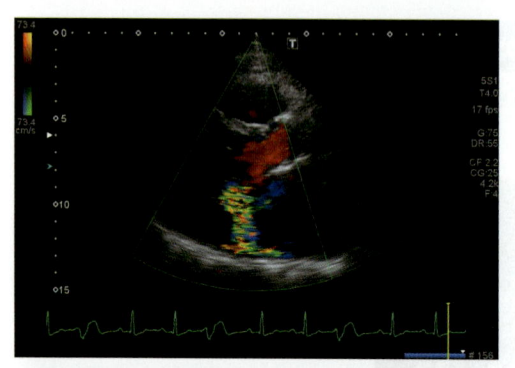

◀僧帽弁逸脱部位と
　逆流ジェットの方向

**胸骨左縁短軸断層像
（カラードプラ法）**
左房後方に偏位するMRを認める．

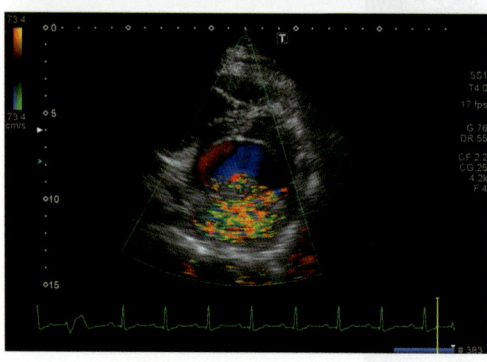

**胸骨左縁短軸断層像
（カラードプラ法）**
僧帽弁前尖中央の逸脱部位より高度MRを認める．

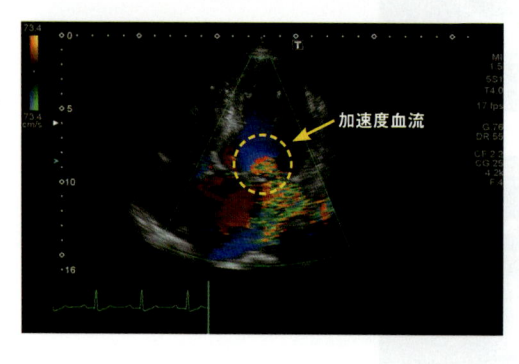

◀MR幅，到達距離，加速度血流

**心尖部長軸断層像
（カラードプラ法）**
MR幅，到達距離，加速度血流（矢印）より高度MRを認める．

vena contracta：9.2mm

僧帽弁逸脱部位と逆流ジェットの方向

前尖の逸脱では左房後方に，後尖middle scallopの逸脱では左房前方に，後尖medial scallopの逸脱では左房外側に，後尖lateral scallopの逸脱では左房内側に，僧帽弁逆流ジェットがそれぞれ向かう。

カラードプラ法による重症度評価では，逆流ジェットが左房壁に当たり均等に広がらないため，過小評価される。

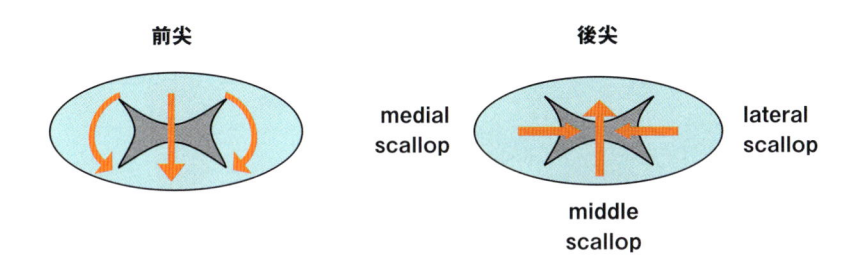

Important — vena contracta

vena contractaは，逆流弁口すぐ下方の逆流ジェットの高速シグナル収束部である。この方法は，逆流ジェットが偏位する僧帽弁逸脱症例においても有用である。3mm以下を軽度，7mm以上を高度と判定する。

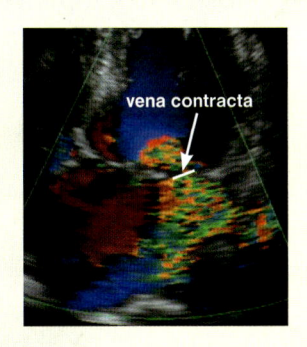

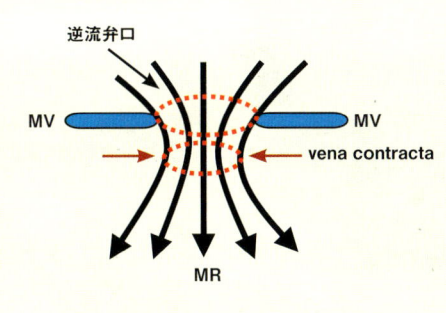

Check 03　定量評価

PISA法から高度MRを認める。

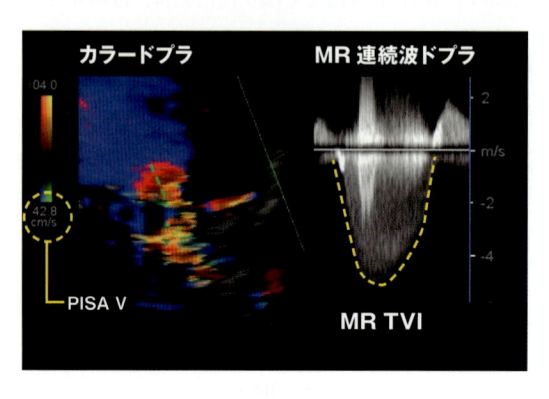

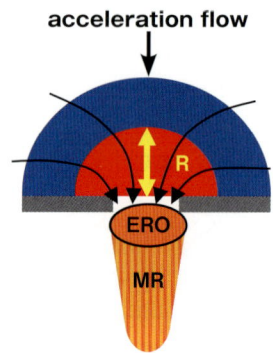

PISA法の原理は質量保存の法則

質量保存の法則より，「逆流弁口を通過する血流量」と「半球状の等速度面を通過する血流量」は等しいが成り立つ。これを用いて瞬間逆流量，有効逆流弁口面積，逆流量の算出を行う。

PISAの測定方法

カラードプラでPISAが半球になるようにカラーベースラインを下げる。カラーバーに表示されるPISA VとRからFRが求められる。
連続波ドプラを用いてMRをトレースすることでMR VとMR TVIが算出でき，それぞれを式に当てはめることでERO，RVが求められる。

測定項目	算出式	備考
FR（瞬間逆流量）	$2\pi R^2 \times$ PISA V	PISA V：color aliased velocity（cm/s）
ERO（有効逆流弁口面積 cm^2）	FR ÷ MR V	MR V：MRの最高血流速（cm/s）
RV（逆流量 mL）	ERO × MR TVI	MR TVI：速度時間積分値（cm）

本例では「**ERO：0.47cm^2**」「**RV：75mL**」となる。

測定項目＼重症度	軽度	中等度	高度
ERO（cm^2）	＜0.2	0.2〜0.39	≧0.40
RV（mL）	＜30	30〜59	≧60

Important — 左室側からみた僧帽弁の解剖図

弁形成術を念頭に置き心エコーと術中所見との統一を図るため，8部位に分けられる。

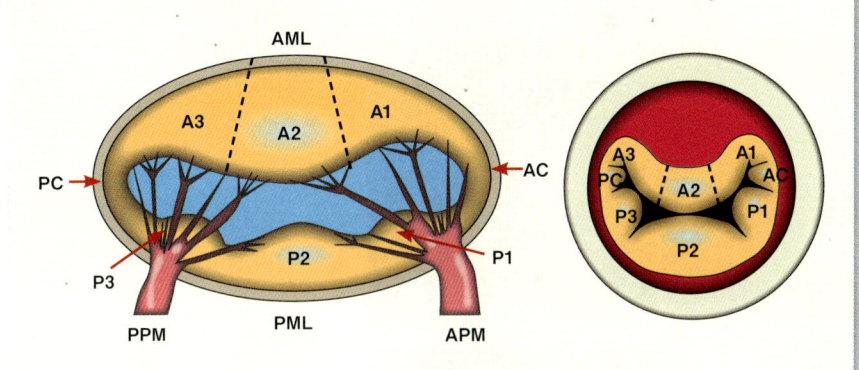

A1　前尖外側	P1　後尖 lateral scallop	AC　前交連
A2　前尖中央	P2　後尖 middle scallop	PC　後交連
A3　前尖内側	P3　後尖 medial scallop	APM　前乳頭筋
		PPM　後乳頭筋

展開図

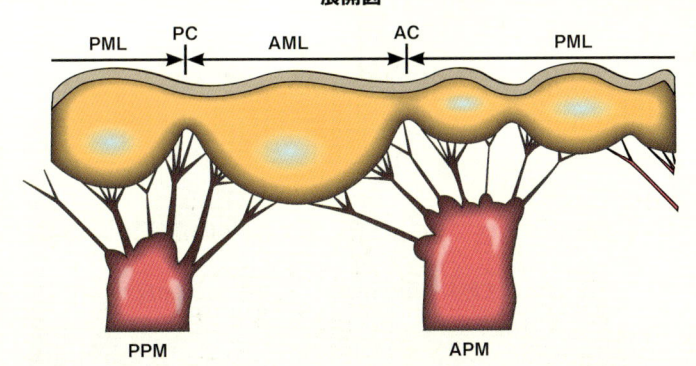

僧帽弁は大きな1枚の前尖と3枚の後尖よりなる。各弁尖は基部（basal），弁腹中央部（clear zone），弁先端部（rough zone）よりなる。前尖，後尖ともに腱索は rough zone の近傍で4本前後に分かれ付着する。

Check 04　ドプラ評価

パルスドプラ法を用いた左室流入血流速波形と，組織ドプラ法を用いた僧帽弁輪部速度波形から左室拡張能を評価する．本例は偽正常化型を呈しており，E/E' = 14.4 と高値を示し，左房圧上昇を示唆する結果である．

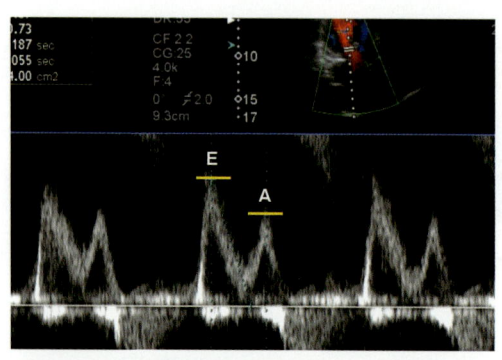

◀左室拡張能

左室流入血流速波形（パルスドプラ法）

E波：137cm/sec
A波：100cm/sec
E/A = 1.37
DcT = 187ms

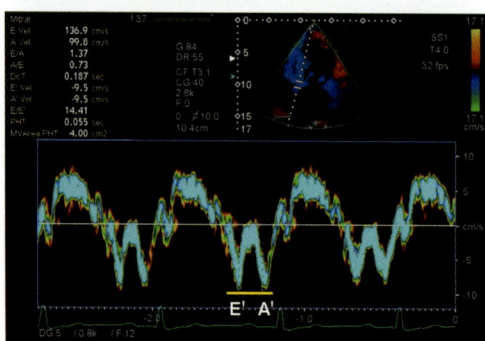

僧帽弁輪部速度波形（組織ドプラ法）

E' = 9.5cm/sec
A' = 9.5cm/sec
E/E' = 14.4
推定PCWP = 20mmHg

PCWP：肺楔入圧

Important　高度MRの左室流入血流速波形

高度MRの場合，左室流入波形の拡張早期波（E波）は 1.5m/sec 以上に増高することが多い．これは逆流によって左房圧が上昇し，左室流入血流に加わる圧が増大することを反映している．

Important 僧帽弁逆流の血行動態

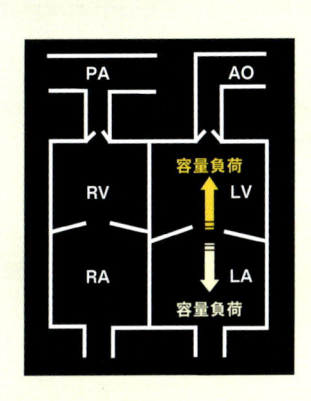

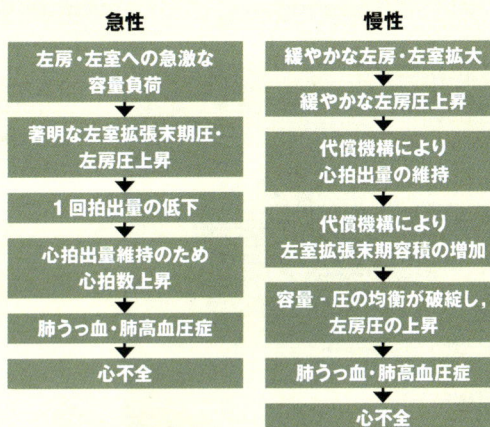

急性
- 左房・左室への急激な容量負荷
- ↓
- 著明な左室拡張末期圧・左房圧上昇
- ↓
- 1回拍出量の低下
- ↓
- 心拍出量維持のため心拍数上昇
- ↓
- 肺うっ血・肺高血圧症
- ↓
- 心不全

慢性
- 緩やかな左房・左室拡大
- ↓
- 緩やかな左房圧上昇
- ↓
- 代償機構により心拍出量の維持
- ↓
- 代償機構により左室拡張末期容積の増加
- ↓
- 容量・圧の均衡が破綻し，左房圧の上昇
- ↓
- 肺うっ血・肺高血圧症
- ↓
- 心不全

Important 僧帽弁逆流の手術適応と術後生存率

僧帽弁逆流の手術適応
- LVEFが60％以下でLVDsが40mm以上の場合。

術後生存率
- 術前の左室収縮能であるLVEFが関与している。

術前LVEF	10年生存率
60％以上	72±4％
50～60％	53±9％
50％以下	32±12％

LVEFが正常下限では，既に心筋障害が進行している。

※ Enriquez-Sarano M, et al. Echocardiographic prediction of survival after surgical correction of organic mitral regurgitation. Circulation. 1994；90(2)：830-7. より引用改変

Case 21 Study → 心臓カテーテル・胸部X線所見

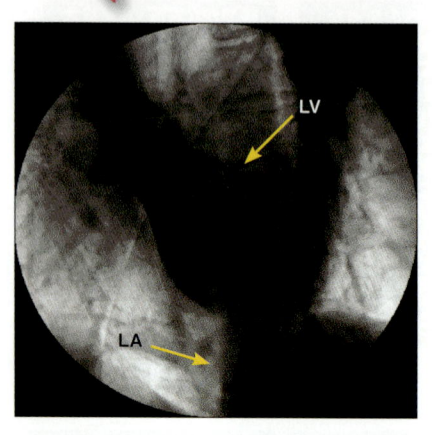

◀ 心臓カテーテル検査

左室造影（LVG）所見
（左前斜位LAO60°）

MR：Sellers分類Ⅲ度を認める。

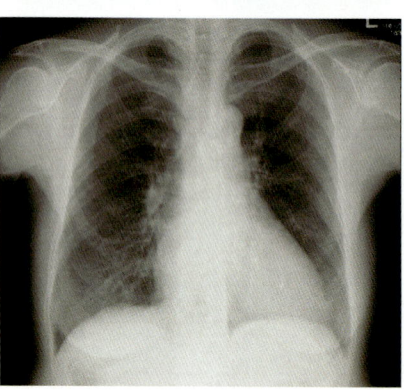

◀ 胸部X線所見

左室拡大を認める。

心胸郭比：61%

Important　　　心臓カテーテル検査重症度評価： MR Sellers分類

Ⅰ度	左房への逆流ジェットを認めるが，左房全体が造影されない
Ⅱ度	左室への逆流ジェットによって左房全体が淡く造影される
Ⅲ度	左房全体が左室と同じ濃さに造影される
Ⅳ度	左房全体が左室よりも濃く造影される

心臓超音波検査報告書 ← Report Case 21
One Step Up の書き方

僧帽弁閉鎖不全症報告書の key sentence

- 左房・左室拡大の有無。
- 重症度は加速度血流，vena contracta，MR幅と到達距離で評価。
- 僧帽弁逸脱部位と逆流ジェットの方向。
- 定量評価。
- 左室拡張能と推定左房圧。
- LVEFと左室径が手術適応の決め手。

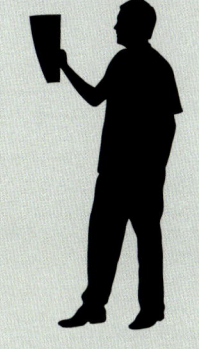

アドバイス

- 定量評価はPISA法が簡便。

US所見

- 僧帽弁：前尖中央A2に逸脱を認める。左室内に断裂した腱索を認める。僧帽弁逆流は左房後方に偏位し，肺静脈まで達している。加速度血流（＋）。vena contracta：9.2mm。
  PISA法定量評価：有効逆流弁口面積：0.47cm^2，逆流量：75mLより高度MR。
- 左室：拡大（＋），LVDd：63mm，LVDs：41mm，LVEF：64%。
- 左室流入血流速波形：E波：1.37m/sec，A波：1.00m/sec，DcT＝187ms。
- 左房：拡大（＋），E/E'＝14.4，推定左房圧：20mmHg。
- 右心系：拡大（－）。TR（RV-RA）max PG：25mmHg。推定右室圧：30mmHg。
- IVC：拡張（－）。
  推定右房圧：5mmHg。

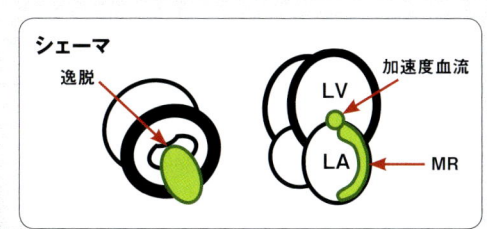

シェーマ

逸脱　加速度血流　LV　LA　MR

USコメント

- 僧帽弁逆流（高度）逆流量：75mL（PISA法）。
- 過去の感染性心内膜炎による腱索断裂と僧帽弁前尖A2に逸脱を認める。
- 左室：LVDd：63mm，LVDs：41mm，LVEF：64%。
  肺高血圧症には至っていません。

和文索引

あ行

圧 19
圧較差 71, 106, 166, 241
息切れ 56, 140
息苦しさ 204
移行帯 57, 195
異常Q波 22, 43, 113, 121
井上バルーン 242
イプシロン波 26, 173
陰性T波 23, 24, 57, 67, 77, 143, 183, 195
右軸偏位 57, 101, 183, 195
右室圧 177
右室拡大 59, 103, 175, 185, 217
右室虚脱 92
右室後負荷 103
右室収縮能低下 175
右室心尖部肥厚 148
右室肥大 102, 104, 197
右室流出路波形 61
右心不全 17
うっ血性心不全 130
右房圧 105, 177, 200
右房圧上昇 103
右房化右室 216, 217
右房拡大 103, 237
右房虚脱 91
エコー輝度上昇 114, 117
エコーフリースペース 91, 97
遠心性肥大 206
嘔吐 76

か行

開放制限 225
解離内膜 251, 257
拡張期奇異性血流 147
拡張期逆行性血流 254
拡張期雑音 236
拡張機能障害 49
拡張期ランブル 236
下行大動脈拡張期逆行性血流 254
過呼吸 98
過収縮 60, 69, 70
カスケード 59, 103
仮性心室瘤 122
加速度血流 252, 264
下大静脈 48
下腿浮腫 98
簡易ベルヌーイの式 73
肝腫大 98
肝静脈血流 174, 176
冠静脈洞 50

冠静脈洞型ASD 184
冠性T波 22, 43
癌性心膜炎 95
完全右脚ブロック 25, 215
完全左脚ブロック 25, 131
完全房室ブロック 79
冠動脈支配領域 125
冠動脈の走行 12, 50
奇異性運動 190
奇異性血流 147
奇異性塞栓 191
起座呼吸 222
偽正常化 136
偽正常型 81, 83, 229
偽前壁心筋梗塞パターン 22, 163
気分不快 214
逆流ジェット 264, 265
逆流量 266
求心性肥厚 165
境界領域 121
胸腔内圧 92
鏡像 43
胸部異常影 88
胸部低電位 96
胸部不快 182
巨大陰性T波 24, 143
虚脱 90
屈曲点 122
頸静脈怒張 98
経皮経静脈的僧帽弁交連裂開術 242
経皮的中隔心筋焼灼術 154
欠損孔 186
血痰 192
腱索断裂 262, 263
減速時間 136
拘束型 135, 136
梗塞部位 45
高電位 26, 153, 235
後負荷 15
交連部石灰化 238
交連部癒合 224, 225
呼吸苦 88, 214, 222
呼吸困難 120
呼吸変動 93
コクサッキーウイルス 84
コンプライアンス 17, 136
コンプライアンス低下 81, 135, 229

さ行

再分極 144
左軸偏位 143, 153, 223
左室 16 分割 51
左室拡大 133, 197, 207, 237, 249, 263
左室拡張能
 .... 71, 81, 116, 134, 135, 146, 167, 229, 268

左室拡張末期圧	136, 137
左室拡張末期圧上昇	49
左室求心性肥大	226
左室狭小化	59, 103, 185
左室弛緩	16, 136
左室収縮能	81, 115, 124
左室収縮能低下	226
左室・大動脈間圧較差	228
左室壁運動異常	80, 115
左室壁在血栓	139
左室リモデリング	133
左室流出路	252
左室流出路狭窄	154
左室流出路障害	156, 166
左室流出路閉塞	154
左室流入血流速波形	17, 16, 81, 136
左心不全	17
左房圧	16, 137
左房圧上昇	81, 135
左方移動	196
左房拡大	133, 207, 237
左右型二尖弁	225
三尖弁	217
三尖弁逆流	61, 106, 176, 218, 241
三尖弁前尖	216
三尖弁中隔尖	216
酸素飽和度	188
弛緩型	83
時相	18, 90
持続時間	252
失神	192
湿疹性病変	162
質量保存の法則	266
脂肪浸潤	178
シャント率	188
収縮期右室圧	137
収縮期外方運動	70, 73, 122, 123, 124, 125
収縮期駆出性雑音	224
収縮期前方運動	69
収縮機能障害	49
収縮期壁厚増加	82
収縮性	15
収縮性心膜炎	94
収縮能	15
縮流部	264
瞬間逆流量	266
静脈還流異常	105
静脈洞型ASD	184
初期中隔ベクトル	247
心陰影	19
心外膜下脂肪	97
心筋viability	114, 117
心筋壊死	49, 113
心筋虚血	49
心筋症の病型分類	168
心筋代謝障害	49
心筋トロポニン	84

心筋マーカー	52
心雑音	152, 204
心室興奮時間	206
心室細動	79
心室中隔拡張期扁平化	185
心室中隔心筋切除術	154
心室中隔扁平化	59, 102, 103, 104, 196, 197
心室頻拍	79
心室瘤	47, 114, 117, 118
心室瘤領域	121
滲出液	94
真性心室瘤	122, 123
心尖部加速度血流	147
心尖部心室瘤	147
心尖部モザイク血流	147
心臓カテーテル検査重症度評価	256, 270
心停止	79
心嚢液	48, 94, 175
心拍出量	15, 69
心破裂	46
深部静脈血栓症	62
心不全	17, 138, 192
心房細動	183, 235
心房収縮波	136
心房中隔圧排	103
心房中隔欠損症の分類	187
心房中隔肥厚	169
心膜腔内圧	92
垂直型二尖弁	225
推定肺動脈圧	109
頭痛	66, 76
ストレイン型ST	23, 223
ストレイン型ST-T変化	101
責任冠動脈	117
責任血管	12
石灰化	225
前尖	217
前尖ドーミング	238
前負荷	15
早期流入波	136
僧帽弁逸脱	263
僧帽弁拡張期後退速度	240
僧帽弁逆流	48, 116, 240, 269
僧帽弁収縮期前方運動	154, 155, 156, 165
僧帽弁早期閉鎖	251
僧帽弁肥厚	237
僧帽弁輪部速度波形	81, 136

た行

代償機構	15, 103
対側性変化	43, 45
大動脈解離	251
大動脈弁逆流	229
大動脈弁逆流血行動態	255
大動脈弁逆流面積比	252

大動脈弁収縮期半閉鎖	156
大動脈弁置換術	230
大動脈弁肥厚	225
大動脈弁輪拡張	249
脱分極	144
チアノーゼ	192
致死的不整脈	79
中隔尖	217
聴診	224
低収縮	124
低電位	26, 27, 89, 121, 131, 173, 235
定量評価	254
電気的交互脈	25, 89
到達距離	252, 264
動脈管の形態分類	210
動脈硬化	97
ドーミング	224, 237
特定心筋症	168
特発性心筋症	168
トロポニン	52, 84

な行

二次性心筋症	168
二尖弁	225
二峰性PH pattern	109
二峰性P波	131
乳頭筋断裂	46, 262
乳頭筋不全	47, 114, 117
粘液変性	262

は行

肺うっ血	120
バイオマーカー	84
肺癌	88
肺血管床	98
肺血管抵抗	103
肺出血	192
肺静脈性肺高血圧	137
肺体血流比	184, 187, 209
肺動脈圧	106
肺動脈楔入圧	92, 137
肺動脈造影	188
肺動脈弁逆流	107
背部痛	66
ばち指	192
発熱	76
バルーン	242
非虚血領域	121
非対称性中隔肥厚	155
左上大静脈遺残	184
左 - 右シャント	186
非同期	139
菲薄化	70, 114, 115, 117
頻脈	89, 98

風船状無収縮	68, 69, 70
不快感	260
不完全右脚ブロック	25, 183, 184
腹水	98
部分肺静脈還流異常	184
プラニメトリ法	227, 238
振り子様運動	89, 91
平均圧較差	236, 239
平均肺動脈圧	61
平行運動	92
壁運動異常	47
壁在血栓	47, 114, 117
壁肥厚	80
弁下組織	236, 239
弁口面積	227, 238, 239
弁穿孔	262
弁の断層像評価	238
弁破壊	262
房室解離	79
房室弁肥厚	169
縫線	225
発作性夜間呼吸困難	138, 222

ま行

マーカー	84
マコネル徴候	60
右 - 左シャント	198
無収縮	69, 70, 80, 115, 124
モザイク血流	147, 157, 166

や行

夜間呼吸困難	100
優位なMR	15
有効逆流弁口面積	266
有効肺血管床	103
陽性T波	27, 247

ら行

卵円孔開存症	191
両心不全	17
裂隙	262
連続性雑音	206
連続の式	227
労作時息切れ	42, 222
労作時呼吸困難	130
濾出液	94

数字・欧文索引

1回拍出量	15
abrupt narrowing	108
afterload	15
akinesis	124
AOG	256
aortic valve replacement	230
apical ballooning	69
AR幅	252
ATL	217
atRV	217
AV TVI	227
AVR	230
B-B'step	134
Brugada症候群	13
CAG	52
cleft	262
coved型	13
DDDペースメーカー	154
DDR	240
diastolic descent rate	240
dyskinesis	73, 122, 123, 124
E/A	16
Ebstein奇形	212
Eisenmenger症候群	192
E-point septal separation	134
ε波	173
EPSS	134
Frank-Starlingの法則	15
f波	26, 235
giant negative T wave	143
GNT	143
granular sparkling	165
hinge point	122
hypokinesis	124
intimal flap	251
Kirklinの分類	200
Krichenko分類	210
LVG	270
LVOT area	227
LVOT TVI	227
L波	157
MacConnell徴候	60
Maron	148
mirror image	43
Morris index	131
MR Sellers分類	270
MR幅	264
MS melody	236
notch	61, 173
NYHA分類	138
O_2 Step-up	188
PAPVC	184
patent foramen ovale	191
PDA血流波形	208
peak gradient	228
peak to peak	228
pendular motion	91
percutaneous transvenous mitral commissurotomy	242
PFO	191
PHT	236
PHT法	239, 253
PISA法	266
PLSVC	184
P-P間隔	10
PQ時間	10
preload	15
pressure half time	236, 239
pressure recovery	231
P-terminal force	131
PTMC	242
PTSMA	154
P波	261
Qp/Qs	184, 187, 209
QRS幅	10
QSパターン	22, 163
QT時間	10
q波増高	247
raphe	225
reciprocal change	43, 45
R-R間隔	10
rSR型	183
RV-FAC	174, 175
R波増高	153, 195
r波増高	247
SⅠQⅢTⅢパターン	57
saddleback型	13
SAM	165
Sellers分類	256
Sokolow-Lyonの基準	224
S-T junction	250
STL	217
stretched ASD	191
stretched foramen ovale	191
ST-T変化	24, 101, 183, 195
ST上昇	22, 23, 43, 44, 45, 77, 121
ST低下	27, 205, 235, 261
ST変化	223
swing motion	92
tethering	262
thickening	82, 124
TR	176
VAT	206
vena contracta	252, 264
Venturi効果	156
volumetric法	254
wide QRS	79
Wilkinsのエコースコアーインデックス	242
WPW症候群typeB	216

著者略歴

中島　哲
1956年4月3日生
北里大学衛生学部衛生技術学科卒
臨床検査技師，超音波検査士（循環器，消化器）

1987年4月	国立長野病院　血液検査主任
1997年4月	国立病院機構長野病院　生理検査主任
	（現：国立病院機構信州上田医療センター）
2004年4月	国立病院機構西群馬病院　副臨床検査技師長
2008年4月	国立病院機構新潟病院　臨床検査技師長
2010年4月	国立病院機構水戸医療センター　臨床検査技師長
2013年4月	国立がん研究センター中央病院　臨床検査技師長

Next Step
心電図を読んで
心エコーを究める

定価（本体 4,800 円＋税）

2015年10月20日　第1版第1刷発行
2018年4月10日　　　第2刷発行
2020年6月1日　　　第3刷発行

著　者　中島　哲（なかじま　さとし）

発行者　福村　直樹
発行所　金原出版株式会社
〒113-0034　東京都文京区湯島 2-31-14
電話　編集　(03) 3811-7162
　　　営業　(03) 3811-7184
FAX　　　　(03) 3813-0288
振替口座　00120-4-151394
http://www.kanehara-shuppan.co.jp/

©中島　哲，2015
検印省略
Printed in Japan

ISBN 978-4-307-05048-7
印刷・製本／シナノ印刷

JCOPY　〈出版者著作権管理機構 委託出版物〉
本書の無断複製は著作権法上での例外を除き禁じられています。複製される場合は，そのつど事前に，出版者著作権管理機構（電話 03-5244-5088，FAX 03-5244-5089，e-mail：info@jcopy.or.jp）の許諾を得てください。

小社は捺印または貼付紙をもって定価を変更致しません。
乱丁，落丁のものはお買上げ書店または小社にてお取り替え致します。